李红文 著

中医本体论的当代建构

立足新时代
深挖中医本体论精髓
激活传统医学创新发展动能

解锁中医千年奥秘
探寻本体哲学根基
开启传统医学智慧新征程

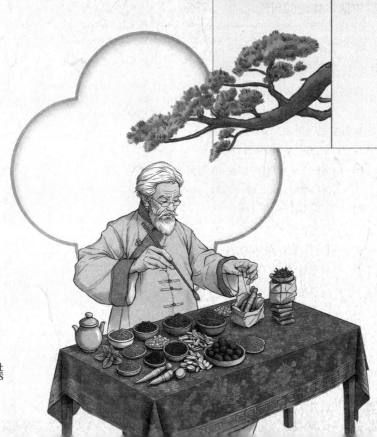

九州出版社
JIUZHOUPRESS

图书在版编目（CIP）数据

中医本体论的当代建构 / 李红文著. -- 北京：九州出版社，2025.7. -- ISBN 978-7-5225-4077-1

Ⅰ. R2-05

中国国家版本馆 CIP 数据核字第 20254GS088 号

中医本体论的当代建构

作　　者	李红文　著
责任编辑	陈春玲
出版发行	九州出版社
地　　址	北京市西城区阜外大街甲 35 号（100037）
发行电话	（010）68992190/3/5/6
网　　址	www.jiuzhoupress.com
印　　刷	长沙市精宏印务有限公司
开　　本	710 毫米 × 1000 毫米　16 开
印　　张	18
字　　数	250 千字
版　　次	2025 年 7 月第 1 版
印　　次	2025 年 7 月第 1 次印刷
书　　号	ISBN 978-7-5225-4077-1
定　　价	89.00 元

$M_{U\ LU}$ 目 录

绪 论 新时代中医本体论的哲学探索

第一章 中医的世界观建构

第二章　中医的时间观建构

第三章　中医的生命观建构：以气本论为核心

第四章 中医的身体观建构

第五章　中医的疾病观建构

第六章　天人合一：中医本体论的当代建构

第七章　余　论：中医本体论的正当性建构

新时代中医本体论的哲学探索

重提中医本体问题，构建中医本体论是新时代中医学术探索的一项重要而紧迫的任务。由于其问题之艰深，本体论似乎早已被人遗忘了。德国哲学家海德格尔在约100年前就已经发出过类似深沉的感慨，并以此开启他作为现象学大师的存在论研究。本体论研究在原初的意义上起源于、发展于西方哲学范畴，但它并非是西方哲学研究的独有"专利"。西方本体论也只是当今时代本体论研究的一种形态，但不是唯一形态。以一种历史的眼光来审视中医发展史，就会发现其中存有大量清晰可见的关于本体的描述、解释和论证，只是这些内容大都散见于医家的经典著作之中，就像海滩上的散落"珍珠"一样尚未得到有效的"串联"。明确地提出中医本体论这一时代任务，既是一种历史的深沉回想和呼唤，也是一种基于现实、面向未来的存在论阐释和生存论证明。

站在新时代历史的交汇点上，我国中医药事业迎来了发展的春天，这必将进一步加快推动以中医本体论为核心的中医哲学研究。我们看到，无论是2016年国务院颁发的《中医药发展战略规划纲要（2016—2030年）》，还是2017年7月1日起施行的《中华人民共和国中医药法》，以及2019年10月20日发布的《中共中央　国务院关于促进中医药传承创新的意见》，都将中医药事业置于党和国家卫生健康事业发展战略全局的高度，要求从思想认识、法律地位、学术发展与实践运用上落实中医药与西医药并重的平等地位。这些纲领性文件在中医药发展史上是空前的，具有非同寻常的重要历史意义和战略意义。毫无疑问，中医药是一座有待挖掘的学术"富矿"。习近平总书记强调指出："中医药学是中国古代科学的瑰宝，也是打开中华文明宝库的钥匙。"①古老的岐黄之术，历久而弥新。它需要众多的有识之士突破学科"藩篱"的成见和偏见，深入挖掘中医药宝库中蕴含的精华②，深入探索中医药的独特优势，不断推进中医药现代化，推动中医药走向世界，把祖先留给我们的这份宝贵遗产继承好、发展好。我们要充分利用这个千载难逢的历史大机遇，不断深入推进中医本体论的研究，努力挖掘中医哲学思想宝库中的精华，致力于中医本体论研究的学术创新。

一、中医本体论的概念与理论辨析

中医本体论，顾名思义，是关于中医的本体问题的理论学说。如此说来，中医本体论不过是本体论在中医领域的体现，也即一般本体论展现在中医领域的独特内容。这是我们对于中医本体论的基本规定，围绕这个基本规定，我们需要对中医本体论的概念作出进一步的澄清和梳理。

首先，从语法来考察，"中医本体论"由两个词构成，"中医"与"本体论"。对这两个关键词的理解，就构成了我们对于中医本体论的概念理解。"中医"的概念有广义和狭义之分，有传统和现代之分。这里所探讨的主要是传统中医，也就是以《黄帝内经》等经典医学著作为基础形成的中

① 2012年习近平同志当选党的总书记以来，在多个重要场合对中医药做出了高度的评价，并且在很多重要讲话中都使用了大量的中医术语，体现了国家领导人对中医药事业的高度重视。

② 王君平.挖掘中医药宝库的精华——访我国首位诺贝尔生理学或医学奖获得者屠呦呦［J］．人民日报，2018-01-05（4）．
习近平总书记2018年10月22日在广东珠海横琴新区粤澳合作中医药科技产业园考察时指出，中医药学是中华文明的瑰宝，要深入发掘中医药宝库中的精华，推进产学研一体化，推进中医药产业化、现代化，让中医药走向世界。

医理论知识体系。在这个意义上，它不包括我们今天所讲的现代化中医或中西医结合语境下的中医。而本体论，是对于世界本质与运行规律的总体性、一般性认识和把握。这样一种总体性的认知和把握可以形成一套理论体系，深刻地体现中医的理论特点，从而形成系统性的中医本体论。

其次，"中医本体论"的重点是本体论。本体论，作为哲学的分支学科，需要进行基本的概念界定。"本体论"（Ontology）与"哲学"概念一样，都是对西方概念的翻译，中文语境里原本没有这个词。本体论实际上就是形而上学（metaphysics），其主要起源于西方哲学。"本体"一词来自拉丁文 on（存在、有、是）和 ontos（存在物），那么本体论实际上就是研究各种关于"有""存在"的抽象的、完全普遍的哲学范畴，是"关于 Being 的一种逻辑推演的演绎理论和方法"，"也就是研究天地万物之产生、灭亡、运动、变化的最根本、原始的原因问题的"。"就哲学的实质及其研究对象和内容而言，本体论与形而上学是一致的，可以说本体论是形而上学的进一步体系化和理论化。"黑格尔赋予形而上学极其崇高的地位，他说："一个有文化的民族竟没有形而上学，就像一座庙，其他各方面都装饰得富丽堂皇，却没有至圣的神一样。"[①] 在这个意义上，本体论或形而上学就是一个有文化民族的精神灵魂。

本体（"有"）在根本上是指一切"有"的本性、本质以及一切有之为有的基础和本原。古希腊最初的哲学家们都是自然哲学家，都是把自然界的某种物质当作世界的本原、始基，万事万物都是由它们构成的，都是从它们变化而来的。世界上各种形形色色的东西都有个基础和本原问题，也就是"从哪里来"的问题，这就是始基，就是本体。本体具有以下几个特征。首先是绝对性和无限性。绝对就是没有什么东西与之相对，无限就是没有任何别的东西来限制它。我们可以看到，肉眼可见的现象都是有限的、相对的。那么，在这个有限的相对世界中究竟有没有某种无限的东西来作为它的根基呢？哲学家正是要探讨这个问题。这个问题相当重要，无

---

① 康中乾.中国古代哲学的本体论［M］.北京：人民出版社，2016：11-15.

论是从万物存在还是生成的角度来讲，都必须把这个基础性的始基问题搞清楚。特别是就我们的宇宙而言，它总是有个开头的，一定是由某种东西发展变化而来，比如说"气""道"等，这就进入到宇宙发生论的本体论研究之中了，就是要探讨宇宙之存在的基础和依据。其次，是永恒性和不灭性。现象事物是有生有灭的，处在生生灭灭的千变万化之中，这就是庄子所说的"方生方死"。但是作为现象背后的本体却是不变的。它超越了相对和限制，就是不生不灭、永恒不变的，也就是这个变化世界背后那个永恒不变的本质。古希腊哲学家通过抽象的思辨得出了这个深刻的结论，特别是巴门尼德关于存在的沉思，极其深刻地指出了存在的特征。存在不是产生出来的，也不能消灭，它是永恒的。再次，本体还具有唯一性。不管哲学家所追溯和认同的本体是什么，这个本体最终只能是一个，而不是多个。如果是两个或多个，就牵连出多个本体之间的关系问题，究竟谁才是最终的那个"决定者"。多元本体论是不坚决、不彻底的。任何本体都应该是整体的、整全的。宋明理学讲的"理一分殊"实际上就是这个意思，作为终极之理只能是"一"，不可能是"多"。最后是自本自根性。现象都是它因性的，而本体则是自因性的，也就是说它自己就是自身存在的原因和根据，不需要依靠任何外物的存在而存在，可以说是独立而自存的，从而呈现出绝对性、无限性、唯一性、永恒性。庄子所论述的"道"就是这种"自本自根"的本体，斯宾诺莎讲的实体概念也是"无须借助于他物的概念"，不为任何别的事物所产生，它必定是自己产生自己，自己是自己的本根。

有学者已经非常明确地指出，中国哲学没有西方哲学中那种本体论或形而上学，但却有着自己独特的本体论思想。这是我们探讨中医本体论问题的立论依据。"其一，中国古代没有专一的自然哲学，所以也就没有专门探讨'有'本身或'有'之为'有'的问题。""其二，古代汉语中没有形成以系词'是'为特征和表现形式的'A 是 B'这样的判断句式，由此而没有形成一种概念范畴推演的逻辑体系，所以也就没有了西方那种哲学的形式。""其三，古代汉语中没有形成一种纯粹理性的逻辑推演的思辨思想体系，因此也就没有西方哲学那种以研究'有'本身为目的和任务的本体论的理论内容。"中国古代哲学中之所以没有西方哲学的那种本体论，根本原因是与古代汉语的语言形式和中国人的思维方式密切相关的。在古汉语中是没有所谓的系动词"是"及相应的判断语句，但这并不意味着中国古代没有本体论的哲学思想。中国哲学中有大量丰富的对万物存在之所以是、所以然的探讨，只是表述的方式与西方哲学大不相同罢了。特别是，各家各派对于"道"（修道、行道、得道等）的论述，无疑属于典型的本体论、形而上学的范畴，正所谓"形而上者谓之道"。

最后，"中医本体论"是有关"中医"的本体论，而不是什么其他学科的本体论。中医概念的范围有广义和狭义之分，有传统和现代之分。在此，作者使用的是狭义的传统中医概念，而不是现代中医的概念或经过现代化改造之后的中医概念。中医认识论所要探究的是传统中医理论知识体系及其哲学基础的结构之谜。目前，全国有20余所中医药高等院校，基本上都取名为"中医药大学"，或者是将"中医学院"升格为"中医药大学"。而对于"中医药大学"的英文名称，基本上倾向于翻译为university of Chinese medicine，而不是university of traditional Chinese medicine，这意味着今日的"中医药大学"已不再是传统意义上的中医院校了。它或明或显地向我们昭示了今日中医院校所研究和发展的知识也不再是纯粹的传统中医了。中医本体论所要研究的是在1840年鸦片战争之前中国人所一直使用和发展的中医理论和知识体系，这套知识体系在理论上有着相对封闭且自我融贯的特征，有着自身的独特优势，但也极容易受到外部知识体系的攻击和挑战。只有回归到传统中医知识体系之中，我们才能深刻理解和把握它的理论基础与特色，才能更加明晰地描绘出中医理论的知识谱系。

二、中医本体论的本质与特征

中医本体论，作为一种哲学探索活动，本质上是一门反思的科学（广义的"科学"）。按照德国哲学家黑格尔的说法，反思的对象和内容是思想本身。① 这样一来，本体论不过是对于世界本质的系统性反思，而中医本体论不过是对于中医本质究竟是什么的系统性反思。这种系统性的反思形成了"中医哲学"，而"中医"本体论属于中医哲学的领域和范畴。中医本体论的反思性使得它区别于一般性的中医知识和哲学知识，毋宁说，它是要后退一步将中医知识本身当作自己的认识对象来研究之、揣摩之、反思之。它不是去获取某种知识，而是要对业已获得的知识进行反思。

中医本体论，作为一种科学研究，它所研究的对象具有显著的"前现代"特征。中医产生于现代之前，属于前现代的科学认识活动。前现代意味着它属于一种传统学问，意味着它有着悠久的历史，也意味着它在思想观念、思维方式、知识结构等方面与我们今人所理解的现代医学和现代科学相去甚远。从传统到现代，中医的知识结构和知识体系面临着内部和外部的双重挑战，内部的挑战是它经历了一个明显的范式转换和更新迭代过程，外部的挑战是近百余年来不断地受到西医的猛烈攻击。如果说，外部的挑战强迫我们被动地进行革命和现代化，那么，内部的挑战就意味着我们要主动地进行自我革命和现代化。也就是说，"前现代"的"传统中医"必须来一场自我革命，才能在现代科学技术的冲击之下站稳脚跟、求得生存与发展的空间。"中医现代化"依然是我们这个时代追求的主要目标之一 ②，这意味着传统中医必须经历现代化的"脱胎换骨"，才能闯出一片新天地。

---

① ［德］黑格尔.小逻辑［M］.贺麟，译.北京：商务印书馆，1980：39.

② 比如，2016年2月国务院颁布的《中医药发展战略规划纲要（2016—2030年）》明确提出，"充分利用现代科学技术和方法，推动中医药理论与实践不断发展，推进中医药现代化，在创新中不断形成新特色、新优势"。2016年12月，全国人民代表大会通过的《中华人民共和国中医药法》第三条提出："坚持继承和创新相结合，保持和发挥中医药特色和优势，运用现代科学技术，促进中医药理论和实践的发展"，第三十八条提出，"运用现代科学技术和传统中医药研究方法，开展中医药科学研究，加强中西医结合研究，促进中医药理论和技术方法的继承和创新。"这些纲领性的法律和文件，都把中医现代化作为发展的基本目标和任务，都强调运用现代科学技术，推进中西医资源整合、优势互补、协同创新。

中医本体论，是中医哲学这门学科的本质、中枢、灵魂、神经，就是它的逻辑坐标。在哲学的几大块内容体系中，认识论、方法论、价值论、历史观都要以本体论作为基础。比如，认识论是对人的认识活动规律的研究，要探讨认识的本质、认识的来源、认识的动力与发展，这些都要以本体论作为基础。事实上，中医认识论必须以中医本体论为基础和前提。本体论可以说是"哲学中括不出去的最后剩余"，少了它就不是哲学了。认识论、方法论等都与具体学科相关，认识论就与心理学、神经生理学、脑科学等具体学科相关，要想真正搞清楚认识活动的机制，就必须研究这些具体的学科。更进一步地讲，本体论乃是"人类的本性、本质的表现"，人类自己真正成就了一个世界，"就要将此种本质、本性表现出来"，"即人一定要寻找到一个绝对的、作为一切东西之'始基'的东西"，这就是哲学上的本体论。本体论是不可缺少的，"少了它人就不是人了"，在这个意义上，黑格尔曾说形而上学/本体论是一个有文化民族的灵魂。[①]

三、中医本体论的研究对象与方法

中医本体论的研究对象是中医理论知识的基础性、根本性问题。这主要包含有以下几个部分的内容。

一是中医理论知识建构的世界观，也就是中医理论体系赖以形成的世界观到底是什么样子的，正是这种世界观决定了中医理论的基本面貌和范式特征。世界观主要体现在两个方面，即宇宙观和时间观。因此，我们需要对中医的宇宙观和时间观进行深入详细的探究。一般而言，中医所立足的世界建构过程可以概括为"道—气—阴阳"的生成演化过程，一切生命存在的运行发展都是基于这一套理论范式逻辑。

二是中医本体论的核心内容：气本论。中医以气本论为核心，构建了自身的独特本体范式，从而形成了古代医家对于生命本质、人体结构、疾

① 康中乾.中国古代哲学的本体论［M］.北京：人民出版社，2016：30-31.

病规律、治疗手段、药物药理、生死观念等各种认知活动的基本看法。中医如何看待气，如何以气为基础建构理论大厦，这是本书所要着力论述的重点内容。

三是中医独特的身体观。任何医学面对的对象都是人的身体，所要处理的也都是关于身体的疾病问题。因此，身体观是本体论建构的必不可少的关键内容。更为重要的是，中医的身体观与我们今天通常所理解的身体完全不同，也与西医所秉持的身体观差异甚大。如果不回归到原初的哲学语境中就无法正确地理解中医的身体观，就无法理解中医基于身体观而坚持的一套系统性的疾病观、诊疗观。这些都是相互配合、环环相扣的。

四是中医的疾病观、诊疗观。以本体论、认识论为基础，中医形成了系统性的理论知识体系，这种知识体系在漫长的传统社会中不断完善和发展，广泛吸收了儒释道三家的哲学思想，构建了一套极其完备的、但又相对封闭的庞大知识结构。运用中医的理论知识和技术开展诊疗活动，这是它的实践旨归。医学知识不是抽象的哲学构思，而是要应用于具体的疾病诊断、治疗和康复活动之中，应用于养生保健的实践生活之中。中医的疾病观、诊疗观构成了中医本体论的反思对象之一。

毫无疑问，传统中医知识是自我融洽、自圆其说的，它有着其独特的本体论、认识论、方法论，建立起了独特的世界观、生命观和价值观，从而形成了一套极具中国文化特点、符合中国人思维方式、满足中国人的实用主义需求的复杂知识体系。然而，要想全面地、真实地、科学地揭示和再现中医理论体系与实践活动的特殊道路，并不是一件轻而易举的事情。中医理论体系高度复杂，它所探索的生命运动也是非常复杂的，在科学技术较不发达的传统社会，想要获得关于人体结构、生命运动、疾病健康的知识，也是非常艰难的。正是这种复杂性和困难度，使得积极开展中医本体论研究有着更加重要的理论意义和实践意义。我们可以运用现代科学知识，从多角度、多手段、多方式进行全方位的探究。具体来说，主要有以下研究方法。

（一）分析哲学方法

采用分析哲学的方法作为我们的首要研究方法，意味着我们要以清晰性、明见性作为研究的主要追求，致力于讲清楚、说明白中医的基本问题，而不是稀里糊涂乱说一气。人们普遍地认为，中医是重视整体而不是局部、重视综合而不是分析的，这是其优势，也是其劣势。综合的方法是好的、全面的，但是如果没有分析方法作为基础，这种综合极有可能是不好的，甚至是错误的。如果我们不把一种中草药的药性与成分搞清楚，就贸然地去进行方剂配伍，很有可能配出来的方剂在理论上满足中医的阴阳五行学说，在艺术上满足"君臣佐使"的排兵布阵，在实践中却轻则毫无疗效，重则致人死命。这种现象在实践中时有发生，以至于自古以来庸医层出不穷，害人不浅的事情总是常有发生。有人会作出如下辩解，以为中医正名：那些害人的庸医不过是一群技艺不高、医德卑劣之徒，他们的所做之事跟中医本身没有什么关系，不能因为他们的行为而全盘否认了中医。我不否认这种辩护的合理性，也承认做一名好中医需要掌握精湛的医术，具备高尚的医德情操，唯有德艺双馨才能成为真正的好中医。我想表达的是，庸医的出现绝不只是极个别的偶然现象，它背后应该与中医理论知识结构本身有着隐秘的、千丝万缕的关系。中医理论结构自身的缺陷难道不正是为庸医的诞生提供了某种滋生的空间和可能？为了理性地解决这些问题，我们需要用真正分析的方法对中医理论进行全面的"解剖"，正如对人体的解剖促进了现代医学的进步，对中医理论体系的解剖也是现代中医进步的阶梯。

采用分析哲学的方法，还意味着我们要用尽可能客观的方法，对中医的语言、概念和范畴、逻辑前提等进行逻辑分析，阐明它们的意义。我们使用分析哲学的方法，但并不意味着就要承认或接受它的某些基本观点。比如，逻辑经验主义主张通过语言的分析来消灭形而上学，认为形而上学的思辨没有任何意义①，对这种激进的观点作者持保留态度。事实上，形而上学的思辨和假设并非毫无意义，相反，它是任何学科存在与发展的必不可少的本体论基础和理论前提。特别是对中医来说，形而上学的成分不仅是基础性的、奠基性的，而且是构成性的，取消了中医的形而上学基础，就意味着从根基上彻底颠覆了中医的知识系统。捍卫中医、发展中医，就必须巩固它的形而上学基础，而不是自掘坟墓，成为中医的"掘墓人"。

（二）现象学方法

现象学是20世纪西方社会流行的一种哲学思潮。现象学的"现象"概念不同于我们日常生活中所理解的经验现象，它既不是客观事物的表象，也不是客观存在的经验事实或感性经验提供的"感觉材料"，而是一种不同于任何心理经验的"纯粹意识内的存在"。现象学提出了一套非常不同的方法论，主张回到原始的意识现象，描述和分析观念的构造过程，以此获得有关观念的规定性与实在性的明证。

具体来说，现象学的方法主要有"悬置"与"本质直观"，它的基本口号是"回到事情本身"。"悬置"要求我们抛弃"世界观哲学"，把宗教的、科学的、道德的或日常生活中对于世界的看法统统悬搁起来，存而不论，经过这种"悬置"，"我们所达到的就是纯粹现象或者自身显现的东西"②。这样一种方法实际上就是要反对任何形式的预设、前见或成见，不掺杂任何个人的主观看法与态度，放弃任何有关世界存在的信念，在此基础上开始哲学研究。"本质直观"是一种还原论的方法，主张通过直观达到事物的本质，这是现象学的最基本方法，也是它区别于事实科学和经验心理学的

---

① 分析哲学的日常语言学派没有逻辑经验主义那么激进，他们认为形而上学命题虽荒谬，但带有启发性，哲学家的任务是通过研究荒谬的形而上学命题了解概念系统的结构。

② 倪梁康.现象学的观念［M］.上海：上海译文出版社，1986：83.

地方。本质直观具有明见性，而明见性是一种自身的绝对被给予性。胡塞尔认为，本质先于存在，并把存在问题存而不论。"对自然科学而言，现实的存在是抽象的存在，它被赋予了实存之物的意义却并无严格的根据；现象学的存在本身并不是现实的存在，而是一切可能世界和一切可想象之物的存在。"①

运用现象学的方法，可以对中医的世界观进行解释，对中医的"证""气"等核心概念进行现象学还原。中医属于经验医学，而不是实验医学，中医知识并非是来自实验所得，"而是以中国古人的日常生活世界为基础建构起来的"②，它与人们的生活方式和对世界的观察密切相关，正所谓"近取诸身，远取诸物"。在这个意义上，中医理论知识的合理性建立在日常生活的自明性之上。无论是阴阳五行，还是"证"与"藏象"等概念，都可以追溯到日常生活的具体体验，"生活世界是自然科学的被遗忘的意义基础"③。运用现象学的本质直观，我们将会发现中医的"证"所依据的是没有工具和仪器设备干扰下的"自然事实"，它是"中医认识主体通过我思的意向活动，赋予证候等经验材料以某种意义、主动构造的我思对象"。总之，借助于现象学的本质还原、悬搁方法，我们能够廓清传统中医中所常见的，但又难以明确其具体意义、且争论不休的那些概念的真实含义，还原其问题的本来面目，直面事情本身，深入开展中医本体论研究。

（三）要素结构法

任何事物都有基本结构，并且是由若干个要素组成的。运用要素结构法进行分析，就是要重点分析中医基础理论的要素与结构。中医理论体系

① 邓晓芒.胡塞尔现象学导引［J］.武汉大学学报，1998（3）：51-53.
② 邱鸿钟.中医的科学思维与认识论［C］.北京：科学出版社，2011：37.
③ ［德］埃德蒙德·胡塞尔.欧洲科学的危机和超验现象学［M］.张庆熊，译.上海：上海译文出版社，1988：58.

不是零散的知识拼凑，更不是碎片化的知识集合，而是有着其自身要素与结构的传统医学知识体系。对于这样一门复杂的知识体系，我们需要运用解剖学的方法，对它的各组成要素进行分析和解剖。正如对人体的解剖一样，我们需要将中医知识体系的"脏腑结构"清理出来，找出其自我运行的内在机理，辨析其存在与发展的病理特征，寻求可能的补偏救弊之方，指出其可能的发展之路。

运用要素结构法，还需要对主体的认知构造进行分析，任何认识形式都包含有认识主体、认识客体和认识中介三个基本要素①，它们共同构成了认知系统不可缺乏的三个组成部分，中医也不例外。作为主体的人，与作为对象的客体之间要建立联系，构建起认知关联和知识系统，就需要凭借一定的认知中介。人正是通过一定的中介、媒介来认识世界的，每个人都是通过某种工具或器官来感知世界、认知世界的，每个人观看世界的方式不同，所得到的关于世界的知识就呈现出不同的样式。中医大概就是古人观看世界的一种样式，观看生命、健康与疾病的一套理论与实践方法。正是依赖于一种独特的"看"的方式，中医才形成了一套极为独特的理论知识系统。

运用要素结构法，需要掌握各系统要素之间的辩证关系。认识主体、客体和中介之间是自我相关、互相缠绕的，三者之间既相互规定、相互联系，又相互区别、相互作用。认识主体总是一定社会历史条件之下的主体，他总是依赖于一定的认识手段和工具来感知世界、把握生命运动规律。认识客体总是在主体关照之下的客体，当它作为对象来被观看时，就演变为主体视域之下的存在物，而不是一个纯粹的、客观的存在物。也就是说，当一个客体进入人的视野之中，成为人的对象物之后，就不可避免地受到了主体性的干扰和污染，就无法再保持自身的独立存在性。这一点在中医知识体系中体现得尤为明显，对中医而言，重要的不是人体结构在事实上如何，而是拥有一套特定的世界观、生命观和疾病观的古人是如何

---

①欧阳康.社会认识论导论［M］.北京：北京师范大学出版社，2017：18.

构想身体的。在中医的世界图式之中，解剖学变得微不足道①，重要的不是
人的孤立身体及其组成要素，而是作为整体的生命与整个世界的逻辑关联
和基本秩序，以及疾病在这套逻辑关联与秩序中所处的空间与时间位置。
为了建构起这种内在的逻辑和秩序，中医需要预设一套系统的形而上学理
论假设，以此作为其观看世界、认识生命、治疗疾病的基础。

（四）历史学方法

采用历史学方法意味着我们要将中医理论的形成看作是一个历史发展
的过程。在此过程中，它有其产生、发展和演变的脉络与逻辑。中医知识
体系并非天生就有、与世俱来的，而是当中华文明发展到一定的历史阶段
之后，在古圣先贤认识世界、认识生命与疾病的过程中逐渐萌芽诞生的。
中医知识体系的形成表明古代中国人自我认识能力和水平发展到了一定的
高度，自我意识能力也发展到较高的水平。正如列宁所说，我们"应当
历史地观察自己的对象，研究并概括认识的起源和发展，从不知到知的转
化"②，"从生动的直观到抽象的思维，并从抽象的思维到实践，这就是认识
真理、认识客观实在的辩证的途径"③。

运用历史学方法，不仅要考察中医理论形成之前的自然历史和社会历
史，而且要考察中医知识本身的史前史。前者是中医理论形成的"外史"，
后者是中医理论形成的"内史"。"外史"意味着中医的形成与发展有着特
殊的自然环境和社会环境，通过历史学的考察，我们试图去揭示：为何在

---

① 这样说，倒不是因为在古代没有现代意义上的解剖学，因此用现代解剖学来责备
　古人是没有道理的；而是说，中医缺少解剖学意义上的分析工具和方法，缺乏
　对整体元素的还原性分析，正是在这个意义上，中医与现代解剖学分属于两个
　极不相同的范式领域，拥有不同的哲学基础和认识论特征。
② 中共中央马克思恩格斯列宁斯大林著作编译局.列宁选集（第2卷）[M].北京:
　人民出版社，1995：422.
③ 中共中央马克思恩格斯列宁斯大林著作编译局.列宁全集（第38卷）[M].北京:
　人民出版社，1960：181.

那种特定的自然和社会条件下才会出现中医，形成中医理论体系，而不是在之前或之后的某个历史阶段？这种特定的自然和社会条件究竟为中医提供了哪些肥沃的土壤，以至于它能够在某个历史时刻天才般地"涌现"出来？"内史"意味着中医作为相对独立的知识门类，在人类知识的形成发展过程中必然展现出一定的历史脉络和规律。就知识本身而言，它体现了相对独立的"内"的特征。用黑格尔的话来说，中医的"内史"所要展现的不过是"绝对精神"的逻辑发展史，中医理论体系不过是主体的绝对精神对于生命本身的认识和把握。然而，我们只有将"内史"和"外史"结合，才能完整地理解中医理论形成的发展历程，才能完整地把握中医理论的历史脉络和发展规律。

借助于历史分析方法，我们还要尝试去回答：为何在人类认知水平较不成熟、科学技术水平处于相对低级的阶段，古代中国人却能够发展出理论体系成熟、甚至是堪称完备的医学技术系统，并且能够一直传承发展至今？离开了具体的社会历史环境，我们无法对中医作出科学的说明和解释。任何高级的、复杂的、成熟的、完善的理论体系、知识形式都是从相对低级的、简单的、不那么成熟和完善的知识形式发展而来的。坚持历史分析的方法，就是要反对对中医的理论知识作出超历史的抽象评价，既不能厚古薄今，也不能薄古厚今；既不能将古人发明的中医吹捧上天，也不能将它贬损入地；既要反对非理性的意气之争，也要反对争名夺利的门派之争。我们必须坚持站在客观的立场，运用理性的思维、科学的方法，历史地分析中医，还原中医产生与发展的社会历史语境，予以同情地理解。

四、中医本体论的学科地位与功能

中医本体论从中医哲学中分离出来，成为一个相对独立的研究领域，在整个中医哲学乃至中国哲学中占有着极其独特而重要的地位。只是长期以来，中医本体论的研究少有人问津，对它的忽视一方面显示了边缘学科的尴尬位置，另一方面也深刻地反映了这个时代的理论研究有待加强。中医本体论实际上就是中医的"存在论"与"形而上学"，按照海德格尔的说法，"我们的时代虽把重新肯定'形而上学'当作自己的进步，但这里所提的问题如今已久被遗忘了"。以存在论之名所做的本体论研究，曾经是以"思的至高努力"来展开的东西，是那"始终使古代哲学思想不得安宁的晦蔽者"。人们对它的遗忘和避而不谈，仿佛意味着它是"昭如白日不言而喻的东西"。①因此，我们必须"明见到重提存在的意义问题的必要性"，领会中医本体论研究的深刻性和形而上学意义。

（一）作为中医哲学的核心内容

中医本体论是中医哲学的核心内容，任何哲学都需要探讨本体论问题，中医哲学也不例外。就学科属性而言，中医本体论属于中医哲学，而中医哲学大致可以归为中国哲学的范畴。这是我们按照当今中国大学的学科建设划分给出的基本定位。中医哲学研究的是中医的哲学问题，它一方面属于医学哲学②，因为中医也属于医学；另一方面又属于中国哲学，因为中医的根基是传统中国哲学。这种特殊的属性定位虽然增加了研究的复杂性和难度，但却提示出中医哲学和中医本体论的独特地位。

如果按照学科层级来划分，中国哲学属于哲学一级学科下面的二级学科，那么中医哲学只能算是中国哲学之下的三级学科了。如此一来，中医本体论似乎只能算是四级学科了。这种学科层级的划分显然只是一种学科管理的"方便法门"，不能真正反映某个具体学科的真实地位和学科属性。

---

① ［德］马丁·海德格尔.存在与时间［M］.陈嘉映，王庆节，译.北京：生活·读书·新知三联书店，2006：3-4.
② 医学哲学在我国属于科学技术哲学的范畴，因此，中医哲学既可以看作是中国哲学的研究分支，也可以看作是科学技术哲学（哲学一级学科之下的二级学科）的研究分支。这种复杂的属性是由中医自身的独特性带来的，同时也不可避免地增加了本课题的研究难度。

这种层级划分虽然是一个现代学科分类法，但这种线性的、分级式的分类方式，难以涵盖学科间复杂的内在联系与独特价值，存在将学科发展简单化、标签化的局限，不能完全契合学术研究多元、动态的本质需求。

抛开这种学科的级别性问题，我想真正表达的是中医本体论的研究与发展与其应有的学科地位和重要性是不相匹配的。总体来说，如果一个学科属于一级学科，那么它的地位就较高、较为稳固；反之，如果一个学科属于三级乃至四级，那么它的地位就较低。以此来看，中医本体论顶多算是一个四级学科罢了。这与我国拥有众多国医大师、20 余所中医药高等院校的中医药发展规模明显不匹配，且学界真正系统、全面研究中医本体论的学术著作仍较为匮乏。

中医本体论研究的这种较低水平现状显然是与它的边缘地位、尴尬位置紧密相关的。在当今的学科分类中，中医被归为自然科学，而哲学属于人文学科，那么中医哲学就属于哲学与中医的交叉学科。而任何一门交叉学科要真正发展起来，在学科分工过于琐碎的今天是一件极其困难的事情。对于中医哲学而言，那些真正从事中医的人很少有较深的哲学造诣，中医药院校更多地是将中医当作一门治病救人的专业技术来进行训练，侧重其工具性与实用价值，较少思考中医背后的哲学根基与文化底蕴。而那些从专业哲学系训练出来的人，即便是中国哲学方向毕业的硕士或博士，即便是熟读四书五经、精研传统经典，却往往缺少中医方面的知识与训练，更缺乏中医的临床实践经验，想要真正地从事中医哲学的研究也绝非易事。理想的情况是，从事中医哲学的研究，需要复合型的专业知识背景，既懂得中医，又懂得哲学，才能够很好地将二者结合起来。

（二）作为中医学基础理论的凝练与精华

作为中医哲学研究分支的中医本体论，是中医学理论的高度凝练和升华，它深刻地阐释了中医学的哲学基础、认知规律和方法论。中医学经过两千多年的历史发展，形成了较为系统的理论体系和知识系统。中医学中包含了丰富的哲学理论和观点，对于这些理论和观点需要进行系统性的研究。而中医哲学就是研究中医本体论、认识论和方法论的学问，是对中医学本质问题、终极问题和普遍问题的系统性反思，是中医核心价值和思维方式的集中体现。"如果说中国哲学是中国文化的核心和灵魂，那么中医哲学也是中医文化的核心和灵魂；中医哲学不仅是中医学的思想指导，而且是中医学的本质特征、特色优势的根本所在。"①

作为中医哲学分支的中医本体论，体现了中国哲学的基本精神与时代精华。按照马克思的观点，"任何真正的哲学都是自己时代精神的精华"。也就是说，一个特定时代的哲学内容反映了自己的时代精神，触摸了时代的脉搏，真正地把握了那个时代的思想精华，因而才能够真正成为属于那个时代的哲学。那么，中医本体论作为中医哲学的研究分支，毫无疑问体现了中医的思想精髓，反映了中医诞生发展的时代精神。可以说，"中医哲学是东方生命哲学的代表"，值得我们进行深入研究和挖掘。

中医本体论的研究内容与方法不同于中医学。中医学虽然也包含了本体论的内容，但它只是将其作为前提性的概念和观念接受下来，在临床中加以实践和应用，并不对其作更深一层的反思。比如，中医将望闻问切作为临床诊治的方法，将气与阴阳作为基本概念，并不询问这背后有什么深刻的哲学道理。中医本体论不同于此，它恰恰要在中医学所习以为常的地方，对其常用的基本概念、基础理论、思维方式、认识工具等进行哲学的反思和清理，认真地考究其合理性与逻辑性，判断其真正的价值。如果说中医接受的是一套发展成熟的知识系统和治病技术，它所展现的是中医的"是什么"，那么中医哲学则是要对这套已然接受的知识和技术进行"刨根问底"，认真地追问"为什么"。这种追问无疑是要提供一种具有世界观、方法论和价值观的普遍理论，探究的是一种形而上之"道"，而不是形而下之"器"与"术"。当然，中医本体论的研究必须从中医学的实际情况出发，并不是将外部观点强加给中医学，而是要在综合考量中医学的发展

历史和现状，深入探讨生命活动和疾病规律的基础上，对中医的医学观、天人观、生命观、疾病观、诊疗观等一般性问题进行理论探讨。

（三）作为哲学本体论的丰富和发展

中医本体论是对一般性的哲学本体论的丰富和发展。本体论作为哲学研究的主干分支，是随着哲学的产生而产生，随着哲学的发展而发展的，它是哲学的一个重要组成部分。哲学本体论到底是干什么的？它是"回答世界是什么的问题的"。①从哲学的角度看，世界不是"一个具体的事物或过程"，因为研究具体问题的任务现在都转交给具体的科学了，例如物理学、化学、天文学等。哲学本体论就是要以理性思辨的态度来追问宇宙的根本问题，探究世界的存在之道、自然之道，从而形成关于宇宙或整个世界的根本总体观念和态度。本体论决定着整个哲学思想的基本特征和面貌，从而决定了它在哲学学科中的基础与核心地位。

中医本体论既不同于西方哲学的本体论，又不同于一般性的中国哲学本体论。它有着自身独特的概念和理论特征，从而表现出迥异于西方哲学的面貌和样式。正是这种区别才造就了中医与西医的本质差异性。同样属于医学，中医所使用的概念和理论体系完全不同于西医，甚至在本质上是完全不可通约的，这种差别是根本性的、基础性的。有鉴于此，我们更应该深入到中医理论的内部去探究奥秘、挖掘宝藏，而不是简单地停留在外部去"走马观花""人云亦云"。中医的本体论根源于中医哲学，或者说来源于中国传统哲学。这个是它的深厚哲学基础，也是它自身的文化语境和身份特征。中国哲学的本体论发展从古至今有着其自身的发展线索和脉络，中医本体论也受到这些脉络的深刻影响。

---

① 庄泽伟.重建本体论［M］.北京：知识产权出版社，2016：5.

五、中医本体论的时代价值与意义

中医本体论研究是新时代繁荣和发展中医药事业的时代课题，具有非常重要的理论价值和实践意义。从理论上讲，中医本体论是中医的哲学基础，是因为本体论就是哲学的基础与核心。从实践上讲，加强中医本体论研究，有利于我们更加科学、更加深入透彻地认识和理解中医药，客观地看待中医药的独特优势，清醒地认识中医药发展存在的弱点与不足。概而言之，中医本体论探索既是不断丰富和完善中医基础理论、中医哲学的迫切需要，也是推进中医现代化发展、中医药继承创新的基础性、奠基性工作。

（一）新时代呼唤伟大的中医

当今时代，中国特色社会主义已经迈入了新时代。站在这个新的历史方位，我们"迎来了实现中华民族伟大复兴的光明前景"。可以说，我们这个时代是一个伟大的时代①，而伟大的时代呼唤中医的伟大复兴。伟大领袖毛主席说："中国医药学是一个伟大的宝库，应当努力发掘，加以提高。"习近平总书记指出："中医药学凝聚着深邃的哲学智慧和中华民族几千年的健康养生理念及其实践经验，是中国古代科学的瑰宝，也是打开中华文明

---

① 党的十九大报告指出："经过长期努力，中国特色社会主义进入了新时代，这是我国发展新的历史方位。""中国特色社会主义进入新时代，意味着近代以来久经磨难的中华民族迎来了从站起来、富起来到强起来的伟大飞跃，迎来了实现中华民族伟大复兴的光明前景；意味着科学社会主义在二十一世纪的中国焕发出强大生机活力，在世界上高高举起了中国特色社会主义伟大旗帜；意味着中国特色社会主义道路、理论、制度、文化不断发展，拓展了发展中国家走向现代化的途径，给世界上那些既希望加快发展又希望保持自身独立性的国家和民族提供了全新选择，为解决人类问题贡献了中国智慧和中国方案。"

宝库的钥匙。"①站在新的历史交汇点回顾历史，不难看出，几代国家领导人都高度重视中医药事业的发展，都肯定了中医药对中华文明和世界文明的巨大贡献。

中医之"伟大"体现在多个方面。第一，中医药是中华优秀传统文化的宝贵资源。②中医药学作为传统医学，在几千年理论的发展与实践探索过程中，广泛汲取中国古代哲学的智慧和科学技术知识的精华，将哲学与医学有机融合，形成了人文学科和生命科学融贯一体的医学知识体系，升华了中华文化内涵，形成鲜明的中医药文化特色。

第二，中医药是中华优秀传统文化的重要载体。任何文化的传承都需要有一个载体，它要么是物质文化遗产，要么是非物质文化遗产。而中医药是物质文化和非物质文化的融合，它既有看得见的部分（如中草药、针灸、推拿等），也有看不见的部分（如道、气、阴阳等）。这些宝贵的遗产作为文化载体，不仅生动展示了古人是如何看待世界、认识生命和治疗疾病的，而且将一些重要的思想观念和价值观熔铸于其中，从而保证了中医药文化的永久传播。③

第三，中医药是中西方文明对话的窗口。文明只有在对话交流中才能发展，故步自封、封闭僵化的老路是没有前途的。近百余年来，中华文明受到了西方文明的强烈冲击，特别是中医受到了西医的激烈批评甚至"围剿"，从1912年的"漏列中医案"、1929年的"废止中医案"，到1933年民国政府提出的废除中医中药，再到新中国成立初期所谓的"改造旧医"，

---

① 曹洪欣.中医药是打开中华文明宝库的钥匙［N］.人民日报，2015-03-25（20）.
② 《中医药发展战略规划纲要（2016—2030年）》提出了"五种资源说"，指出中医药是"我国独特的卫生资源、潜力巨大的经济资源、具有原创优势的科技资源、优秀的文化资源和重要的生态资源"。中医药"五种资源"的科学定位，凸显了中医药对国家经济社会发展的贡献率，说明党和政府注重把中医药摆在国家发展大局中来谋划。
③ 中医药文化中有很多闪光的哲学思想、价值观念，深刻地影响了"中医人"的职业实践和中国人民的日常生活，如"仁者寿"的道德健康理念、"医乃仁术"的医德观、"大医精诚"的职业追求、"治未病"的早期干预理念、"扶正祛邪"的治疗法则等。

以及 2006 年知识界掀起的"中医存废之争",中医药走过了风雨沧桑的艰难坎坷历史。①尽管如此,它并没有被西医所湮没,反而是愈挫愈勇、历久弥新,在新时代焕发出蓬勃生机。我们清醒地认识到,只有以海纳百川的博大胸怀,广泛吸取西方医学和科学技术的先进文明成果,走中西汇通、中西医结合的创新之路,才能不断开创中医药事业的光明未来。在国家"一带一路"倡议实施过程中,中医药仍然是中西方文明对话的重要内容、纽带和窗口,承担着文化传播和经贸往来的重要历史使命,能够不断增强中国的文化自信和国际竞争力。

第四,中医药学提供了独特的医学知识体系。中医药学属于中国古代的科学技术范畴,属于传统医药学。它产生于中国早期历史的特殊社会历史环境,在现代科学技术和现代实验医学还没有诞生的两千多年之前,就对人类的医学知识作出了独树一帜、不可磨灭的贡献。我们不能用现代医学和现代科学的评价标准来苛责古人,应该回到它所产生的那个特殊历史时期,看看同时代的世界上其他国家的医学知识状况,对比分析中医药在当时的世界医学知识体系中所处的地位和水平。我们应该做一个横向的比较,而不是做跨越时空的纵向比较。任何以现代科学之名,对传统中医作出的超历史评价和批判都是不公平且有失公允的。对中医的这种"同情和理解"是一种实事求是的态度。当然,中医药也存在自身的问题和缺陷,需要不断地改进和发展,需要在新的社会历史条件下与时俱进、开拓创新。

第五,中医药为中国人民的健康福祉和美好生活作出了不可替代的贡献。在现代西医传入中国之前,中华民族一直依靠中医药来保护健康、治疗疾病。直到西医传入中国并逐渐主导医药卫生行业之时,中医药仍然发挥着西医药无法替代的功能和作用。新中国成立后特别是改革开放以来,中医药事业发展取得了显著成就。中医药总体规模不断扩大,发展水平和

---

① 王淑军.中医药作为国家战略的四个价值取向 [N].中国中医药报,2018-12-13(3).

服务能力逐步提高，初步形成了医疗、保健、科研、教育、产业、文化整体发展新格局，对经济社会发展贡献度明显提升。中医药在常见病、多发病、慢性病及疑难病症、重大传染病防治中的优势明显，得到了国际社会广泛认可，已经传播到世界183个国家和地区。

（二）伟大的中医需要坚实的理论基础

在我们感叹赞美中医的伟大之时，我们还需要抱着科学的态度进一步地反思和追问：中医药既然是一个宝库，那么她究竟藏着什么"宝贝"呢？我们又该如何挖掘这些"宝贝"呢？中医药学作为古代科学的瑰宝，它何以能够成为一门科学呢？它的科学性究竟体现在何处呢？它与今天的现代医学又有何本质区别呢？它所凝聚的哲学智慧究竟是何种智慧？它所积累的实践经验究竟是何种经验？这一系列的追问都是事关中医药的本质与基本属性的核心问题，事关中医药学何以成为一门科学的根本性问题，事关中医药如何能够实现现代化的关键性问题。对这些问题的回答，要求学术界从理论上予以澄清和解决，不断发展和完善中医的基础理论，吸收中医的哲学智慧，建立更加牢靠和稳固的理论基础。而中医本体论的任务和使命就是要去探讨中医的基础问题。

显然，没有坚实的理论基础，中医很容易受到西医和现代科学的激进批评。回顾百余年来的中医发展史，可以明显地感受到，传统中医之所以受到西医的猛烈攻击，根本原因就在于它的基础理论与现代科学差异巨大，无法与现代医学进行有效的对话和交流。中医无论是在理论基础，还是在思维方式、逻辑推理、语言使用、知识结构、知识判断等方面都与现代医学迥然不同，甚至格格不入。很多受过现代科学教育的人都觉得中医有点"怪异"，也难怪生活在西方文化语境中的外国人根本无法理解中医所使用的一些基本概念，如"道""气""阴阳"等。研究中医本体论就是要从根本上搞清楚中医的理论基础，深刻地认识和把握它的理论特征和基本奥秘。

（三）中医本体论将从根本上夯实中医理论基础

研究中医本体论，"可以解决为什么中医学理论体系、临床实践是这个样子，而不是西医那种样子"①。中医本体论研究就是要从根本上解开中医知识结构之谜，深入分析中医的核心观念，深入探究中医理论的基本性质与结构，寻求中医知识体系的理论根基。任何知识体系的构建都是从地基开始的，缺少牢靠的地基，一个学科很容易受到批评甚至颠覆。如果几何学体系居然建立在错误或可能是错误的公理和定理之上，那么我们无法"设想"它是科学的；如果物理学家提出的物体运动定律被证明为是错误的，那么我们就无法接受它是科学的定律。同理，如果中医学的理论基础被证明为建立在不可靠的基础之上，那么我们很难从理性上承认它是科学的。根本而言，"科学是向前发展的，不可能重归蒙昧。天文学不会重归占星术，化学不会重归炼金术，生物学不会重归神创论，同样，医学科学也不会重归玄学、原始医术"②。

在中医本体论的研究框架中，我们将按照理性的精神与指示（而不是任何别的权力或权威的指示），对中医的基本概念、基础理论、核心观念做出逻辑的、清晰的审阅和检视，并在可能的限度内进一步夯实中医的理论基础。按照德国哲学家康德的说法，一切人类的知识都需要经过理性法庭的审判和裁决，在理性的范围内我们才能够对知识给予恰当的说明，划出它可能的地盘和界限。在科学技术高速发展和知识大爆炸的21世纪，人类的知识范围和数量呈现出几何级的增长，理性运用能力已经远远超越了古人。既然人类能够运用理性的力量将古人的很多梦想变成现实（比如飞翔、登月），那么凭借这种理性能力，我们同样能够对中医本体论的性质、结构与逻辑做出清楚明白的探索与研究。那种将中医神秘化、拒绝对话与

① 张其成.中医生命哲学［M］.北京：中国中医药出版社，2016：16.
② 方舟子.批评中医［M］.北京：中国协和医科大学出版社，2007：20.

交流的态度，都是非理性的狂妄傲慢和自以为是。那些传统保守主义者、顽固分子的痴心妄想、妄自尊大，最终必将遭到历史无情的淘汰。

（四）中医本体论将致力于澄清中医理论知识谱系

现代分析哲学家维特根斯坦指出，哲学的目的是对思想进行逻辑的澄清，哲学是一种活动，其实质是阐明，使命题变得清晰，使晦涩的思想变得清晰和界限分明。[①]哲学上的很多争论起源于概念的模糊、语言的混乱和滥用、命题的含糊，中医的争论也是如此。比如，中医是否科学、中医是科学还是文化、中医能不能现代化、中西医能不能结合、中医的悟性问题，等等，这些带有根本性的问题不是通过实验或临床经验能够解决的，而是要通过哲学的研究，消除其中语言的误解、逻辑的混乱，使其意义变得更加清楚明晰，解决无意义的命题和无谓的争论。哲学家的工作不是要取代具体的医学研究，而是要在医学的元问题上发声，解决医学的形而上学根基问题。[②]

中医的基本概念和理论体系具有相当大的哲学性、模糊性，这给我们的工作造成了极大的困难。中医的哲学性，意味着它诞生的基础来源于哲学构造、思辨和假设，它所使用的概念是在先秦两汉时期就属于普遍流行、广为接受的范畴，我们今人理解起来存在一定的障碍。中医所使用的"道""气""阴阳"都是抽象的形而上学概念，要理解它的意义必须回归古代哲学的世界。中医的模糊性，意味着中医知识不像现代数学知识、物理知识、几何知识那样清楚明白，意味着它的思维方式停留在形象思维、类比思维、象数思维的阶段，意味着它所使用的语言不是严格的数学语言、符号语言，如此种种都是中医知识的性质和结构所决定的。我们要采用对比研究的方法，清晰地展示中医理论的知识图谱，为学术界提供一幅相对

---

① ［美］麦克斯韦·约翰·查尔斯沃斯.哲学的还原［M］.田晓春，译.成都：四川人民出版社，1987：145.

② 邱鸿钟.中医的科学思维与认识论［M］.北京：科学出版社，2011：2.

清楚准确的地图。

　　有人或许站在相反的立场上质疑清晰性、逻辑性和明见性，认为中医知识的学习需要靠"悟性"才能获得，并且倾向于将"悟性"说得比较玄乎，为常人所难以捉摸。但是，悟性的本质是什么？中医的艺术性特征体现在"医者，艺也"和"医者，意也"这两个浓缩的概括之中。"医者，艺也"，指的就是古代医术的技艺性特征、艺术性特征。传统医术带有某些工匠特色，需要较好的悟性领悟能力和意会能力，在实践中反复磨炼，方能求得进步。但是，我们不能以"悟性"来对抗"知性"能力的发展，不能以"悟性""意会性"为借口来控制医术的传播范围。那些号称独门秘籍、独家秘方、祖传中医的"中医传人"，他们将自身的医术或药方视为至宝，不肯轻易以术示人，其根本动机究竟是什么？难道真的是世界上找不到"悟性"很高的人将它传承下去，还是仅仅想保护自己的饭碗与"知识产权"不受挑战和威胁？那些声称"只可意会不可言传"的东西难道真的不能通过明晰的方式传达出来？

　　我认为，真正的科学研究应该坚持逻辑性、清晰性，而不是一味地主张或宣扬非逻辑性、模糊性与神秘性，甚至是神奇性。无数事例证明，凡是那些装神弄鬼、神神秘秘的东西都带有某种欺骗性、迷惑性，很多不良商家更是利用民众的无知、盲从、迷信的心理，从中骗取钱财。我们应该正本清源地讲解中医、宣传中医、弘扬中医，以清晰的语言向民众传递清楚明白的知识，消除社会上普遍存在的各种误解和迷信心理。中医本体论的研究就是要尽最大可能地提供清晰的中医理论知识谱系，把历史上那些没有讲清楚明白的地方在理性上予以彻底的澄清，把其中存在的错误地方予以纠正，把其中还有存疑而未解决的地方予以标示，以待后人做出进一步的研究。

（五）中医本体论研究将提升理论自信、实践自信与学术自信

　　中医本体论探索作为一种哲学研究，将提升我们的理论自信。中医包

含了非常丰富的古代哲学思想，融儒释道三家于一体，吸纳了传统哲学中的理论智慧和思想精华，值得我们深入挖掘和精深研究。我们要对中医有基本的理论自信，不断拓展它的理论深度，扎牢它的理论根基。

中医本体论研究作为一种实践探索，将提升我们的实践自信。医学是实践科学，是解决生命健康、治疗疾病的具体科学，需要将医学知识和理论运用于临床实践与技能操作之中。它不是抽象的闲谈，而是以解决问题为导向的。中医本体论的研究，将更加全面而系统地反思中医的理论体系、认识活动、实践活动，把握实践规律，促进医疗实践发展。大力发展中医药，有利于推动我国医药卫生体制改革，有利于构建政府承担得起、百姓付得起、财政可持续保障的中国特色基本医疗制度，有利于以"中国式办法"解决医改这一世界性难题。

中医本体论研究作为一种学术研究，将提升我们的学术自信。中医基础理论的不断夯实，中医实践根基的不断扎牢，都需要学术研究从纵深两个方面持续推进。中医研究的学术自信在于，我们不再简单地跟随西方，做他们的"跟屁虫"，而是拥有自己独立自主的研究道路和研发能力，形成属于自身的特色学科，构建新时代中国特色的中医理论体系和话语体系。

总之，开展中医本体论研究，是坚持中医药文化自信的时代课题。我们要以习近平文化思想为指导，自觉承担新时代的历史责任感和使命感，努力挖掘中医药宝库中蕴含的深厚哲学思想、理论知识与经济社会资源，扎实推进中医药事业的科学发展，推进中医药保护、传承与利用，弘扬中华优秀传统文化。

六、本书的总体框架与基本结构

本书围绕中医的本体论基本问题展开，对中医的世界观、时间观、气本论、身体观、疾病观等进行了详细的阐释和论证，并在此基础上用"天人合一"来统括中医本体论的核心特征。

第一，是中医的世界观、时间观与宇宙本体论问题，我们要先行展开对中医世界观的描述，以便为后续的论证奠定一个基础。世界观起到一个前提和"座架"的作用，决定着中医是如何看待整个世界的。毫无疑问，对世界观的描画需要展开对时间观的探讨，时间不只是中医描述理法方药的基本刻度，更是中医作为"此在"的基本生存方式，它是一种存在论意义上的标度、标示。中医的时间观在此展示为时间本体论，这便构成了第二章的主要内容。

第二，是中医的生命观问题。如何看待和理解生命本身，这是中医的核心，有什么样的生命观就有什么样的医学。中医的生命观以独具中国文化特色的气本论为中心和标志，气的应用广大无边，作用无处不在，充塞整个宇宙、社会、人生与生命，是一个大而全、甚至有点"大而无当"的哲学第一概念。对此，我们需要运用现象学的视域方法，展开气本论的实质，敞开气如何构造生命的本真存在。

第三，是中医的身体观问题。身体观比生命观更加具体，在此特指人的身体意义而言。对生命观的进一步展开就是身体观，它将身体作为描画的对象，展露为主客统一、形神一体、藏象结构、宇宙同构等本质要素。中医的身体观不是割裂的二元对立模式，而是一种整全的和谐模式，它不是显微镜下的客体对象，而是现象学视域下的藏象结构。身体既关联着主体自身，又关联着宇宙；既着眼于有形之体，又着眼于无形之神；既描画了外在之象，又揭示了内在之"藏"。在此，中医身体观被展示为一种现象学意义上的身本论。

第四，是中医的疾病观问题。从身体观转入疾病观是一个循序渐进的过程。如何看待和理解疾病是所有医学的基本理论和存在逻辑。对此，我们需要展开对疾病的本质、疾病的归因分析，还要分析中医独有的"证"概念，用现象学的方法揭示"证"的本质，以及病与"证"之间的"难舍难分"的"缠绕"关系。在此基础上，还要对中医的诊治观进行梳理，重点描画其标本兼治、正治与反治、求同与察异的理念与方法。

第五，以"天人合一"对中医本体论进行理论整合与建构。中医的世界观、时间观、生命观、身体观、疾病观构成了一个从宏观到微观的连续整体，其中体现了中国传统文化的鲜明特色。我们以"天人合一"对这些不同的"观"进行整合，深度阐述"天人合一"的三重理论维度和三重理论建构，从而形成一个完整的本体论构建系统。

第六，作为余论部分，展开对中医本体论的正当性建构分析，以此回应批评者的质疑声音。我们的基本立场是：西方哲学的本体论只是本体论的一种理论形态，但不是唯一的形态。中医本体论是本体论哲学的创造性发展，它不仅丰富和完善了本体论的内容，而且展示了独具一格的理论形态。理论和实践证明，中医本体论在理论上渐趋成熟，未来需要我们不断继续完善和发展。

很明显，这些论述主要是从宏观而非微观的角度来论述中医知识的本体论基础。中医知识体系的形成和建构有着特定的社会历史条件与哲学思想背景，其中最核心的是古代哲学的本体论或形而上学基础。正是这种形而上学基础，才能衍生出中医独特的宇宙观、时间观、生活世界观，以及中国哲学独特的天人合一观念。这些基础性观念是中医知识诞生的理论基础或思想背景，没有它们，中医知识就成为无本之木、无源之水；没有它们，我们就无法理解中医知识为何会成为如此这般的知识。因此，中医本体论是中医哲学的基础与核心内容，是我们理解中医知识的关键基础环节。

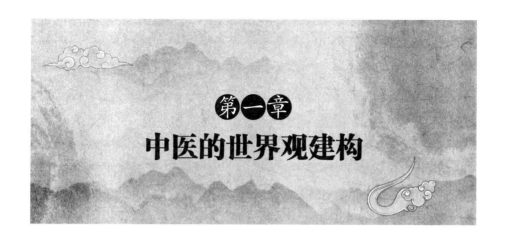

第一章
中医的世界观建构

　　以一种哲学的方式构建中医的世界观，这意味着我们要真正复原中医产生之初的那个时代的人们是如何观看和构想整个世界的。世界观，在其最直接的意义上是指人们如何"观看"世界的。世界如其所是，古今如一，为何不同时代、不同民族、不同文化语境中的人所"看到"的世界是如此不同，以至于会彼此冲突对立、纷争不断？晚清以降，为何我们常说"先进"的中国人才开始"睁眼看世界"，难道几千年来我们竟然没有"看过"世界吗？不能否认，古代中国人的确"看过"世界，并且是一种聪明睿智的方式认真地"观看"过世界，形成了一套属于中华民族所独有的"世界观"。这套"世界观"是如此之圆融，解释力是如此之"广大悉备""无所不包"，然而它在从传统世界到现代世界转变的时代潮流中被"无情"地"扫荡"，取代它的是一种号称更加"科学"的世界观。

　　因此，我们需要暂时卸下现代"科学"世界观的"有色眼镜"，来认真地"观看"中国古人所构建的那套自圆其说的世界观。任何受过现代知识教育洗礼的人都会发现，古人的世界观在其本质上是与今人的世界观格格不入的，其中不乏错误和荒谬之处。然而，世界观的意义恰恰不在于它正确与否、科学与否，而在于一种特定的世界观是如何为我们所生存的世界赋予某种意义、构建某种知识体系。世界观之为世界观，不在于世界是什么，而在于生活于世界之中的人们如何"看"那个世界的。"世界如其所是",这是一个本体论的假设,它预设了在漫长的时间岁月中未曾改变的世界之本质。"世界如此这般地展现",这是一个认识论的命题、现象学的描述,它意味着人们通过自己的"观看"所"看到"并加以"描述"的那个世界。而我们的目的,正是要通过古人所"描述"的那个世界,来揭示、展现古人的世界观。这是一种"解蔽"和"去蔽"的过程,也是一种"知识重建"的过程。

中医理论体系的建立有着其独特的理论背景,深刻地体现在古代哲学的世界观、生命观与疾病观之中,从而分别构成了其宏观、中观与微观的本体论基础。如何设想和构建有关世界、生命与疾病的"本体",对于中医知识而言具有决定性的、基础性意义,在某种意义上它是我们分析中医知识结构的基本框架或前提"座架"。当然,这里的本体论是在广义上使用的,它不仅仅意味着对于世界之起源与本质的哲学本体论研究,而且意味着对于生命、身体与疾病的起源与本质的本体论研究。只有当我们先行地把握了这种本体论基础,才能够进入到更加深入和细致的知识结构描述之中。

第一节　中医的宇宙观

中医经典著作中虽然很少有对于整个宇宙的描述,这并不代表它没有自己的宇宙观。如何认知这个宇宙,构成了世界观的基础。中医的宇宙观,恰恰是接纳了先秦两汉所构建的"易的世界观",将其作为自身理论的前提和基础。"医者易也"无非是要表明中医的知识理论来自《易经》。"易的世界观"在中医理论中隐而不显,正因为如此,需要我们从经典文本中把它重建起来。纯粹的宇宙观,类似于我们今人所理解的宇宙学意义上的宇宙观并非是独立存在的,而是与时间观、生活世界观融为一体、紧密相连的,它们共同构成了古人的世界观。

一、"宇宙"词源

从语言学来考察，"宇宙"一词在历史上不同的时期有不同的含义。在最初的古典文本中，"宇"字本义是"屋檐"，而"宙"字的本义是"栋梁"，都是指房屋建筑的一种空间结构，并无今人所理解的时间和空间概念。[①]据考证，"宇""宙"的时间空间含义最早出现在《文子》一书中，"上下四方曰宇，往古来今曰宙"[②]，这就成为后世所引用的固定模式。段玉裁认为，"宙"的含义经历了三次变化，从最初的建筑空间概念演变成时间概念，"宙之本义为栋，一演之为舟舆所极复，再演之为往古来今"[③]。而"宇宙"二字的连用，最初是出现在《庄子》中[④]，并形成了时空语义。据统计，在有"道家言之渊府"（梁启超语）之称的《淮南子》一书中，"宇宙"一词出现了14次，是早期道家经典著作中出现频率最高的。[⑤]

"宇宙"一词虽然有了时间和空间的内涵，但它最重要的是哲学含义，

[①] "宇"的相关文本解释，如，《诗经·豳风·七月》："七月在野，八月在宇，九月在户，十月蟋蟀入我床下。"陆德明《经典释文》："屋四垂为宇。《韩诗》云：宇，屋溜也。"《周易·系辞下》："上古穴居而野处，后世圣人易之以宫室，上栋下宇，以待风雨。"《晏子春秋·外篇上》："若此而不得，则臣请挽尸车，而寄之于国门外宇溜之下。""宙"的相关文本解释，如，《淮南子·览冥训》："凤皇之翔至德也，雷霆不作，风雨不兴，川谷不澹，草木不摇，而燕雀佼之，以为不能与之争于宇宙之间。"高诱汴："宇，屋檐也。宙，栋梁也。《易》曰：'上栋下宇。'"参见：钟书林."宇宙"语义的古今转换和中西对接 [J].长江学术，2013（2）：82-89.
[②]《文子·自然》云："往古来今谓之宙，四方上下谓之宇。"《尸子》篇中，将前后顺序作了调整，为"上下四方曰宇，往古来今曰宙"。参见：钟书林."宇宙"语义的古今转换和中西对接 [J].长江学术，2013（2）：82-89.
[③] 许慎撰，段玉裁注.说文解字注 [M].上海：上海古籍出版社，1981：342.
[④] 如《庄子·齐物论》，"旁日月，挟宇宙，为其吻合"；《庄子·列御寇》："若是者，迷惑于宇宙，形累不知太初"，等等。
[⑤] 如《淮南子·修务训》云："夫天之所覆，地之所载，包于六合之内，托于宇宙之间。"《淮南子·俶真训》："天气始下，地气始上，阴阳错合，相与优游竞畅于宇宙之间。"《淮南子·本经训》："天地宇宙，一人之身也；六合之内，一人之制也。"

这就是从宇宙起源和宇宙本体的层面来探讨世界，形成古人的世界观。"宇宙"在古人的世界中实际上就是"天地"的意思①，更多地强调是作为物理空间的世界，时间的概念在其中隐而不显。也就是说，"宇宙"的重点是作为东南西北、上下四方的"宇"，而不是"古往今来"的"宙"。因此，古人的宇宙观实际上就是古人的天地观、空间观和世界观。

二、"混沌"起源说

那么，古人的宇宙观究竟是怎样的呢？宇宙天地究竟是怎样形成的呢？这就是宇宙起源的哲学问题。在人类认识能力较为低下、科学技术不发达的古代，人们对世界的认知水平还处于人类的童年时代，不可能像今天这样进行自然科学的探索，而只能进行一些较为原始朴素的哲学思辨。这种哲学探索最集中地体现在道家哲学著作中。概括起来，古人的宇宙起源论有以下几个特点。

首先，关于宇宙起源的论述是一种模糊的"混沌"说。虽然在不同的经典文本中，"混沌"之物的名称有所差别，但是其基本内容是一致的。《道德经》的描述是"有物混成，先天地生"（二十五章），"道之为物，惟恍惟惚。惚兮恍兮，其中有象；恍兮惚兮，其中有物。窈兮冥兮，其中有精；其精甚真，其中有信。"（二十一章）《庄子·知北游》篇中将"宇宙"与"大初"并提②，以此来论述宇宙之起源，"大初"即太初，指天地没有形成之前的混沌元气。③而《淮南子·天文训》则将它称之为无形之"太昭"："天墬

---

① 例证之一是，唐代编撰的《初学记》卷一《天部》引《纂要》云："东西南北曰四方，四方之隅曰四维，天地四方曰六合，天地曰二仪，以人参之曰三才，四方上下谓之宇，往古来今谓之宙，或谓天地为宇宙。"

② 原文如下，无始曰："有问道而应之者，不知道也。虽问道者，亦未闻道。道无问，问无应。无问问之，是问穷也；无应应之，是无内也。以无内待问穷，若是者，外不观乎宇宙，内不知乎太初，是以不过乎昆仑，不游乎太虚。"

③《列子·天瑞》："太初者，气之始也。"成玄英疏："太初，道本也。"

未形，冯冯翼翼，洞洞灟灟，故曰太昭。"①

无论是老子的"有物混成，先天地生"，还是后来经典对老子的引申和展开，都离不开这种"混沌"的神秘色彩和模糊性。《文子》的《道原》篇解释说，"夫道者，高不可极，深不可测，苞裹天地，禀受无形……"《淮南子·原道训》解释说："夫道者，覆天载地，廓四方，柝八极，高不可际，深不可测，包裹天地，禀授无形。"也就是说，宇宙诞生之初是说不清楚的一种东西，是一种极其"高深"的东西，它能够覆盖着天，承载着大地，并且是包裹着天地、四方和八极的。这种认识显然是一种带有经验感性内容的（对天地、四方的感知）、具有原始想象力（"高不可极，深不可测，苞裹天地"是一种想象，而不是经验观察）的朴素哲学思考（将混沌设想为"禀受无形"，超越了感性形状的内容，属于一种哲学思辨）。

其次，宇宙起源的"混沌"被抽象地理解为"道"，体现了高度的哲学智慧。宇宙起源是跟"道"联系在一起的，在上面引述的文献中，都是使用"夫道者……"这样的表述方式，说明在天地形成之初就是那种原初的"道"。对"混沌"的描述，实际上也是对"道"的描述。关于道如何演化成世界万物，在下一节中将做详细的展开论证。

最后，宇宙起源论和宇宙生成论是联系在一起的。宇宙的起源，是讲最初的世界本源，这个本源是"混沌""道"；而宇宙的生成则是"道"如何演化出世界万物的。在这种生成演化过程中，最重要的过程是"气"与"阴阳"作用。《淮南子》是西汉前期道家思想的系统著作，对宇宙的演化生成过程做了详细的论述，是中国哲学史上第一个较为完备的宇宙论体系。②冯友兰认为，中国古代哲学中的宇宙论思想到了汉初之际才有了"较完整之规模"，他所指的就是《淮南子》。

---

① 高诱注："冯、翼、洞、灟，无形之貌。"有专家通过考证，认为"太昭"说是指宇宙起源于光气（发光的气体）。参见：李鹏举.淮南子·天文训"太昭"说再探 [J].自然科学史研究，1996（2）：97-106.

② 顾伟康.中国哲学史上第一个宇宙论体系 [J].上海社会科学院学术季刊，1986（2）：66-73.

"天墜未形，冯冯翼翼，洞洞灟灟，故曰太昭。道始生虚霩，虚霩生宇宙，宇宙生气，气有涯垠。清阳者薄靡而为天，重浊者凝滞而为地。清妙之合专易，重浊之凝竭难，故天先成而地后定。天地之袭精为阴阳，阴阳之专精为四时，四时之散精为万物。积阳之热气生火，火气之精者为日；积阴之寒气为水，水气之精者为月；日月之淫为精者为星辰。天受日月星辰，地受水潦尘埃。昔者共工与颛顼争为帝，怒而触不周之山，天柱折，地维绝。天倾西北，故日月星辰移焉；地不满东南，故水潦尘埃归焉。"（《淮南子·天文训》）

这段话较为详细地论述了宇宙生成的具体过程。在世界之初的混沌状态是"太昭"，就是"道"；"道"产生了"虚霩"，"虚霩"产生了"宇宙"，"宇宙"之间就产生了"气"。气有清浊，轻清之气就成为天，重浊之气就成为地，由于轻清之气结合在一起较为容易，重浊之气凝结在一起较为困难，所以天的形成要早，地的形成要晚一些。天和地的精气产生了阴阳二气，阴阳二气的精华就产生了春夏秋冬四季，而四季各自的精气就产生了天地之间的万物。阳气中的热气集聚就产生了火，火气的精华就形成了太阳。阴气中的寒气集聚就产生了水，水气的精华就形成了月亮。太阳月亮溢出的精华就形成了其他星辰。天空中有了日月星辰，而大地上则承载着水和尘埃。这种宇宙演化论图景可以用图表示如下：①

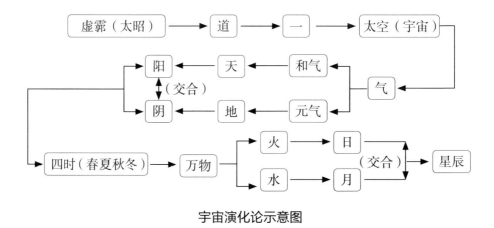

宇宙演化论示意图

---

① 李晓林.《淮南子》中的宇宙起源思想［J］.陕西教育学院学报，1997（2）：30-33.

《淮南子》所描述的宇宙起源和演化生成是古代宇宙论的杰出思想典范，代表了先秦两汉时期中国古人对宇宙的科学探索与哲学思辨，基本上形成了古代中国人较为固定的世界观、宇宙观。几乎可以肯定地说，在现代科学（物理学、天文学）传入中国之前的漫长历史过程中，中国人基本上是按照它所描述的演化逻辑来认识世界、想象世界的。这是一个相对封闭、自圆其说的宇宙论体系，如果没有外来知识的"入侵"，它几乎可以一直地延续存在下去，不仅仅是构成了我们对于浩瀚星辰的文学想象，更是构建了我们对于宇宙人生的哲学思辨体系。

三、中医宇宙观的形成

中医所接纳的、并据以为基础的宇宙观，可以称之为"易的宇宙观"。在"易的世界中"，整个宇宙都是按照某种秩序被建构起来的，万事万物都遵循"道的法则"，从阴阳二气中变化生成而出，构成了古人所"看到"的整个宇宙、大地与天空、动物与植物以及人的生命世界。《素问·天元纪大论》对宇宙起源的描述是："太虚寥廓，肇基化元，万物之始，五运终天，布气真灵，总统坤元。九星悬朗，七耀周旋，曰阴曰阳，曰柔曰刚，幽显既位，寒暑弛张，生生化化，品物咸章。"这实际上就是"元气—五运—阴阳—时空—万物"的宇宙演化模式。据此，我们将按照"宇宙起源""道—气—阴阳"的顺序，对中医的世界观（"易的世界"）作一精练的概述。

中医的形成正是建立在先秦两汉时期所构建的世界观、宇宙观的基础之上的。中医作为一门传统医学知识体系，它的形成不是使用现代科学技术实验的结果，而是建立在古代哲学的抽象思考与实践经验的摸索之上的。不仅仅是它所使用的基本概念（如"道""气""阴阳"）来自这些哲学经典，更重要的是中医正是在这样一个宇宙起源与演化生成的逻辑世界中来界定生命、认识生命、治疗生命疾病的。从本体论的意义上来说，人生存于天地之间，人的一切生产生活行为都是在宇宙天地之间发生的，无不受着天地、日月星辰的影响。探讨宇宙的起源，也就是在探讨生命的起源；探讨宇宙的生成逻辑，也就是在探讨生命诞生与形成的逻辑。

如果用现代科学知识来审视古人的宇宙观，那么它肯定是错误的。宇宙的起源也许是一团"混沌"，但宇宙的生成绝不是什么"道""气"演化的结果，最新的物理学告诉我们，宇宙大爆炸才形成了今天的宇宙模样。天也不是什么"轻清之气"，地也不是什么"重浊之气"，用气来解释一年四季、水火、日月星辰、天地万物就更显荒谬了。而为了解释日月星辰向西北方向移动（"天倾西北"）、河水往东南方向流动（"地不满东南"）的自然现象，硬生生地捏造出一个"共工与颛顼争为帝"的神话故事出来。① 稍稍懂得一点物理学、地理学的人便知道其中的错误之处。有学者指出，"中国宇宙论的核心不是求'是'，而是以求'应'（该）为特征，以价值判断为前提。这与以事实判断为前提，以求'是'为特征的西方宇宙论正好相反。"因为，"中国文化中的宇宙论往往代表着文化的理想、人生的价值和人格的境界，这些东西无法用逻辑或科学的方法证明之，而只能通过个人的道德修行、内心体验来验证之。"②

然而，我们的目的并非是要站在今人科学的立场，对古人的宇宙观进行严苛批评，而是要站在哲学的角度来肯定古人的智慧。③ 事实上，在两千

---

① 这个美丽的神话故事是这样的：在古人的想象中，天是有柱子撑着的，地是由绳子系住的。但是共工和颛顼争着当天帝，在争斗的过程中不小心头撞到了不周山，于是擎天柱子被折断了，维系大地的绳子断了。所以，天就向西北方倾斜，日月星辰就向西北方移动；地就向东南方倾斜，河水就向东南方流动。原文是："昔者共工与颛顼争为帝，怒而触不周之山，天柱折，地维绝。天倾西北，故日月星辰移焉；地不满东南，故水潦尘埃归焉。"

② 曾振宇.中国气论哲学研究［M］.济南：山东大学出版社，2001：333.

③ 对西方的宇宙论学说进行论述，虽不是本书的目标任务，但仍然有几点值得思考。首先，"宇宙"英文术语是Universe、Cosmos。Cosmos源自希腊语 kosmos，原意为秩序，古希腊人认为宇宙的创生乃是从混沌中产生出秩序来。而universe与 universitas 有关，指一切现成的东西所构成的统一整体。其次，从毕达哥拉斯时代起，早期希腊人对于宇宙认识的自然化进程，基本上经历了从神统系谱学（theogonies）到宇宙起源论（cosmogonies），从宇宙起源论到宇宙生成论（cosmology）的演进。特别是，希腊人发展出了丰富多彩的世界本原学说，诸如"水为万物本原""数为万物本原"、原子论，以及宇宙灵魂、宇宙理性等

多年前能够对宇宙起源与生成做出系统化的理论解释已是人类知识发展史上的巨大进步，其中所充满的深邃哲学智慧和文学想象力更是值得我们深入领会和研究。重要的是，古人构建了一套系统化的、逻辑化的、哲学化的宇宙生成论模式，并以此模式来设想和解释天地万物、日月星辰，而不论这套模式科学与否、正确与否。古代宇宙论的价值和意义是属于哲学意义上的，而不是科学意义上的。今天宇宙学已经从哲学的母体中分离出来，成为一门独立的自然科学，支撑它的是数学、力学的研究方法，而不是哲学的思辨；其最前沿的理论是宇宙大爆炸学说和宇宙创生论，而不是"道论""气本论"。尽管如此，我们仍然要肯定古人对世界的不断探索、发现和认知的精神。正是秉持着这种精神，站在哲学的高度，我们来描述和解释中医的世界观、宇宙观。

第二节　"道"作为世界的本质

"道"的本义是指道路，即人能够行走于其间并到达目的地的中间距离。"道，所行道也。"（《说文解字》）道，从"行"从"首"，故"道"取象于人行走于途中。从这个取象与本义中可以看出，人们必须遵循一定的法则才能达到目的。道，作为道家哲学的基本概念，其最基本的含义就是指这种宇宙本源、世界本体。

思想。第三，现代宇宙观念是晚清以来随着西方文明的入侵而传入中国的，从而逐渐改变并主宰了中国人的世界观、宇宙观。18世纪末，拉普拉斯（1749—1827）《宇宙体系论》的问世，标志着现代宇宙学的诞生，他运用数学、力学的方法解决了"星云说"，使宇宙学从哲学中分离出来，成为一门独立的自然科学。参见：钟书林."宇宙"语义的古今转换和中西对接 [J].长江学术，2013（2）：82-89.

一、作为宇宙生成之"道"

从宇宙生成论意义上来说，"道"演化出整个宇宙和世界。"道"是世界万事万物存在的本源，即"造物者""造化者"。万事万物的生成和毁灭都是由"道"造成的，有形的万物都是无形的"道"生成的，但是"道"自身是不生不灭的。当然，"道生万物"的过程不是一次性的，而是"生生不息"的，永不间断的过程，每时每刻都有新生事物的诞生，正所谓"方生方死，方死方生"。

按照道家哲学的观念，整个宇宙都是由道演化而来的。关于"道"演化生成宇宙的论述很多[①]，其中最经典的是老子的《道德经》。"道生一，一生二，二生三，三生万物。万物负阴而抱阳，冲气以为和。"（《道德经》第四十二章）对老子这段话虽然有不同的解释，但无论哪种解释描述的都是世界是如何演化生成的。[②]其中一种常见的解释是："道生一"是无极生太极，"道"和"一"实际上是同一的；[③]"二"是阴阳两仪，"一生二"是太极生阴阳两仪；"三"是阴阳化合而成的"和气"，是在阴阳基础上生成的新"一"，是"阴阳和"；"二生三"是阴阳二气化合生成"和气"，属于一种浑然一

[①] 如《文子》的《道原》篇说："夫道者，高不可极，深不可测，苞裹天地，禀受无形，原流泏泏，冲而不盈，浊以静之，徐清。施之无穷，无所朝夕。卷之不盈一握，约而能张，幽而能明，柔而能刚，含阴吐阳，而章三光。山以之高，渊以之深，兽以之走，鸟以之飞，麟以之游，凤以之翔，星历以之行。"《淮南子》首篇《原道训》中说："夫道者，覆天载地，廓四方，柝八极，高不可际，深不可测，包裹天地，禀授无形。"

[②] 还有一种解释是："有"就是"三"，"天地"就是"二"，"无"就是"一"。参见：武家璧.中国早期宇宙起源论的几个特征[J].自然辩证法通讯，2008(6)：72-75.

[③] 《道德经》中有不少关于"一"的论述，如："天得一以清，地得一以宁，神得一以灵，谷得一以生，侯王得一以为天下正。"这里"得一"实际上就是"得道"的意思，讲的是"得道"后的功能和作用。

体的混沌和谐状态。①

中医显然承接了道家哲学中关于"道生万物"的基本理念。将"三"理解为"阴阳和合之气",而不是数字上的"三",这种解释在《黄帝内经》等中医经典著作中能够得到例证。《素问·上古天真论》开篇就使用并论述了"道"的概念。"上古之人,其知道者,法于阴阳,和于术数,食饮有节,起居有常,不妄作劳,故能形与神俱,而尽终其天年,度百岁乃去。"这里所谓的"知道",不是我们今天所理解的"知晓",而是对"道"的认识("知—道"),准确地说是对生命之道、养生之道的认识和把握。那么,这种生命之道的内容是什么?那就是"法于阴阳,和于术数,食饮有节,起居有常,不妄作劳"。"法于阴阳"意思是要按照阴阳之道来生活与工作,保持阴阳的平衡与和谐之道。可见,中医之道融合了阴阳、术数、饮食、起居、劳动工作等多方面的内容,而不是某一个方面的单纯内容,这体现了古人对生命活动和生命现象的深刻认知和把握。②不得不说,古人将抽象的生命之道转化成相对具体的生活经验,以及可实践、可操作的内容(饮食、起居、劳动、休息等),体现了高度的哲学智慧和生活智慧。在这个意义上,"道"虽然是抽象的,但它却在生活中无处不在的。

---

① 张其成.中医哲学基础[M].北京:中国中医药出版社,2016:118.
② 《素问·上古天真论》还认为,那些真正懂得生命之道的人,能够延年益寿,老而全形,老能生子,并且把"知—道"之人分成了真人、至人、圣人、贤人四种,代表四种不同的认知和修炼境界,这显然是受到了道家哲学的深刻影响。"上古有真人者,提挈天地,把握阴阳,呼吸精气,独立守神,肌肉若一,故能寿敝天地,无有终时,此其道生。中古之时,有至人者,淳德全道,和于阴阳,调于四时,去世离俗,积精全神,游行天地之间,视听八达之外,此盖益其寿命而强者也。亦归于真人。其次有圣人者,处天地之和,从八风之理,适嗜欲于世俗之间,无恚嗔之心,行不欲离于世,被服章,举不欲观于俗,外不劳形于事,内无思想之患,以恬愉为务,以自得为功,形体不敝,精神不散,亦可以百数。其次有贤人者,法则天地,象似日月,辨列星辰,逆从阴阳,分别四时,将从上古合同于道,亦可使益寿而有极时。"

二、作为世界本体之"道"

从哲学来看，道的本质，是古人在经验观察之上所做的一种哲学抽象，这就是本体之道。"道"最初是一种具体的形象和经验，即人们所走的路和门径。既然任何事情都有所走的路、进入的门径，所以就要摸清楚它的"门道"，如果不得其门而入，不得其道而行，那么就很难把握事物运行的奥秘和规律了。在古人的生活经验中，"道"是最原初、最朴素的经验生活世界，是对世界的感性直观。

但"道"一旦脱离了具体的语境，进入到思辨和哲学的文本中，就不再单纯是一种生活经验了，而是一种高度的哲学抽象，甚至演变成一种形而上学的本体论假设。脱离了具体的生活经验和感性直观，"道"就要么是一种抽象的本体，要么是世界本身运转的规律。作为抽象的本体，道是生成宇宙万物的本源，就是"道生一，一生二，二生三，三生万物"。很显然，这种"道"不是某种具体的"有"，它是脱离了感性经验和具体事物的"无"，道生万物的过程实际上就是"无中生有"的过程。

老子在《道德经》中用非常多的笔墨描述了作为本体之"道"的非经验性特征。[①] 比如，"道"不能用感官经验去认识、体验，它完全超越了我们的视觉（视之不见）、听觉（听之不闻）、触觉（搏之不得），不能依靠经验主义的思维去把握，只能依靠理性的思维来认识。如果单靠经验来认识的话，就会形成一种"惟恍惟惚"的模糊认识。道显然不是一种具体的物质，所以老子说"道之为物，惟恍惟惚"，这也只是一种勉强为之的说法。按照

---

① 《道德经》第十四章："视之不见，名曰夷；听之不闻，名曰希；搏之不得，名曰微。此三者，不可致诘，故混而为一。其上不皦，其下不昧，绳绳兮不可名，复归于无物。是谓无状之状，无象之象，是谓惚恍。迎之不见其首，随之不见其后。执古之道，以御今之有。能知古始，是谓道纪。"《道德经》第二十一章："孔德之容，惟道是从。道之为物，惟恍惟惚。惚兮恍兮，其中有象；恍兮惚兮，其中有物；窈兮冥兮，其中有精；其精甚真，其中有信。自今及古，其名不去，以阅众甫。吾何以知众甫之状哉？以此。"

庄子的说法，道是绝对绝待、独来独往的，它不依赖外物而独立存在，是"物物而不物于物"的"物物者"。

"道"作为本体是哲学的最高概念，意味着在它之上不能再有任何别的概念了，其他的概念都是它的下位概念。也就是说，宇宙、天地万物、日月星辰、动物植物、人类生命乃至社会政治、伦理道德都是可以用"道"来解释的。对这个最高概念的哲学解释，就成为"道论"。老子说，"人法地，地法天，天法道，道法自然"。这就是说，人、天、地都是要遵循"道"的法则，那么"道"遵循什么法则呢？既然是最高的本体了，它不可能遵守他物的法则（否则它就不是最高的概念了），只有遵循自身的法则，这就是"道法自然"。也就是说，"道"仅仅按照其自身的样子来运作，除此之外，我们只能在世界万事万物之中去认知和感受"道"的体现，但无法用感性经验来直接把握"道"的本质。

三、作为世界规律之"道"

除了作为本体的"道"之外，它还可以被理解为世界运行的基本规律。使用规律一词，是站在今人的立场上来说的。古人对世界的认识比较朴素、直接，还没有现代意义上的规律概念，而只能说是对变化世界中某种不变之物的原始把握。与本体一样，规律也是超越感性经验的，只有在理性的范围内才能把握。"道可道，非常道。名可名，非常名。"那种不变的"常道"是无法用语言来描述和表达的，这一方面反映了"道"的深刻性、深奥性、神秘莫测性，但另一方面也恰恰说明了古人认识世界的局限性和狭隘性。在古人看来无法描述和表达的东西，在现代科学中可以用数学语言、符号语言来精确地描述和表达，我们对于宇宙演化规律的认识、对自然界的认知，都已经远远地超越了古代人的朴素认识和模糊表达。

总之，道的演化，是一种哲学的解释，而非一种科学的描述，在本质上是一种本体论的演绎、一种形而上学的假设。从"道"的观点看，宇宙起源、宇宙生成、世界本体都是同一的，都产生于"道"。从现代科学的观点看，宇宙是由一个致密炽热的奇点于137亿年前一次大爆炸后膨胀形成的，它显然不是"无中生有"的，也不是"道"（无论是作为本体的抽象的"道"，还是作为具体的经验的"道"，比如"气"）演化出来的。"道"的演化论、生成论虽然不科学，但它的本体论却有着深刻的哲学意义，这是我们研究古代哲学和中医认识论时必须要有的基本判断。

第三节　气的生成与演化

如果说"道"论还停留在相对抽象的哲学层面，那么"气"论就变成相对具体的东西了。"气本论"无论是在古代中国哲学还是在中医中都占有基础性的核心地位，它是古人世界观的最集中体现。对"气本论"的认知，将直接影响到我们对于中医基本理论和基本观念的认识，对中医的批评也大多是从"气本论"开始的。因此，我们需要以更加精细的刀笔来分析和解剖"气本论"的实质。在这一章中，我们主要是从世界观、宇宙观的角度来分析气的宇宙生成论秩序和意义，在第三章中我们将重点围绕气本论展开对中医生命观的理论分析和建构。无论如何，气在中医里占有突出的核心地位，需要颇多笔墨来阐释之、论证之。

一、气的基本含义

首先摆在我们面前的当务之急是要澄清"气"的概念。"气"究竟是什么东西？很明显，它原本是一种物质性的概念，就是我们能够观察体验到的某种无形无状、自由散布于空间的物质形态，比如，云气、水蒸气、大气的流动、人的呼气与吸气等。从词源学上来考察，"气"字来自甲骨文中的"≌"，属象形字，表示上面是天上的云彩在动，下面是平地，这说明"气"是天地之间的活动的物质。据研究，甲骨文中的气字有三个含义：乞求、迄至、终止。①《说文》对此的解释是:"气,云气也,象形。"②也就是说,"云气"就是最初人们所直观感受到的经验对象,它给人的感觉就是漂浮不定、捉摸不透、神秘莫测。然而,作为物质性的"气"是可以通过理性把握和认识的,无论是天上飘浮的"云气"(实际上就是流动的云彩),还是空气、水蒸气、雾气、呼吸之气,都可以通过现代物理学和化学进行客观的定性和量化研究。比如,空气的成分是确定的,氮(N_2)约占78%,氧(O_2)约占21%,二氧化碳等气体约占1%,而人的呼吸靠氧气,水蒸气的现象是热动力学作用的结果。因此,凡是作为物质性的气,它其实并不神秘,都可以确定其化学成分、重量、体积及其功能作用。这是我们在研究"气本论"时首先要树立的现代科学观念和意识,否则就很容易陷入古人的神秘主义。

然而,"气"绝不仅仅是一种物质,它的丰富含义远远超越了作为经验观察对象的"气"现象。在汉语中,有关"气"的词语之多、用法之广,超乎我们平常的想象和认知。在用法上,它不仅可以做名词(如"气体""气味"),也可以做动词使用("生气""气死人"等)。而它的名词用法中,初步统计有10多种不同的含义。为此,作者做了一个初步的分类,虽然不一定完整,但基本上涵盖了我们日常生活中关于气的基本用法,如下表:

气的含义与基本用法		
序号	用法与含义	举例
1	(名)气体(物质)	毒～|煤～|沼～|尾～
2	(名)特指空气(物质)	～压|空～|～流|云～|氤氲之～
3	(名)冷热阴晴等自然现象	天～|～候|～象|～温|秋高～爽|地～

① 曾振宇.中国气论哲学研究[M].济南:山东大学出版社,2001:26-27.
② 张莽.解密《内经》"气"理论(Ⅰ)[J].现代中西医结合,2004(15):1963-1964.

续表

序号	用法与含义	举例
4	（名）味道（嗅觉）	香~｜臭~｜酸腐~
5	（名）人的气息（呼吸）	断~｜上不来~｜~喘上~不接下~｜人活一口~｜~厥｜~促｜~息｜一~呵成
6	（名）人的精神状态	勇~｜朝~｜~魄｜~概｜~势｜~质｜锐~｜英~逼人｜~派｜~馁｜豪~｜怒~｜锐~｜神清~爽｜暮~
7	（名）人的身体能量或个人能力	~场｜精~神｜~化｜凝神聚~｜年轻~盛｜才~
8	（名）人的作风习气	官~｜娇~｜不良习~
9	（名）人的道德或美德特征	~节｜浩然之~｜一身正~｜骨~｜义~｜志~
10	（名）人的脏器功能或身体整体的功能	脾~｜肝~郁结｜胃~｜肾~｜胆~｜真~｜元~｜得~｜宗~｜卫~｜营~
11	（名）身体的某种征象（中医）	~虚｜湿~｜~亏｜~堵｜~色｜~血
12	（名）机会与机遇	运~｜财~
13	（名）社会受欢迎程度	人~｜名~
14	（名）某种社会或艺术景象	和~｜~氛｜~韵
15	（动）发怒	~死了｜生~｜~恼
16	（动）使人生气，受欺压	~人｜你别~我｜受~｜忍~吞声

说明：1.气在不同的语境中，有不同的含义，需要仔细甄别。2.这个分类只是初步的，有些不同的类别之间有很强的相关性，如第6、7、9三类的区分是相对的，它们和第10类之间有很强的联系，这是需要特别注意的。

由上表可以看出，"气"的用法很多，就像"气"的特点一样变化无穷，几乎生活中的各个方面都有"气"的影子，都可以用"气"来表达。这不仅说明了"气"的普遍影响，也给人一种"气"无所不在的印象。这是象形文字及其引申含义带来的影响，深刻地体现了中国文化的特色。同时它也加大了我们对此问题研究的难度，需要仔细的甄别与分析才能够搞清楚每每使用的"气"究竟是何意。

气概念的内涵在中医和中国哲学中体现出纷繁复杂的多样性。以董仲舒的《春秋繁露》为例，有学者对其中所使用的气概念做出了非常详细的梳理，认为至少存在12种类别的气概念：阴阳之气、四时之气、五行之气、自然现象之气、冷暖寒暑之气、血气、精神之气、伦理道德之气、治乱之气、精液之气、药物之气、气息等。可见，气概念涵盖了自然、生命、精神、伦理、社会、人事等各个方面，甚至还可以涵盖更多。气概念之所以受到诟病，一个重要的原因是它"缺乏确定的内涵，也缺乏确定的外延，它是一个大而无当的哲学第一概念"①。中医也将气作为其理论的第一概念，也不可避免地存在相同的问题。上述所列的12个义项在中医中也同样存在。因此，中国哲学的气概念有多少内涵，中医之气也类似地有多少内涵。

二、气的宇宙生成论意义

从宇宙生成论来说，"气"在世界万物的产生过程中起了独一无二的中介桥梁作用。无论是在道家、儒家，还是在中医理论中，都承认"气"的生成性作用与功能。在最高位的"道"与具体的万事万物之间，还需要一个重要的过渡性桥梁——"气"，只有通过一种物质性的"气"，"道"才能演化出万事万物。抽象的"道"是一个"无"和"一"，要从"无中生有"、从"一"中生万物，需要一个中间环节，而"气"就承担了这个重要的中间环节。从"道"到"气"的转换，实际上是代表从最高的抽象概念下降到次一级的概念，从而具有了某种感性经验的内容。在这个意义上，"气"是经验感性与理性抽象融合在一起的一个综合性概念。

---

① 曾振宇.中国气论哲学研究［M］.济南：山东大学出版社，2001：67.

更为重要的是,"气"分阴阳,有阴气和阳气之分,这是气的最重要、最基本的区分。阴阳代表的是事物的两种根本属性,相互对立,相互作用,又相辅相成。在古代哲学经典中,对"气"的论述通常是与"道""阴阳"等概念联系在一起的。比如,老子《道德经》中的"万物负阴而抱阳,冲气以为和",这里实际上把气分成了阴阳二气,二气相感融合才能产生万物。在《淮南子》说:"宇宙生气。气有涯垠,清阳者薄靡而为天,重浊者凝滞而为地……天地之袭精为阴阳,阴阳之专精为四时,四时之散精为万物。"这里说明了不同性质的"气"产生了天与地,天地之间的气有阴阳之分,而阴阳二气相互作用就产生了四季、万物。《淮南子·泰族训》中又说:"天地四时,非生万物也,神明接,阴阳和,而万物生之。""天致其高,地致其厚,月照其夜,日照其昼,阴阳化,列星朗,非其道而物自然。故阴阳四时,非生万物也;雨露时降,非养草木也。神明接,阴阳和,而万物生矣。"这里明确地表明单纯的阴阳二气如果不交合,是不能够产生万物的;自然界有一年四个季节,这也不能直接产生万物;只有阴阳二气在一年四季的循环运动条件下的结合才能产生万物。这是古人对于"道"的演化规律的基本认识。可以说,"阴阳理论与气论的相汇合,丰富了气论内涵,并且大大增强了气论的哲学思辨性",其基本的逻辑思路是"从阴阳二气交感互动、相互作用的角度,来论证宇宙万物生成与变化的内在根据"[1]。

《管子》的"黄老四篇"构建了一套系统的气论宇宙生成图式,成为阐述宇宙万物起源的经典模式。它认为人的生命、精神意识和社会伦理道德都来源于"精气"。"气者,身之充也。""男女精气合,而水流形。"将人的生命归结为气,这种观点对中医影响深远,中医的生命观也是以此为基础的。这里的"精气"概念"具有哲学整合意义的逻辑抽象与界定","实质上已经蜕变、升华为亚里士多德所说的'万物都由它构成,开始由它产生,最后又化为它'的世界本原"。不过,"精气"是"一个充满生命活力的有机本原",物质、精神和伦理道德观念都可以从中找到终极解释和说明。

---

① 曾振宇.中国气论哲学研究 [M].济南:山东大学出版社,2001:28.

三、从生成论到气本论

从"气"的生成论到"气本论"是一种更高的哲学抽象。如果说"气"演化生成万物是一种古人对于世界形成过程的认知，类似于今天的自然科学探索，那么将"气"看作是世界的本体，则是一种抽象的哲学探索。在中国哲学史上，一般认为先秦两汉时期对于"气"的认识基本上处于宇宙生成论的阶段，只有到北宋时期的张载，才出现了哲学上的"气本论"。气本论的主要代表人物，除了张载，还有明朝王廷相、罗钦顺以及明清之际王夫之，清朝颜元、戴震等。它是一种以气为本体、本原的学说，在中国古代精气说与元气说的基础上，建构了一定逻辑体系的气本论哲学学说，以区别于宋明理学中的理本论、心本论。①

当代"气本论"思想的研究，是在唯物主义与唯心主义的斗争话语中兴起的。"气本论"一词最初是1975年由包遵信在《道学的形成和它的反动本质》一文中提出来的。他认为王夫之的"气本论"思想肯定了气是客观世界的物质基础，理是气派生出来的，从而给道学家们的"理本气末"的唯心主义以致命的批评。1980年代，学术界逐渐接受了气本论的提法，并在唯物、唯心的对立话语中展开了相关的研究，批判的对象是客观唯心主义的"理本论"和主观唯心主义的"心本论"。当代著名哲学家张岱年认为，"将宋明哲学的派别区分为气本论、理本论与心本论，比较符合实际情况。"②1990年代，学术界开始有意识地摆脱了唯物与唯心、辩证法与形而上学"两军对战"的教条主义模式，越来越少地使用唯物主义的范式来研究气本论，使得"气本论"与"理本论""心本论"之间的关系不再那么剑拔弩张。

进入21世纪以来，虽然哲学界不再陷入唯物、唯心的对立话语之中，

---

① 郑济洲."气本论"考论［J］.黑河学刊，2016（3）：21-24.
② 张岱年.论中国哲学史上的学派论争［J］.中国哲学史，1992（1）：9-11.

但是唯物主义思想本身作为一个研究范式仍然影响很大，并且扩展到其他领域之中，尤其是中医学理论中的气本论思想。时至今日，在中医基础理论研究中，特别是中医学的专业教材中，都将传统的气本论思想看作是一种朴素的唯物论思想，认为气是一种极其精微的物质。[①]"气"的本质究竟是什么？它是"精微物质"吗？或者只是一种形而上学的假设实体？还是一种功能性的概念？对这个问题的回答，我们需要在下文的相关章节中做出更加详细的分析。在此，我们只需要指出，以一种朴素唯物论的思想来解释气、解释中医的路径，是存在问题的。复旦大学哲学教授邹诗鹏指出，"以朴素唯物论哲学解释中医……是中医为自己找了一件很不合身的洋外衣。在恩格斯那里，朴素唯物主义……是一种被后来的机械唯物主义以及辩证唯物主义扬弃了的哲学，换句话说，是一种落后的哲学。把中医的哲学基础确定为落后的哲学，实在不明智"[②]。

最后，我们要对气本论、气的生成论做一个基本的评价和总结。将气看作是一种物质，这本身没有错。气，在其最初的意义上，确实只是一种气体，仅此而已。但是，如果将"气本论"中的气也看作是一种物质，那就犯了基本的理论错误。从现代科学的观点来看，将气看作是一种精微的物质，认为它能够生化万物，产生天地、男女、四季，这无疑是非常荒谬的。现代科学知识告诉我们，世界万物根本不是一种单一的物质形态产生出来的，而是在漫长宇宙进化历史中演化发展出来的。这样，我们就要抛弃不科学的"气生万物"的错误论断，并进入一种哲学本体论意义上的"气本论"。如此一来，气就不再是一种物质，而是一种抽象的本体，类似于

---

① 相关的教材很多，兹举两例：一、对气的定义："气是人体内活力很强运动不息的极细微物质""气是由精化生的运动不息的极细微物质"，见：孙广仁，郑洪新.全国中医药行业高等教育"十二五"规划教材·中医基础理论 [M].中国中医药出版社，2012：68；二、认为"气是极精极微、不能直接察见其形状、弥漫于整个宇宙时空，却又客观存在的物质"，见：张其成.全国中医药行业高等教育"十三五"规划教材·中医哲学基础 [M].北京：中国中医药出版社，2016：127.

② 邹诗鹏.中医现代阐释之三"蔽"[J].中医药文化，2010（6）：1.

"道"的抽象哲学概念。这种概念只能是形而上的，不可能是形而下的"器/气"。"气本论"确实是一种古代的朴素唯物论思想，但也仅仅是"朴素"的而已。那种试图将这种朴素唯物论予以拔高，无疑是一种"自我感觉良好"罢了。恩格斯已经表明，朴素唯物论是一种相对"落后"的哲学思想，绝不是什么高级理论，而是一种需要被超越的低级唯物主义，它需要进入到辩证唯物主义和历史唯物主义的高级理论形态。我们切不可以"落后"形态的哲学样式往中医的脸上"贴金"，那实在是对中医的误解与贬低，绝不是什么值得夸耀的"好事"。当今时代，真正需要的是用一种新的理论范式来重新认识中医，不能再走唯物唯心二元对立的老路了。[1]

第四节　《易经》阴阳之道的演化

　　一般认为，《易经》是中国古代哲学高度发展的产物，它的出现标志着中国哲学体系的形成。[2]《易经》本是一本占卜之书，但其中不乏哲学的成分；而《易传》（"十翼"）是对《易经》的解释，在本质上是一本哲学书，虽然不排除占筮的成分。《易经》的功能与作用虽然是占卜，但通过占卜揭示的是古人对宇宙奥秘的探索、对世界运动变化规律的认知，是我们全面了解古人世界观的最好文本资料。《易经》里面包含了非常丰富的本体论、形而上学思想。它"无所不包"，具有普遍性的功能和作用，主要是"《易》以道阴阳"，即它是关于宇宙阴阳之道的书。

---

[1] 复旦大学教授谢遐龄，通过格义、反向格义的方法进行语义分析，认为将气本论看作唯物主义是不当的。用唯物主义称呼气论（气本论），这是把气看作了质。今依亚里士多德思路，译 idealism 为形本论，相应地 materialism 译为质本论。气居形上，为 pre-form 或 pre-matter；质与形归属形下。参见：谢遐龄.格义、反向格义中的是是非非——兼论气本论不是唯物主义 [J].复旦学报，2009（6）：58-66.

[2] 张其成.中医哲学基础 [M].北京：中国中医药出版社，2016：8.

一、《易经》符号

《易经》使用的是一套符号化的语言，形成了一套卦爻象符号系统与卦爻辞文字系统。使用纯粹的符号来表达深邃的哲理，这在中国传统哲学中是独一无二的典范，这说明古人的抽象思维、逻辑思维发展到了较高的水平。

《易经》使用两个最简单直接的符号来表达阴阳：即阴爻"– –"与阳爻"—"。虽然关于这两个符号的起源有不同的说法，有生殖崇拜、数字卦、结绳记事等不同的说法，但表达事物阴阳两种不同的性质却是其基本内涵。任何事物都有阴阳柔刚的属性，阴阳二气的交合就产生了万物。这样世界上的事物都可以用阴爻"– –"与阳爻"—"这两个抽象的符号组合来表达。但是世界上的事物众多，千变万化，不可穷尽。古人的智慧就在于提炼出生活世界中常见的八种自然现象（天、地、水、火、雷、风、山、泽），用阴阳爻来表达，这就形成了"八卦"，并对这八个卦分别起了卦名（乾☰、坤☷、坎☵、离☲、震☳、巽☴、艮☶、兑☱）。但是，八卦只有八个符号，代表和象征的事物有限，似乎不足以解释所有的世界现象和人类社会生活。所以，古人在八卦的基础上进行两两相重，从而演绎出64卦出来，给每个卦都起了卦名，每个卦6个爻，总共384爻。如此一来，卦爻符号系统就变得复杂起来，能够解释和想象的空间就比单纯的八卦大得多了。《易经》的神秘性和复杂性就体现在64卦的卦爻系统之中。

总的来看，《易经》是在两个基本符号基础上建立起来的一套占卜系统。这不仅说明了阴阳是中国古人认知世界的两个最基本、最根本的哲学观念，它深刻地影响了人们的世界观，渗透到日常生活的方方面面，而且也证明了阴阳的变化无穷，运用之妙，从自然界到人类社会，都可以用阴阳符号系统来进行表达和解释。在这个意义上，《易经》的占卜符号系统不只是一个原始的预测方术，更是古人世界观的形象表达。

二、《易》之数

《易经》这部书在远古时代的本来目的和功能是占筮。对数的运用是《易经》占卜技术的一个独特内容。对"数"的运用实际上是与符号系统联系在一起的，并且是在占卜过程中运用发展成熟的。据统计，《易传》中"数"字共出现了15次，既可以做动词用，也可以做名词用。[1]其中，最经典的论述是："参伍以变，错综其数……极其数，遂定天下之象。""极数知来谓之占。"这明确地说明，运用数可以定卦象，运用数来推演，可以预测未来，而这正是《易经》占卜的主要目的。《周易》对数的推演主要集中在《系辞上》的第九章，包括以下三个方面。[2]

一是大衍之数，讲的实际上是起卦的方法与程序。由于每一卦是由6个爻组成的，每个爻都要按照一定的程序操作一遍，才能求出一爻。重复六遍，才能求出一个完整的卦出来。《系辞上》曰："大衍之数五十，其用四十有九。分而为二以象两，挂一以象三，揲之以四以象四时，归奇于扐以象闰；五岁再闰，故再扐而后挂。"这就是说，用49根蓍草，通过一定的方法，算出一爻。[3]

二是策数。一策就是一根蓍草，策数就是蓍草的总根数。《系辞上》曰："《乾》之策二百一十有六，《坤》之策百四十有四，凡三百六十，当期之日。二篇之策，万有一千五百二十，当万物之数也。"这就是说，乾卦的蓍草的根数是216，坤卦的蓍草根数是360，而《易经》全书上下两篇64卦的总蓍草根数是11 520。

---

[1] 张其成.中医象数思维 [M].北京：中国中医药出版社，2016：88.

[2] 当然，《易经》的数不只是这三个方面，还有卦数、爻数、河洛数等。参见：张其成.中医象数思维 [M].北京：中国中医药出版社，2016：44-45.

[3] 具体的操作方法是：49根蓍草，通过分二（象天地两仪）、挂一（象天地人三才）、揲四（象四时）、归奇（象闰）、四营（四个过程）、三变（重复三次）之后，得到9、8、7、6四个数字，其中9为老阳、8为少阴、7为少阳、6为老阴。按照"老变少不变"的原则，以9、6为阳爻和阴爻的记号。参见：张其成.中医象数思维 [M].北京：中国中医药出版社，2016：89.

三是天数、地数。"天一，地二；天三，地四；天五，地六；天七，地八；天九，地十。天数五，地数五，五位相得而各有合；天数二十有五，地数三十，凡天地之数五十有五，此所以成变化而行鬼神也。"10以内的自然数中，天数是奇数，地数是偶数，天数之和是25，地数之和是30，天数地数之和是55。

从《易传》的原文中，我们可以很明显地发现，《易经》的"数"不是什么神秘的东西，只是人们在占卜中对蓍草根数的统计罢了，只是一种简单的数字计算而已，而常常被人们过度解释的"天数""地数"也只是10以内的奇数偶数而已，用"天道""天命"来解释"天数"，这是人们的一种附会和语义延伸而已，至少在《易经》的占卜系统中是不存在这个含义的。实际上，当某个事件的发展趋势超越了人的可控范围，便会被称之为"天数已定"（如王朝的衰亡），其意指人们无法准确地预测事物的兴衰灭亡。

《易经》占卜法，其哲学意义不在于数学的运用，而在于对数字的哲学化解读。将1~10这十个自然数以奇数、偶数的方式分配给天和地，然后以"分二以象两"的成卦方法，推演阴阳总策数，这些占卜的做法和程序无不深刻地体现了阴阳辩证对立、相反相成的哲学思想，是阴阳哲学、阴阳之道在术数上的贯彻和技术化应用。

总之，《易经》中的数字推算绝不是纯粹的数学演算和逻辑推理，它的主要功能是占卜预测以定人事之吉凶，"数"只是一种统计的工具而已，仍然脱离不了原始社会的"结绳记事"的范式，完全达不到纯粹数学上的演绎和推理。至于莱布尼茨发明二进制的科学事实，很多人常常引以为豪地认为他是受到了《易经》符号系统的影响后才发明的，从而证明《易经》之数的世界普遍性、科学性。①这个事实即便是真的，也不能证明二进制是从《易经》八卦图中直接产生的，而是东西方文明相互融合、"中西合璧"的结果，

---

① 胡阳、李长铎通过17世纪中西交流文献的查阅和考证，否定了在莱布尼茨发明了二进制以后才见到先天图的说法。先天图在莱布尼茨发明二进制之前，已被斯比塞尔在1660年称之为二进制，先天图传入欧洲早于17世纪。参见：胡阳，李长铎.莱布尼茨发明二进制前没有见过先天图吗———对欧洲现存17世纪中西交流文献的考证［J］.周易研究，2004（2）：66-71.

是多种文化（数学、符号、语言、逻辑和哲学等）相互作用的结果，而绝不只是单一文化、单一因素、一次性完成的产物。[①]在此，根本重要的问题不是莱布尼茨受到八卦符号的影响之后发明了二进制，而是《易经》八卦在中国源远流长、应用如此之广，竟然没有一个中国人从中发明出二进制。几千年来，那么多的传统知识分子使用《易经》占卜、算命、看病、看风水，难道它真的只是成了百姓日用不知的东西？作者认为，根本的原因在于，中国人对于纯粹的数学、几何学没有任何兴趣，他们之所以对"数"感兴趣，不是出于逻辑演算和推理，而是一种纯粹的实用主义罢了。时至今日，这种文化仍然在中国民间广为流传，而真正的科学"启蒙"还在路上。

三、《易》之象

《易经》之象是古人观看世界的一种方式，主要体现为一种象思维，并且与上述数思维联系在一起的，合称象数思维。在这一节中，我们的主要目的不是探讨作为思维方式的象数，而是作为古人世界观组成部分的"象"与"数"。在中篇，我们将详细探讨中医的思维方式，包括象数思维。不过，需要指出的是，作为世界观的象数与作为认知方式的象数思维是紧密联系在一起的。这里我们要做的工作只是做一个相对明晰的区分。

"象"究竟是什么？这需要从中国的文字说起，中国的文字属于象形文字，文字是用来描述世界、认识世界的语言和工具，给世界上的各种物体、事物命名，这是发明文字的最初也是最直接的目的。给一个事物命名，究竟该采取何种方式？中国古人所看到的世界首先是事物所展现的外貌、形

[①] 实际上，在莱布尼茨之前已经有人发明了二进制，但历史仍然将二进制的发明权归属于莱布尼茨。日本著名学者五来欣造说："以0和1的单纯二数来表示一切数的理想，这是他的天才闪烁，就是《易》；以阴阳两个记号显示天地万有，亦是天才的放射。这东西二大天才，借着数学的普遍的直觉方法，而互相接触，互相认识，互相理解，以至于互相携手，在这一点，莱布尼茨把东西两文明拉近了几步；他的二元算术和《易》亦就是象征东西文明相契合之两只手掌。"参见：蒋谦.莱布尼茨二进制形成中的概念变化分析［J］.周易研究，2014（5）：25-37.

象和表象世界。对于事物表象的认知就是最初，也是最直接、最朴素的认知。指称一个事物，给一个事物命名，最原初的办法就是画出它的外部形状，用外部形状所构成的笔画和线条来描述事物，就是象形文字的起源。因此，"象"的基本含义就是所见客观事物的形象、表象，象形文字就是对世界的一种"象"的认知和表达。

《易经》之"象"主要有三种含义：卦象、物象、取象、象征。①其中，卦象的基础是物象，即对具体事物的取象或象征。《易经》八卦采取的是符号语言，但每个卦的形成却是基于对世界诸种事物之"象"的认知，是对事物之"像"的一种形象化、符号化。八个卦代表的是八种自然现象，即天、地、雷、风、水、火、山、泽。如果单纯从符号形状上来看，似乎很难直接地从中判断出自然物象来。这是因为，卦象的原始符号在演绎的过程中不断地抽象化了。伏羲"一画开天"，实际上就是用一个具象化的符号来代表对天的认知。"是故易者，象也；象也者，像也。"系辞上说："见乃谓之象"。"圣人有以见天下之赜，而拟诸其形容，象其物宜，是故谓之象"。《易经》说，"卦者，挂也，言悬挂物象以示于人。"这非常清楚地表明，象就是事物的"拟像""形象"，《易经》之八卦的本质是对事物之像的象征、模拟、描画、符号化表达，人们借用它来描述世界、传递认知、促进交流。

但是八卦符号不只是"取象"，还有"比类"。符号一旦被描画出来，不单单只有象征的功能了。如果一个符号只能代表一种事物，那么人类势必要创造很多的符号或文字来指称世界万事万物。为了让八卦能代表更多的事物，就必须使用比附、类推的方法，这就是"取象比类"。比类的方式，是建立物象基础上的比附、类推，将同一种类型的事物进行归纳和概括。通过八卦和六十四卦将天地万物都纳入一套符号化的系统之中，这就是《易经》的"世界模式图"，就是《易经》的符号化"世界观"。《说卦传》比较完整地记载了八卦的原始卦象和引申卦象。比如，"乾为马，坤为牛，震为龙，巽为鸡，坎为豕，离为雉，艮为狗，兑为羊。""乾为首，坤为腹，震为足，

巽为股，坎为耳，离为目，艮为手，兑为口。"①但是，《易经》的取象有实象和虚象之分，实象就是有具体的事物与之对应，虚象则是属性之象、义理之象，比如乾卦代表的健、寒，坤卦代表的顺、吝啬。这种取向就不是对具体实象的摹写了，而是对功能、属性的类比了。"凡是功能属性相同，即使结构、形态不同的物象也可以归属为同类，纳入同一卦象。"②

问题在于，《易经》之象的本质到底是什么？是实象、形象，还是抽象呢？好像都是，又好像都不是。实象是器物，有具体的形状大小。对具体之物的感知形成了人对外物的所谓"形象"，这是人类凭借感觉经验来把握的。《易经》的卦象里面到底有没有这种成分？显然是有的，但又不全是。以乾卦象天，这里面有原始的人类对于天的那种自然模糊感知，正所谓"天垂象，见吉凶，圣人象之；河出图，洛出书，圣人则之"。但是乾卦除了象天之外，还有很多其他的象，比如象马，这就远远超越了它的原始含义，从而进入到抽象的类比了。但它似乎又不是一种绝对的抽象概念和范畴，作为抽象的理性符号应该是超越感性的，只能靠理性思维来把握。而《易经》的卦象符号显然做不到这一点。所以，它在本质上"既是实象又是抽象且既非实象又非抽象"，而是介于实象和抽象两者之间的"几象""缘构成象"。③事物呈现出某种象，至于这种象如何解读、代表什么含义，却是远古圣人要做的工作，就是从里面"则"出某种人事道理、吉凶悔吝出来，否则单纯的象是没有任何实质意义的。也就是说，象虽然是自然界（天）所"垂"下来的某种符号，但是这种符号的吉凶意义却并不是明显可见的，而是需要一番理性思维解读的。所以，《易经》之象是一种不彻底的哲学概念，它"有实象之象而无实象之实"，"有抽象之象而无抽象之抽"，是介于二者之间的"几象"，类似于胡塞尔的意识"边缘域"、海德格尔的"形式显示"概念。可以说，《易经》以特有的"象"思维深刻地展示了中国哲学乃至中医学的形

① 八卦的比类涉及的方面很多，如人（在家庭的位置）、人的身体部位、脏腑、动物、方位、季节、数、五行等。具体详见《说卦传》。
② 张其成.中医象数思维［M］.北京：中国中医药出版社，2016：44.
③ 康中乾.中国古代哲学的本体论［M］.北京：人民出版社，2016：185.

而上的本体界，它"沟通着具体与抽象、感性与理性"、主观与客观等范畴。

四、《易》之理

《易经》对世界的认知并没有停留在简单的卦象之上，而是进入到更高的抽象与普遍的哲学层次。《易经》实际上有两套语言，一是筮法语言，一是哲学语言；一是符号系统，一是文字系统。[①]单纯的卦象所呈现的是古人对世界的经验认知，以及一种简单的类比化、象征化的表达。这种表达虽然有其经验性、直接性、朴素性，但它的解释范围还毕竟是很有限的，认知水平还处于较低的层次。然而，《易经》的卓越智慧就在于它超越了单纯卦爻象的经验性层次，进入到义理的理性层次，这就是它的卦爻辞解释系统。

《周易》构建了一个哲学化的义理世界。它的哲学语言和文字系统包括两大部分，卦爻辞和《易传》。每一个卦都有一个卦名，卦名本身都有一定的哲学内涵，并且同卦爻辞的内容有紧密的联系。比如，"谦卦"六爻皆吉，实际上讲的就是做人始终要有谦虚谨慎的美德。卦的排列顺序也是有讲究的，反映了人们对世界规律的基本认知。64卦以乾卦、坤卦为首，以既济卦、未济卦为尾，蕴含了深刻的哲理。卦辞是对一个卦的总体解释，爻辞是对卦中的每一个爻的单独解释，卦爻辞合起来看才能够整体地去理解整个卦。而整个卦的解释已经不再局限于该卦的原始物象，而是包含了自然变化、人事得失、吉凶占断、鬼神崇拜、伦理道德、价值观与世界观等复杂内容。它们是古人"仰观天文，俯察地理"的结果，也是"中观人事"的产物。故曰"《易》与天地准，故能弥纶天地之道。仰以观于天文，俯以察于地理，是故知幽明之故……范围天地之化而不过，曲成万物而不遗，通乎昼夜之道而知，故神无方而《易》无体"。

《周易》构建的是一个循环变化之理，从变中寻找"万变不离其宗"之理。易者，变也。《易经》讲述的是阴阳变化之道，即为"一阴一阳之为道"。

---

① 张其成.中医象数思维［M］.北京：中国中医药出版社，2016：76.

《易经》64卦是解开宇宙人生的64个基本密码，表达的是古人对于世界、社会、人生的基本看法，形成了一套完整的哲学体系。《易经》之卦看起来变幻莫测（"阴阳不测之谓神"），运用之妙，应运无穷，但其中有着深刻的不变之理。掌握了《易经》的卦象和义理，懂得了阴阳变化之道，就能够应用于宇宙世界与社会人生，就能够把握世界之奥妙。《易经》之中包含了非常丰富的辩证法思想，阴爻阳爻两种符号就是矛盾对立统一和相互转化的直接表现。《易经》中的卦爻辞有许多关于事物相反相成、对立统一的论述，比如乾卦的潜龙、见龙、在渊之龙、在天之龙、亢龙等不同之象，说明了事物发展变化的不同阶段，且深刻阐释了物极必反的哲理。

　　《易经》的核心思想是阴阳之道。阴阳概念，实际上阐释了天地万物的本质。阴阳存在表现于现象界的各种事物之中，也就是每一事物都有阴阳之分，这是事物存在的本质架构，即"一阴一阳之谓道"，而"阴阳不测之谓神"。正是以这样一种特殊的方式，《易经》阴阳之道才体现出深刻的哲学本体论价值和意义。这也是我们为什么要从《易经》的阴阳之道入手来阐释中医世界观的建构的根本理由所在。《易经》的阴阳之道"广大悉备"，无所不包，囊括了天道、地道、人道，贯通了天地人三界。天之道是阴与阳，地之道是柔与刚，人之道是仁与义，这种解释实际上是典型的儒家化学说。《易传》在《易经》的基础上建构了一个以道为最高概念体系的宇宙论框架。"有天地，然后有万物；有万物，然后有男女；有男女，然后有夫妇；有夫妇，然后有父子；有父子，然后有君臣；有君臣，然后有上下；有上下，然后礼义有所措。"《序卦传》里这段话从天地万物到男女夫妇、父子君臣，从自然界到人类社会，建构了一个规范的运作系统，系统地证明了自然世界与人文世界的存在与统一。《系辞上》说："是故《易》有太极，是生两仪，两仪生四象，四象生八卦，八卦定吉凶，吉凶生大业。"这里描述的是宇宙生成的基本过程，即从太极→两仪→四象→八卦，这显然是被理性化、模式化了的宇宙论，是人的先验理性构造。它虽然是从经验观察开始的，但当从经验中体悟到"道"之后，就开始用道来审视万物了。可以说，这种宇宙生成论的思想是典型的天人合一思维模式，这种模式对中国哲学传统影响深刻，而且对中医的思维模型也产生了不可磨灭的影响，特别是中医将人与自然环境当成一个总体系统来治疗疾病。

《周易》构建的世界观和方法论是中医的思想源头，"医者易也"是对它的精练概括。《易》与医是体与用的关系，《易经》讲的是天地运动变化的基本规律，而医学研究的是人的身心变化的基本规律，二者之间具有内在的本质性联系。人与世界的关系是小宇宙与大宇宙的关系，二者之间是同构的，宇宙的结构与人的结构在本质上是一样的，世界的阴阳变化之道一样地体现在人的身上。"物生之谓化，物极之谓变"[①]，万物的成长消亡都是起源于阴阳之运动变化，人体的生命活动、疾病过程与自然环境都处于变化之中。但是，在变化中又有不变之理，不变之理即为"常"，世间万物"非常则变"。"变"与"常"是辩证统一的关系，变中有常，常以测变；常中有变，变以测常。就生命而言，"常"是指具有相对稳定性的生理和疾病规律，[②]而中医正是在"常"与"变"之间寻求疾病诊疗之道，真正的明医都能够"知常达变"，由"生理之常"通达"病理之变"，由"病常"把握"病变"。[③]

总之，《易经》的象数系统是一个独特的思维体系，它深刻地体现了中国传统哲学中"天人合一"的思维模式。按照康中乾教授的说法，这个象数系统是"'象—数—时'一体化的信息运演系统"，其中卦象象征着物象，而物象则显现、表现着事物存在的本质。[④]"数"是用来占卜的工具和方法，是"象"系统的"程式"和"指令"，它并非是纯粹数学的符号演算系统，而是具有一定存在论、生存论指向的"天命之数"，是以"数"来象征政治、社会、人事的抽象符号。而时间则是"数"和"象"的思维框架，一切象数的本质含义在时间中得以显现。正是在这个意义上，我们的研究需要转入到时间观的探索之中了。

---

① 《素问·天元纪大论》。

② 《素问》中有很多相关的论述，如："五气更立，各有所胜，盛虚之变，此其常也。""阴络之色应其经，阳络之色变无常，随四时而行也。"

③ 邱鸿钟.中医的科学思维与认识论［M］.北京：科学出版社，2011：97-99.

④ 康中乾.中国古代哲学的本体论［M］.北京：人民出版社，2016：780.

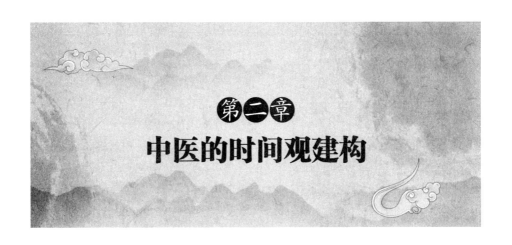

第二章
中医的时间观建构

中医本体论的构建显然离不开时间的观念。如何设想和理解时间，不仅是人类生存的根基与基本方式，也是我们认知世界、认识自身的基本形式。如果说宇宙观体现的是古人对于世界、对于空间的认知，那么时间观则体现的是古人对于世界运动变化过程、对于时间的认知。时间与空间紧密缠绕、相互勾连，这在古人那里不仅意味着对自然以及我们所生存于其中的世界的探索，更意味着对于人类生命的认知和把握。要想深入地理解中医的本体论基础，需要更加深入地研究中医时间观，这不仅仅是因为在中医知识中形成了某种时间医学理论与技术（如时间病理学、时间针灸法、时间药物治疗法、时间养生学等），而且更重要的是离开了时间观念的构建，我们几乎无法理解中医的基本理论与知识体系建构。

中医的时间观是一种特定的时间观，它不同于现代科学意义上的时间观。更具体地说，它不同于牛顿的绝对时间观、爱因斯坦的相对论时间观。后两者已经占据并主导了我们今天对于时间的基本认知，成为认识世界并把握世界的基本理论范式。中医的时间观显然不是这种物理学意义上的时间，而是一种具有生存论意义的时间，前者是一种测度时间，而后者是一种标度时间。对时间的标度，指向的是一种生存论意义的时间刻画，而不是一种物理学意义上的时间测算。可以说，中医的时间观是一种"有人的时间"，而不是绝对时空中"无人的时间"。在这个意义上，中医的时间带有海德格尔式的存在论性质，"人是时间的根基"，"时间是属人的，没有人就没有时间"①。也就是说，我们要区分自然科学的时间与历史学的时间，从"无人的时间"走向"有人的时间"，从一种客观的测量时间走向与存在者之生存境遇相关的时间，并将存在者描画为、现身为时间中的存在。

第一节　天文与历法

一、天　文

中国古代的天文学主要分两部分，一为天象观察，二为历法推演。前者为直接的经验观察，所谓的"仰观天象"；后者是基于前者基础之上的历法推理演算，并制定出适合生产生活的节气表、历法表。中国古代的天文学表现出强烈的实用主义倾向，并非纯粹的天文科学研究，其主要目的是直接为农业生产、养生保健、政治活动、人事安排等服务。《素问·气交变大论》曰："夫道者，上知天文，下知地理，中知人事，可以长久。"真正懂得道的人，并非是恪守一端，而是要贯通天、地、人，尤其是要注重社会人事关系，正所谓"观乎天文，以察时变；观乎人文，以化成天下"。研究中医也是一样，既要懂得天文知识，又要懂得人文知识，其中，天文历法知识对于中医理论体系的建构起着基础性的自然科学作用。

可以说，古人对于时间的描述，是从天文现象开始的。天文之"文"，实乃"象"之意。天文就是天象，所以圣人"仰观天文"，实际上是"仰观天象"，观察头顶星空中各个星座的位置与移动现象。但是古人对于星空的观察是凭借肉眼进行的，具有很大的经验局限性，不可能像我们今天的天文学家一样进行科学探索，他们并不具备射电望远镜等先进的仪器设备

---

① 汪世锦.再论海德格尔的时间观［J］.江汉论，2018（8）：71-76.

和工具，对于星空和宇宙的认知是很有限的。在某种意义上，古人摸的是"象"，这种"象"虽然能反映一定的客观事实，但并非全部真实的事实。

更为重要的是，古人对于天象的观察，其主要的目的似乎不是对于宇宙的科学研究，而是对于人间社会的预测。这种倾向性使得古代天文学带有很强的政治性。将天文现象与人间的政治制度和社会安排相联系，并形成对应关系，这符合古人对于"天"的神秘性、崇高性理解。皇帝、国家君主自称"天子"，王朝的更迭意味着"变天"，想要摧毁腐朽之王朝通常所举的旗号就是"替天行道"。天不只是"头顶的星空"，而是被赋予了某种至高权力、神圣道德法则的人格神，它在人间的总代表就是一国之君。在天和天子之间存在着一种"天人感应"的关系，如果君主治国无方、胡乱施政，天就会降下灾祸，以警告天子，称之为"天谴"（"人在做，天在看"）。毫无疑问，这种学说不再是科学的研究了，而是一种带有封建专制色彩的政治伦理纲常。

虽然中医知识体系中并不直接探讨天文历法知识，但是却将天文历法当作知识形成的理论基础与前提。要懂得真正的医道，就必须通晓天文、地理、人事等多方面知识，其中天文历法是必不可少的重要内容。"愿得受树天之度，四时阴阳合之，别星辰与日月光，以彰经术，后世益明。"（《素问·著至教论》）这就是说，要想彰明医道经术，就需要观察天文历法、掌握天运尺度，结合四时阴阳，辨别日月星辰的奥秘。从某种意义上说，不懂天文历法的中医不是好中医。

二、历 法

历法属于天文学的分支学科范畴，主要功能是"推算年、月、日的时间长度以及它们之间的关系，是制定时间序列的方法"。其工作的核心内容是"将年、月、日、时等时间周期安排为一定的系统"[1]，进行恰当时间计

---

① 段阿里.《黄帝内经》时间医学理论与应用［D］.辽宁中医药大学博士论文，2021：55.

算，并作相应的调整，形成适当的时间组合，以为人们的社会生产、生活服务。考虑到农耕文明的基本特征，古代中国的历法体现出鲜明的"以农立国""以农为本"的特征，特别是二十四节气的制定与农耕实践的时令季节密切相关。授时颁历也就成为历朝历代统治者的基本要务之一，在王朝建立的初期往往都要"慎始初，改正朔，易服色"。历法制定的基本做法是言："序四时之位，正分至之节，会日月五星之辰，以考寒暑杀生之实。"（《汉书·艺文志》）

中国古代主要是采用天干和地支作为记录年、月、日、时的时间符号。根据《五行大义·论支干名》的记载，干支是上古轩辕黄帝时期大挠氏受黄帝之命而创作的，"支干者，因五行而立之。昔轩辕之时，大挠之所制也。"其中，天干包括甲、乙、丙、丁、戊、己、庚、辛、壬、癸10个符号，地支包括子、丑、寅、卯、辰、巳、午、未、申、酉、戌、亥12个符号，简称十天干、十二地支。天干与地支的本义都是描述植物从滋生、生长到壮大、成熟、衰老、凋亡的整个过程，而这个时间段与太阳回归年的周期是相同的。所以，古人用干支作为时间记录的基本符号。例如，"甲"在甲骨文中的象形字，从字形上看象征草木发芽后破土而出、种子皮裂开的样子。亥，指植物的根，十月伏藏于土中，阴气强，阳气欲上出而不能，故亥属阴水，农历十月称为亥月。

中国古代的计时工具主要有圭表、日晷、滴漏等。圭表的"表"是指在平地上垂直竖立一根竿子，通过观察太阳的影子来观测天象，"圭"是用来测量太阳所投影长短的尺子。这种方法主要是通过太阳影子的长短来确定节气。日晷是中国古代最经典的时间观测仪器，一般由指针和石制的圆盘组成，其中指针叫作"晷针"，垂直地穿过圆盘中心，起着圭表中立竿的作用；石制的圆盘叫作"晷面"，安放在石台上。日晷依晷面所放位置、摆放角度、使用地区的不同，日晷可分成地平式、赤道式等多种，应用范围也不尽相同。滴漏是借助漏壶漏水以计量时间流逝的仪器。

古代的历法是建立在天文基础之上的，主要有三种基本的古天文历法，即六爻历、五运历、八卦历，以及五运六气历、阴阳历、"六六之节、九九制会"等三种复合历法。其中，阴阳历是六爻历和八卦历的复合历，是最为大家所熟知的历法，也是最有生命力的历法，一直沿用至今。阴阳历不仅考虑了太阳视运动与气候变化之间的内在关系，也考虑了月球视运动、月相变化与潮汐规律之间的关系，建立了大小月和闰月，形成了一年十二月、二十四节气，能够广泛地用于指导农业生产活动，并有效地调整人的生命节律。[1]

以《内经》为例，其历法的基本时间概念主要有以下几个。（1）干支，通常认为十天干和十月太阳历相关，十二地支和十二月太阳历相关。（2）日，指地球自转一周的时间。（3）月，指月亮盈亏（朔望）变化的基本周期时间。（4）季，有四季、五季、六季等的不同说法。四季也叫四时，指春夏秋冬四个季节，每一季三个月。五季，从立春开始将一年划分为五段，每季72天。[2]六季，从立春开始将一年划分为六季，每季为60.875天，一季是一气，所以又叫六气。[3]（5）年，又称为岁，指太阳回归年，地球绕太阳公转一周的时间，约365.25天，概数为365或366天。[4]

中医的时间观虽然是在"天人合一"的哲学思想上建构起来的，但具体来说却是以天文历法为基础，以春夏秋冬的循环变化为基本节奏，从而在此基础上描绘出自然万物和人体生命的生老病死的基本规律，其基本逻辑就是阴阳消长和五行生克制化。中医对时间感的把握要求很高，《内经》中多次提到"不知年之所加，气之盛衰，虚实之所起，不可以为工矣"。也

---

[1] 马文辉.古天文历法是中医基础理论的思辨框架［J］.中国中医基础医学，2013（7）：28-32.

[2] 如《素问·阴阳类论》云："春甲乙青，中主肝，治七十二日，是脉之主时，臣以其脏最贵。"《淮南子·天文训》云："甲子受制，木用事，火烟青，七十二日；丙子受制，火用事，火烟赤，七十二日；戊子受制，土用事，火烟黄，七十二日；庚子受制，金用事，火烟白，七十二日；壬子受制，水用事，火烟黑，七十二日。"

[3] 如《素问·六微旨大论》云："六气应五行之变何如？岐伯曰：位有终始，气有初中，上下不同，求之亦异也。"

[4] 如《素问·六节藏象论》云："大小月三百六十五日而成岁，积气余而盈闰矣。"《素问·阴阳离合》云："余闻天为阳，地为阴，日为阳，月为阴。大小月三百六十日成一岁，人亦应之。"

就是说，医作为工的一种，需要懂得天文历法的知识，掌握历法与天体运动变化的时间节点关系，包括月亮盈亏变化、闰年加减、气候变化、人体虚实等。只有通晓天文地理、人事，才能判断气候变化规律、解释人体生理病理现象、指导临床诊断和治疗。

中医的历法系统比较复杂多变，仅以《内经》为例，主要运用了太阳历、太阴历和阴阳合历，其中太阳历又包括十二月太阳历、十月太阳历、北斗历法，阴阳合历主要是五运六气历。如《灵枢·九宫八风》在解释八风致病理论时运用了北斗历法；在《素问·阴阳类论》《素问·六节藏象论》等篇中有十月太阳历的记载，它将一年十个月360天分成五季；五运六气历主要体现在《素问·天元纪大论》等"七篇大论"中。这里我们重点论述一下五运六气历，以此说明中医历法的基本特征。

五运六气历法是《内经》所特有的以干支纪年体系衍生出的专用于医学气象学的历法，属于阴阳合历系统，也称之为干支60甲子历。[①]事实上，五运六气历的特点是60甲子的循环时间观，以60年作为一个完整的周期，并且还将其运用于每一年之中，观察不同时间阶段的气象、气候、物候、病症流行等方面的特征情况，据此而采取相应的治疗方法和方药。它的一个基本特点是以天文观测为基础，结合自然物候的变化，采用取象比类等逻辑方法来编排时间历法系统。它的另一个特点是，据时间和物候、气候的相应关系来划分季节，根据一年中风、寒、暑、湿、燥、火的气候特点，将一年六个季节分为厥阴、太阳、少阳、太阴、阳明、少阴。它的第三个特点是没有采用闰年或闰月的方法调整岁差，而是通过协调周期的巧妙安排来编历，其协调的原则是"五六相合"。这些就是典型的中医特色了，可以说是将历法及其意义应用到极致。五运六气历构成了完整的医学气象学历法系统，将宇宙自然运动变化规律与人体生物节律统一起来，将天候、

---

① 《内经》对此有较多论述，如《素问·天元纪大论》云："天以六为节，地以五为制，周天气者，六期为一备，终地纪者，五岁为一周……凡六十岁，而为一周，不及太过，斯皆见矣。"《素问·六微旨大论》云："天气始于甲，地气始于子，子甲相合，命曰岁立，谨候其时，气可与期。"

气候、物候、病候等诸候有机连接起来，通过干支格局、阴阳五行等概念符号进行推演，组建了一幅天人合一的完整图景。

三、对中医的影响

古天文历法对中医的影响是深刻的、多方面的。首先它是中医的基础理论阴阳学说形成的基础。很明显，阴阳观念的形成是建立在对寒暑、昼夜、太阳与月亮运动变化的经验观察的基础上的。阴阳对立交感也是对自然现象的观察的结果。春夏秋冬四时是形成阴阳学说互根互用观的基础[1]，六节、六气是形成阴阳学说三阴三阳循环运动的基础[2]，八正、八风是形成阴阳学说时空统一观的基础（"星辰者，所以制日月之行也；八正者，所以候八风之虚邪以时至者也。"《素问·八正神明论》）。

其次，中医的核心理论藏象学说也是建立在天文历法的基础上的。其中最重要的观念是"人副天数"，即人的身体是天的副本、摹本，"人之形体，代天数而成。"（《春秋繁露·为人者天》）人的身体，包括五脏六腑都是"天数"的体现。"身犹天也，数与之相参，故命与之相连也。"（《春秋繁露·人副天数》）"五脏者，所以参天地、副阴阳，而连四时、化五节者也。"（《灵枢·本脏》）很显然，这里的藏象不再是人身体的具体脏腑器官，而是抽象为身体功能系统的代名词，它不是建立在解剖学基础上的实体性概念，而是建立在天文历法基础上的功能性概念，属于一种哲学上的先验模式与框架。中医中的四时藏象、五行藏象、六节藏象、八卦藏象、五脏六腑十一藏象等理论，都是建立在人的脏腑功能与天文历法之间的对应关系与

---

[1] 四时阴阳阐述了阴中有阳、阳中有阴、阴阳双方不断滋生及根阴根阳、互为利用的老少阴阳观。《素问·金匮真言论》说："阴中有阴，阳中有阳，平旦至日中，天之阳，阳中之阳也；日中至黄昏，天之阳，阳中之阴也，合夜至鸡鸣，天之阴，阴中之阴也，鸡鸣至平旦，天之阴，阴中之阳也。"

[2] 《素问·阴阳离合论》："三阳之离合也，太阳为开，阳明为合，少阳为枢，三经者不得相失也，搏而勿浮，命曰一阳……三阴之离合也，太阴为开，厥阴为合，少阴为枢，三经者不得相失也，搏而勿沉，名曰一阴。"

框架中形成的。例如,《素问·经脉别论》说:"府精神明,留于四藏,气归于权衡。"四脏为肝、心、肺、肾对应春、夏、秋、冬四个季节。①

在此,需要进一步阐释中医"五脏应时"的时间观建构基础。《素问·金匮真言论篇》曰"五脏应四时,各有收受",说明五脏系统的生理与病理皆受到自然界时辰、季节、气候的影响。恽铁樵先生认为:"《内经》的五脏,非血肉的五脏,乃四时之脏。"这突出表明中医脏腑并非是西医解剖学意义上的脏腑器官,而更多的是一种"时间—功能"结构。这种表述完全是以中医的时间观为基础建立的"天人合一"的整体视野,这其中,空间意义上的器官形态相对"隐去",而时间意义上的四季变幻对于人体的影响走上前来。

再次,中医的经络学说也受到了天文历法的深刻影响。中医的经络学说有很多,有四经、五经、六经、奇经八脉、九经、十经、十一经、十二经等多种模型,但不管哪种模型,都受到了"人副天数""天人合一"观念的影响,都是在天文历法的框架中对人体经络现象的归类和思辨。以六经十二脉为例,很明显它是以六爻历的六节或六气(三阴三阳)十二月或十二支的历法为基础的,"十二经脉的循行排列顺序并不是以严格的科学实验和临床实践为基础,而是人为的与历法的天文历数相比附,因而就产生出各种各样的流派"②。

最后,中医的养生方法、治疗理论都是建立在天文历法的基础之上的。以二十四节气导引法为例,它就是基于二十四节气而构建的一套系统化养生保健方法,比《黄帝内经》中讲的四时养生法还要更加细致入微。它主张在每个节气的当令期间,通过导引吐纳、饮食、医药、起居等方法进行养生保健,以达到祛病延年的目的,讲究"按时行功,分经论治;人境合一,天人相应"。每一个节气导引法均包括以下内涵,即①节气,节气特点及人体随之发生的变化;②三候,相应节气代表性动植物的变化;③动

---

① 这样的对应例子很多。在后面的章节中我将从思维方式、知识结构等方面详细探讨中医的藏象理论。

② 马文辉.古天文历法是中医基础理论的思辨框架[J].中国中医基础医学,2013(7):28-32.

作名称及其内涵，该节气动作名称的含义；④口诀，将动作、原理等高度浓缩；⑤导引动作，动作的步骤和路线；⑥要点和功用，动作的要领和功效；⑦方向和时间，锻炼的最适合方向和时间；⑧说明，有关该导引法相关问题的说明；⑨摄养，该节气生活方式注意事项。基本上，一个节气一套动作，一共二十四套动作，每套动作对应一定的脏腑、经络和主治病症，每套动作还配有朗朗上口的歌诀，可以歌之，可以舞之。这是中医学整体观念、天人合一理论的延伸。①这套养生保健法更多地是来自生活实践，来自个体对于自然节气的身心体会和领悟，理论在其中得到参悟，而不是抽象的生搬硬套。同时，它还属于中华优秀传统文化的重要内容和组成部分，具有独特的养生和防病治病的价值，与时间医学紧密相融，可以在对外文化交流中起到很好的交流示范作用。

总之，天文历法对于中医而言不仅仅是构成了世界观的时间维度，更重要的是它是中医知识结构体系形成的基本理论框架。中医知识的形成、诊断与治疗、理法方药等，都烙下了天文历法的深深印记。可以说，没有这样的理论框架作为基础，中医就会成为一堆零散的临床实践经验堆积，而无法建立起系统性的学科知识体系。

第二节　循环时间观

一、循环规律

中国古代的时间观表现出突出的循环性特点。所谓的循环是指周而复

---

① 代金刚，田思玮，张明亮，宋军.基于天人合一理论的二十四节气中医导引法研究 [J].中医药学报，2019（6）：1-4.

始，形成了一个圆圈的闭环状态，这实际上就是老子所说的道"周行而不殆"。在循环时间观中，时间是迂回的、重复的，它意味着世间万事万物都会经历一个或长或短的循环周期，在一个周期完成之后就会进入下一个周期的循环之中。这种循环是从天文历法中体现出来的，也是人们在日常生产生活中对自然界经验观察的结果。最典型的时间循环有一年四季的循环更替，月、日、时的循环。如果说四季、月、日、时的循环还只是对自然界的观察总结所得出的历法，那么二十四节气的提出则是基于自然界的观察并用于农业生产的伟大发明，深深地影响了中国几千年的农业文明，进一步强化和巩固了传统社会"以农为本"的政治观念。时间在循环论的意义上是属于"天"的，任何的农业生产、社会道德、生命活动都不能违背"天时"，违背"天时"就是违背了"天道"，就会遭到"天谴"，老天就会降下灾祸，称之为"天灾"。这样，将时间与"天"联系在一起，将政治制度与伦理道德规范纳入其中，是中国传统哲学观念的一个显著特点。

循环时间不仅仅体现在天文历法、季节更替、节气变化、月时变化上，还体现在中国古代的历史观上。与时间的循环更替相对应，人类社会的历史活动也表现出循环发展的特点。对历史的纪年法，我们采用的是干支纪年法，即"六十一甲子"的方法，这就表明历史仿佛是按照60年的时间长短完成了一个循环。虽然真实的历史未必是按照60年的时间来循环，但对于历史规律的总结却是建立在循环发展的观念之上的，封建王朝的更迭也似乎是在遵循某种隐秘的发展逻辑。王朝的兴衰发展，有其"天数"，有其"命运"，有其不可阻挡的历史发展滚滚洪流。值得注意的是，时间的循环并非是说时间是可逆的，而是说它有其周期性的发展状况，逝去的时间和历史朝代当然是不可追回的，只是不管是自然时间还是历史时间，都有着某种隐秘的周期性规律，这就是循环时间观的基本要点。

循环时间在其本质上与线性时间观有着显著的区别。循环是对于时间状态的描述，它不同于我们今天所理解的物理学、宇宙学意义的线性时间观。时间按照过去、现在与将来的模式直线单向发展，一经流逝便不可追回（"往者不可追"），所以古人发出"逝者如斯夫，不舍昼夜"的感慨。

但是古人的感慨意义在于，如何从那终将流逝的时间中抓住可把握的命运？这种命运在古人看来就是"天命"，故有"知天命"之说。然而，"天命"并非是完全超出人力范围的，而是可以把握和认知的。对时间和历史规律的认知，对于自然现象的观察总结，对于占卜祭祀礼仪的运用，对于中医知识和技术的研究，都是古人把握命运的种种形式。作为一个农耕民族，中国古人关心的是"四季的周期循环、谷物的发芽和枯萎、动物的出生和死亡、家庭和家族的兴旺和衰败、朝代的崛起和倾覆"等，这样一种特定的自然—历史循环观明显融合了天人合一、天人感应的哲学观念，并且在每一个循环的圆圈中、每一个循环的发展阶段上都体现和容纳了进步与发展的内涵，从而构建起一个个循环发展的链环，形成环环相扣、无限延展的链环。[①] 这种循环论带有明显的乐观主义精神，它既承认时间循环、历史循环的必然性，又为人的主体性创造活动留下了足够的空间。人的生命虽然有限，且"固有一死"，但究竟是"重于泰山"还是"轻于鸿毛"，则完全取决于个人在历史面前的创造性把握，如何在有限的生命时间里创造有意义的生命循环圈。

二、标度时间

循环时间在其本质上是一种标度时间，而不是测度时间。标度时间，意味着对于某种特定时间节点的一种标示、提醒，以帮助人们完成相应的生产社会活动。将一年分成春夏秋冬四季，分成二十四个节气，实际上就是为了适应农业生产活动而创设的，以提醒人们在特定的时间里可以从事相应的农业活动。这是一种为人而设的时间，为人的生存而设的历法，具有典型的哲学生存论意义。而测度时间，追求的是对于时间的客观精准测量和计算。对于时间的测量是一门技术，它需要精密的机械钟表技术才能完成，而这在古代是不可能的事情。古人虽然也发明了日晷、沙漏等时间

---

① 安延明.历史循环理论的两种模式 [J].哲学研究，2005（8）：96-103.

测量技术，但它仍然是不够精确的。在生存论的意义上，这种时间测量的模糊性并非只是仪器设备等科学技术的不发达所导致，而是在于以农业为主导地位的传统社会中根本就不需要精确的时间测量，人们只需要根据季节、节气、气候、天气的变化来生产与生活就可以了，就能够满足人们对于"田园牧歌式"理想生活状态的追求。[1]然而，伴随着工业文明的兴起，农业文明的那种时间观显然是不适应现代社会的需要了，快节奏的工作与生活方式取代了慢节奏的工作与生活方式，人们对于时间的精度要求超越了以往。农业生产看"天时"，按照二十四节气来安排生产活动（春耕夏耘、秋收冬藏），人们的作息时间也是与此相应的"日出而作日落而息"。而现代人的生产生活基本上不用看"天时"，一年365天中的每时每秒都可以进行生产活动，都可以从事自己喜欢的活动。人们已经可以在很大程度上超越了纯粹自然界的"天时"束缚，追求自己想要的那种自由的生活方式。

我们再次以二十四节气导引法为例子，详细说明这种标度时间的特殊意义所在。二十四节气实际上是选择了一年之中24个关键的时间节点，以标示它的特殊性。在这24个时间点上，人类的生命活动应该顺应天时，做出相应的调整，不可做悖逆天时的事情。导引法就是根据这个时间点来创建发明的。比如，立春时节的导引法是"叠掌按髀式"，其主要指向是从头开始、生发阳气，因为立春是二十四节气之首，是太阳运行至黄经315°的时刻，预示着一年新的开始，这时候的气候特征是气温、日照、降雨都开始上升，标示着万物开始复苏蓬勃发展的时节。古人高度概括了立春的含义："立，始建也。春气始而建立也。"那么，叠掌按髀式正是体现了这种春气萌发上升的态势，其动作要领是通过耸肩向上与两掌按"髀"，使身体

---

[1] 很明显，这样一种时间观具有农业文明的保守性，长期以来对中国社会产生了深刻的影响，它不仅保证了农业社会的长期稳定发展，形成了自给自足的小农经济社会，而且塑造了乡土社会下民众的保守心态，过于遵守天时的心理，缺乏开拓创新的精神，不利于近现代科学在中国的产生与发展。参见：王加华.农事与时间：中国传统时间观的特点、成因及其社会影响［C］.山东省民俗学会2012年学术年会论文集，2012.

上下对拔拉伸，形状就好比汉字"立"的样子，使气血处于"开"与"升"的状态。人的头部为"诸阳之会"，立春时节阳气始升，从头开始，应和了春属木、主生发的特点。可见，二十四节气并非是单纯的客观时间点的测度，而是对自然与人体活动、气候物象、农业生产之间的结构化、相互呼应的标度时间。

第三节　中医时间医学

　　中医时间医学是一门以中医理论为基础的新兴学科，它主要是研究探索人体生命活动的时间规律，其核心概念包括五运六气、二十四节气、子午流注、灵龟八法等，体现出特殊鲜明的中医时间观。《黄帝内经》作为中医学的早期基本经典，里面有大量关于时间医学的最早记载，它非常详细地阐述了四时脉象、四时养生、四时发病、因时用药、针刺择时取穴等具体内容[1]，体现了中国古人极其独特的时间医学智慧。

　　时间医学的概念提出是基于现代生物医学的研究。2017年诺贝尔生理学或医学奖得主是美国的三位科学家：杰弗里·霍尔（Jeffrey C. Hall）、迈克尔·罗斯巴什（Michael Rosbash）和迈克尔·杨（Michael W. Young）。他们发现了地球生命节律的分子机制，解释了生命包括人类的内部"生物钟"究竟如何工作，以预测和适应正常的生物节奏，使之与地球律动（每24小时一个周期的昼夜节律）保持同步。人体内在精密运转的生物钟调节着身体节律，以适应不同的生活节奏。生物钟调节着关键的喂养行为、激素水平、睡眠、体温和新陈代谢等功能。当外部环境与内部生物钟之间存在暂时的

***

[1]　例如，关于针刺的时间有如下相关论述，《素问·八正神明论》："凡刺之法，必候日月星辰，四时八正之气，气定乃刺之"。《标幽赋》更是点明"一日取六十六穴之法，方见幽微；一时取一十二经之原，始知要妙……论其五行五脏，察日时之旺衰"。

不匹配时，比如当我们穿越几个时区遇到"时差"时就会发生"状况"。还有迹象表明，我们的生活方式与体内生物钟所规定的节奏之间的偏差，与多种慢性疾病的风险提高有关。三位诺奖得主的研究使得时间医学成为全球医学研究的热点，并激发了中国学者对中医时间医学的研究兴趣。不可否认，中医在时间医学方面有着深入的洞见，古人在这方面的智慧需要引起当代学者的高度重视，以加深我们对中医理论的深刻认识。

一、中医的生物节律论述

中医的时间观更具体集中地体现在对于生物节律的认知上。天文历法、循环时间观念，所要揭示的是自然界自身运行的规律。春夏秋冬、四季交替，日出日落、暮去朝来，这些都是自然界运行的节奏。既然自然界的时间是有规律和节奏的，那么，每个生物都应该有其运行的节奏和规律。昼夜周期、月周期、季节周期和年度周期，这些自然的周期现象也深刻地影响着生物的生理和病理变化，从而形成每个生物的独特"生物钟"现象。这样的例子在自然界中有很多，如危地马拉有一种第纳鸟每隔30分钟就会叫上一阵子，非洲有一种报时虫每隔一小时就变换一种颜色，南非有一种大叶树的叶子每隔两个小时就翻动一次，等等。[①]

生物节律对人而言就是"人体生物钟"的概念。这虽然是一种更加现代的观念，但它确实是反映了人的身体运行的周期性特征与规律，这一点与中医的基本观念不谋而合。这种生物钟的概念不仅针对人的生理特征，而且指向了心理和智力特征。20世纪初，德国医生菲里斯和奥地利心理学家斯瓦波达经过长期临床观察发现，人体生物节律中体力周期是23天、情绪周期是28天、智力周期是33天，在每一个周期中都有周期日、高潮期、临界日和低潮期等阶段，这表明人的体力、情绪和智力都处于情绪性的周期变化中。

---

① 邱鸿钟.中医的科学思维与认识论［M］.北京：科学出版社，2011：167.

（一）日节律

　　中医所揭示的时间节律主要有日节律、月节律、四时节律、五运六气节律之分。其中，日节律是指昼夜节律，即一个人的生理、病理变化以一个昼夜为周期的变化。按照中医理论，昼是白天，为阳；夜是晚上，为阴。人体的阴阳二气会随着昼夜变化而发生节律性的变化，这就是昼夜阴阳消长节律。白天阳气旺盛，晚上阴气旺盛，阴阳二气在一天24小时内又有不同的阶段和趋势差别。平旦时阳气渐盛，整个上午阳气处于上升阶段，至正午时分阳气最盛；午后阳气开始减弱，阴气开始上升，至黄昏时分阴气渐盛，至夜半时分阴气最盛。这就表明阴阳是相互制约、相互平衡的，阳盛则阴衰，阴盛则阳衰。人的体温寒热及脉象变化就表现出阴阳消长的规律。人的体温白天偏高、夜晚降低，白天肌肤温暖，晚上恶风畏寒。脉象从平旦至日中以浮滑大为特征，为阳脉；黄昏至夜半以沉弦小为特征，为阴脉。这种阴阳变化的昼夜节律以一日为周期，可以描画为数学上的正弦曲线。[①]人体的营卫之气也呈现出昼夜节律特征。卫气属阳，营气属阴，一日一夜周身运行50周次，卫气运行是人类睡眠节律的调控者，其节律紊乱，睡眠节律就会失常。而营气于每日清晨寅时由手太阴肺经开始开旺，每隔一个时辰转换一个经脉脏腑，至次日辰丑时结束，为一个昼

[①]《黄帝内经》中有很多对日节律的描述。如："阴中有阴，阳中有阳。平旦至日中，天之阳，阳中之阳也；日中至黄昏，天之阳，阳中之阴也；合夜至鸡鸣，天之阴，阴中之阴也；鸡鸣至平旦，天之阴，阴中之阳也。故人亦应之。（《素问·金匮真言论》）""故阳气者，一日而主外。平旦人气生，日中而阳气隆，日西而阳气已虚，气门乃闭。（《素问·生气通天论》）""春生，夏长，秋收，冬藏，是气之常也，人亦应之，以一日分为四时，朝则为春，日中为夏，日入为秋，夜半为冬。朝则人气始生，病气衰，故旦慧；日中人气长，长则胜邪，故安；夕则人气始衰，邪气始生，故加；夜半人气入脏，邪气独居于身，故甚也。（《灵枢·顺气一日分为四时》）"参见：邱鸿钟.中医的科学思维与认识论［M］.北京：科学出版社，2011：173-174.

夜循环节律。①

（二）月节律

月节律是人的生命运行的基本规律之一，它是根据月亮的周期性变化而变化的。《灵枢·岁露论》说："人与天地相参也，与日月相应也。故月满则海水西盛，人血气积，肌肉充，皮肤致，毛发坚……至其月郭空，则海水东盛，人气血虚，其卫气去，形独居，肌肉减……"《素问·八证神明论》说："月始生，则血气始精，卫气始行；月郭满，则血气实，肌肉坚；月郭空，则肌肉减，经络虚，卫气去，形独居。是以因天时而调血气也。"这就是说人的身体与天地日月的运行规律是相一致的，月圆之时海水就开始上涨，人的气血开始集聚旺盛；至晦月时，人的气血就非常衰弱。这种血气潮汐律最典型的反映就是女性的月经潮。"女子，阴类也，以血为主。其血上应太阴，下应海潮，月有盈亏，潮有朝夕。月事一月一行，与之相符，故谓之月水、月信、月经。"（《本草纲目》）

（三）四时节律

四时（四季）节律也是人的生命运行的基本规律之一。《素问·宝命全形论篇》云"人以天地之气生，四时之法成"，这表明四时节律与人的

---

① 《黄帝内经》中有很多对营卫之气的描述。如，"阳主昼，阴主夜。故卫气之行，一日一夜五十周于身，昼日行于阳二十五周，夜行于阴二十五周，周于五藏。"（《灵枢·卫气行》）"人受气于谷，谷入于胃，以传与肺，五藏六府，皆以受气，其清者为营，浊者为卫。营在脉中，卫在脉外，营周不休，五十而复大会，阴阳相贯，如环无端。卫气行于阴二十五度，行于阳二十五度，分为昼夜，故气至阳而起，至阴而止。故曰：日中而阳陇为重阳，夜半而阴陇为重阴。故太阴主内，太阳主外，各行二十五度，分为昼夜。夜半为阴陇，夜半后而为阴衰，平旦阴尽而阳受气矣；日中而阳陇，日西而阳衰，日入阳尽，而阴受气矣。夜半而大会，万民皆卧，命日合阴，平旦阴尽而阳受气。如是无已，与天地同纪。"（《灵枢·营卫生会》）

生命周期之间存在着密切联系。"四时五脏阴阳"是四时节律理论的核心体系，"五脏应四时，各有收受"(《素问·金匮真言论》)。一年365天，分为春夏秋冬四季，这主要是由地球绕太阳公转和自转造成的季节性循环变化。与春夏秋冬相应，人的身体运行也呈现出年节律的特点。在一年四季，阴阳二气呈现规律性的变化，气温有温热寒凉，人的体温也随之变化。[①]最重要的观念是人体的五脏与春夏秋冬四季是相互对应的，肝对应春天，心对应夏天，脾对应长夏，肺对应秋，肾对应冬，五脏的活动应该与季节变化相应，春天就要养肝，秋天就要养肺。以肾脏为例，"肾者，主蛰，封藏之本，精之处也……通于冬气"，"肾主冬，足少阴太阳主治"。这就是说，肾的生理特性与冬季封藏特性相应。肾主冬，肾气在冬季当令，肾脏的气化活动在冬季活跃，生理功能在冬季旺盛。此外，人的脉象和体表色泽也呈现出季节性变化特点，"夫色之变化，以应四时之脉"。(《素问·移精变气论》)色青脉弦应春，色赤脉钩应夏，色黄脉软应长夏，色白脉毛应秋，色黑脉石应冬。[②]

(四)五运六气节律

五运六气理论是"在中医整体观念的指导下，以阴阳五行为理论基础，以天干地支为演绎工具，认识自然气候、物候变化规律及其对人体健康和疾病影响的理论体系"[③]。它是中医的一种特殊理论方法，它以60年为一甲

① 如："阴阳者，寒暑也。"(《灵枢·刺节真邪》)"春夏则阳气多而阴气少，秋冬则阴气盛而阳气衰。"(《素问·厥论》)
② 如《素问·脉要精微论》："万物之外，六合之内，天地之变，阴阳之应，彼春之暖，为夏之暑，彼秋之忿，为冬之怒。四变之动，脉与之上下，以春应中规，夏应中矩，秋应中衡，冬应中权。""是故持脉有道，虚静为保。春日浮，如鱼之游在波；夏日在肤，泛泛乎万物有余；秋日下肤，蛰虫将去；冬日在骨，蛰虫周密，君子居室。故曰：知内者按而纪之，知外者终而始之。此六者，持脉之大法。"
③ 史梦茹，王霜，冯茗渲，杨威.《黄帝内经》四时节律与五运六气理论的多维度比较[J].中国中医基础医学，2023(8):1235-1239.

子周期，运用"天干统运""地支纪气"的运算方法，探究气候与物候等自然周期性运动对人体生命活动变化的影响。《黄帝内经·素问》运气七篇论是五运六气的理论基础和应用准则。《素问·天元纪大论篇》言："天以六为节，地以五为制，周天气者，六期为一备……千四百四十气，凡六十岁而为一周。""天地合气，六节分而万物化生矣。"五运就是五行运动，具体指木运、火运、土运、金运、水运，有大运、主运和客运之分。主运统一年之运，指一年中气候的常规变化，客气指一年中气候的异常变化。六气是指风气、寒气、土气、湿气、燥气、火气。六气分为主气和客气，主气是主时之气，客气指时令气候的异常变化。天干统运，地支主气，运气结合有太过不及、平气、运气同化之分。也就是说，在一年之中不同的时间段有主运与主气的"常象"，也有根据天干、地支等年份的变化而产生的自然气候之"变象"，即客运与客气。"主"是主人一样固定不变之意，"客"则类似客人一样来来往往，有流动、不固定的意思。这符合自然辩证法的基本逻辑，也就是自然界有其一般的存在规律与运行之道，也有反常规的变化之道。据此，应用运气学说可以推断各个年份的气候变化及其对疾病的影响。

生命节律还体现在人一生的生理变化过程之中，遵循着"女七男八"的规律。这就是在《素问上古天真论》中所论述的："女子七岁。肾气实，齿更发长；二七而天癸至，任脉通，太冲脉盛，月事以时下，故有子；三七，肾气平均，故真牙生而长极；四七，筋骨坚，发长极，身体盛壮；五七，阳明脉衰，面始焦，发始堕；六七，三阳脉衰于上，面皆焦，发始白；七七，任脉虚，太冲脉衰少，天癸竭，地道不通，故形坏而无子也。丈夫八岁，肾气实，发长齿更；二八，肾气盛，天癸至，精气溢泻，阴阳和，故能有子；三八，肾气平均，筋骨劲强，故真牙生而长极；四八，筋骨隆盛，肌肉满壮；五八，肾气衰，发堕齿槁；六八，阳气衰竭于上，面焦，发鬓颁白；七八，肝气衰，筋不能动；八八，天癸竭，精少，肾藏衰，则齿发去，形体皆极。"这就是说，女人以每隔七年为一个生理变化周期，男人以每隔八年为一个变化周期，在不同的周期时间里生命表现出不同的生理特征，人的生育繁衍能力、精力也遵循着由弱到强、由盛转衰的规律性变化。

生物节律的观念还深刻地影响了中医的病理学。疾病的发生和发展按照时间的发展呈现出规律性特征，甚至可以判断、推断什么时间发生什么疾病，某种疾病在什么时间痊愈、死于何时等。中医发现很多疾病和症状有着明显的时间规律性，临床上经常发现病人早晨的病情稳定，中午相对安静，傍晚开始加重，半夜严重，呈现出昼夜变化的规律性。用中医来解释，是因为人的正气从早晨上升，抗病能力加强，病气衰；到了中午人体正气鼎盛，抗病能力最强；傍晚时分开始下降，正不胜邪，夜半时分邪气入侵最厉害，这就是"旦慧、昼安、夕加、夜甚"的昼夜节律变化。[1]中医时间医学可以指导某种具体疾病的治疗，比如择时辰用药、择时令给药、用运气学说指导用药、因时加减方、参时预后等，这顺应了自然界阴阳之气的消长变化规律，择时而治、因时制宜，往往具有显著的治疗效果和预后疗效。

二、中医时间医学的特征

中医时间医学实际上阐述了人与自然界的深刻关系，表明人和自然是一个动态的整体，人体的生理、病理演变与自然四时变化存在着对应关系，这就是时令—物候—脏腑关系图（具体如下表1）。在人与自然的整体关系中，人与自然界的植物、动物、水、空气、土壤、时间、温度、湿度、色、味等各种要素都组建了一个动态的体系。中医的时间观是一种标度时间，里面充斥着大量的时令物候知识，表达的是自然节气时令，而不是今天人们所普遍理解的测度时间。这是典型的"天人合一"思想在中医时间医学中的体现。[2]

---

[1] 现代临床研究表明，很多疾病的发病规律呈现一定的季节性特点。如，精神分裂症多在春季发生，胃溃疡多发生在秋冬季节，冠心病以冬季为最高，急性肠道传染病多发生在夏季。大量临床研究还表明，不同脏器疾病死亡时间也是有基本统计规律的，夜间死亡人数明显多于白天，心脏病患者的死亡时间以戌、亥、卯时为多，脑血管意外死亡多在酉时，肝脏疾病死亡多在辰时。参见：邱鸿钟.中医的科学思维与认识论[M].北京：科学出版社，2011：177-178.

[2] 郝保华，陈海涛，李伟泽，张寒.中医时间医学的独特性：节气时令物候观念与临床康复[J].中国临床康复，2006（31）：145-147.

表1 时令—物候—脏腑关系

时	气	候	化	类	脏	腑	方	色	果	虫	谷	味	畜
春	风	温和	生荣	木	肝	胆	东	青	李	毛	麻	酸	犬
夏	热	炎热	蕃茂	火	心	小肠	南	赤	杏	羽	麦	苦	马
长夏	温	蒸濡	华满	土	脾	胃	中	黄	枣	倮	穗	甘	牛
秋	燥	清沏	收敛	金	肺	大肠	西	白	桃	介	稻	辛	鸡
冬	寒	凝肃	蕴藏	水	肾	膀胱	北	黑	栗	鳞	豆	咸	猪

中医时间医学与现代时间医学存在着本质上的区别，这种区别主要是认识论和思维方式的不同，从而决定了两者的根本性差异。具体说来，中医时间医学是在古代自然哲学的基础上建立起来的，是在"天人合一"观的哲学思维指导下，从整体系统的维度来探讨人体的生命活动的规律，及其与宇宙自然之间的关系。古人睿智地发现生命活动与宇宙自然（"天"）之间存在着呼应性的结构类似关系。这种思维模式属于中医的典型特征，深刻地体现在下文将要深入探讨的藏象理论之中。可以说，中医时间医学是一种自然化的、前现代医学观，而现代时间医学与中医相比，具有本质上的差异性，它以现代生物医学为基础，重视的是器官、组织、细胞乃至分子水平的生物规律，观察的对象是以人体的某个具体组织或器官为主，是一种微观层次的观察和研究，多以单个器官、单一功能或一种物质变化为主。

可以对比看出，中医时间医学更加宏观，把人体作为一个小宇宙与自然大宇宙相对比，其探索的生物周期为外源性节律，多以参照自然物候现象为主，在人体生命活动与自然物候之间形成某种固定的对应模式，比如七日节律、十二时辰流注节律等象数表述。而现代时间医学显然更加微观，不再注重人体整体活动层次，而是从器官组织和分子细胞层次着眼，它所揭示的属于内源性节律，且多半没有中医时间医学那种固定化的模式，以精确的超日节律、近似昼夜节律、亚日节律等数量之数来描述，属于现代医学范畴。造成这种差异的根本原因在于，中医学的核心理念起源于中国古代哲学，表现出很强的时间本位和整体观特点，不注重从局部来分析和把握问题，而是注重"以时间统摄方位（空间）"，这是典型的时间性、整体性思维特征。以中医的核心概念"证"为例，中医的诊断治疗讲究辨证论治，其重点是在"证"而不在今日所理解的"病"，而对"证"的理解恰恰是一个时间性概念，对它的准确把握与否往往取决于是否恰当地把握了"病机"，即是否应于当时。可见，"证"因时立，中医学的"证"更多的是一个时间概念，是指"疾病的阶段性和延展性"。①

　　如何评价中医时间医学的这种宏观的、外源性特征？可以预知，在现代医学诞生之前，特别是在遥远的古代，古人仅凭哲学思维和经验观察就能对人体生命活动现象作出如此深刻的理解，实在是令人惊叹的。但是也应该看到，这种宏观的、外源性时间医学毕竟还是不够深入细致，缺乏了微观的、内源性维度。必须承认，人体生命在漫长的历史进化和繁衍中必然产生和形成了生命的内在节律，不能否认，每个生命个体都是独特的，都有其内在的独特生命节律。可见，内源与外源节律是生命活动现象的一体之两面，不可分割，只有相互参照，彼此贯通，才能得出整体全面的生命规律之道。我们可以清晰地看到："象之数是在天文学基础上对外源性节律的表述方式，其着眼于天人同构；量之数是在生物学基础上，对内源性节律的表达方式，其特征为具体精准。"②这是研究时间医学的两者不同的思维方式和方法，应该相互结合，同等重视，不可厚此薄彼。特别是，中医时间医学更应该参考现代医学的思维方式，重新分析方法的应用，更加细致精准地研究某个单一的时间节律现象，而不是对任何问题都是笼而统

---

① 李鸿泓，张其成.中医与现代医学对时间的解读与互通［J］.中华中医药杂志，2015（8）：2678-2680.

② 李鸿泓，张其成.中医与现代医学对时间的解读与互通［J］.中华中医药杂志，2015（8）：2678-2680.

之地以"天人合一""大而化之"来概括了事。

中医的时间医学观需要运用现代医学的方法进行科学验证和有机修补。《黄帝内经》奠定了"应时"诊治的思想基础，历代医家在此基础上根据临床诊疗经验不断发展。但是，这些具体的内容还是比较庞杂，有些是具体临床经验的积累总结，有些则是单纯哲学化思辨的产物，甚至还不乏一些臆想妄断的成分。这就需要以现代医学的实证方法来检验其理论的可靠性，去粗取精、去伪存真，辩证扬弃、有机修补。例如，关于补肾药的服用时间，不同的医家有所不同，李东垣主张入暮服用，而叶天士、杨瀛洲主张晨服为佳，这里明显存在出入，究竟谁说的有道理？抽象的争论是没有意义的，必须经过科学实证的方法来检验。根据《黄帝内经》肾气旺于夜半，而依后世子午流注法，肾经于酉时当令，这又当如何取舍？似乎二者皆取法于阴阳消长之道，合乎象数变化之理，但究竟哪些指标反映"肾气"，哪些指标反映"肾经"呢？这需要进行科学的实验分析才能获得正确的结论。中医本身也需要与时俱进、与时偕行，不能守着老祖宗的几本经典"顽固不化"，必须吸纳新的思维方法和新鲜血液才能焕发蓬勃的生命活力。

目前，国内关于中医时间医学的研究还有待进一步提高，相关研究还没有形成体系，存在一些突出的问题，从而影响了其科学性。在理论研究方面，主要侧重于《黄帝内经》《伤寒论》《金匮要略》等经典古籍，对其他特色古籍的整理挖掘较少。在临床实证研究方面，各类研究的周期都较短，各类经验指标的观测缺乏连续性，特别是与时间医学相关的气象资料较难获取，这些导致试验研究缺乏严谨性和科学性。这就要求我们加强对古代时间医学古籍的系统化整理，不再局限于有限的文本，迫切需要建立协同共享的数据库平台，设计全病域、多维度的临床试验，运用现代科学技术手段和研究方法，研究时间节律的作用机制，推动时间医学的科学发展。[①]

---

① 周婉珠，晏峻峰.中医时间医学现代发展综述［J］.中医学报，2021（36）：541-545.

第四节　存在论解释

中医的时间观是一种独特的时间观，只有依循于一种特殊的世界观和生存论才能解释清楚。对时间观的当代阐释，需要借助于一种现象学的方法，也就是德国哲学家海德格尔的存在论分析路径。存在论解释是一种生存论解释，它面向人的生存体验。"一切存在论问题的中心提法都根植于正确看出了的和正确解说了的时间现象以及它如何根植于这种时间现象。""只有把时间状态的问题讲解清楚，才可能为存在的意义问题提供具体而微的答复。""因为只有着眼于时间才能把捉存在。"①中医的时间观来源于人类早期的生活体验，更多的是面向自然世界的生存方式，充满了中国人的集体生活经验和智慧。运用存在论的现象学方法，我们可以更加明晰地展示出这种时间观的生存论意义。

一、存在论的现象学方法

海德格尔使用现象学的方法来分析此在的存在。"现象学"这个词本来意味着一个方法概念，它"不是从关乎实事的方面来描述哲学研究的对象是'什么'，而描述哲学研究的'如何'"。作为一种方法概念，它越是真切地发挥作用，就越是"广泛地规定着一门科学的基调"，从而着眼于对事情本身的分析之中，远离纯粹技术性的方法手段。现象学的基本口号是"面向事情本身"，"反对一切漂浮无据的虚构与偶发之见，反对采纳不过貌似经过证明的概念，反对任何伪问题"。在此意义上，现象学就是如其所是

---

① ［德］马丁·海德格尔.存在与时间［M］.陈嘉映，王庆节，译.北京：生活·读书·新知三联书店，2006：22-23.

看事物的方式，"让人从显现的东西本身那里如它从其本身所显现的那样来看它"。这种方法在本质上是一种恰如其分的看待问题的方式，"既不称谓其诸研究对象，也不描述这些研究关乎何种实事"。现象学方法实际上是去"解蔽"，因为"遮蔽状态是'现象'的对立概念"，"在现象学的现象'背后'，本质上就没有什么别的东西"，但现实世界中的现象"可能有各式各样的掩蔽方式"，比如掩藏、掩埋、伪装等不同的遮蔽形式，这些阻止我们本原地、直接地把握和通达现象的道路。

从词源上来说，现象学（phenomenology）这个词有两个组成部分，即现象和逻各斯。而"现象"这个词可以追溯到希腊词 φαιν·μενον，意思是显示自身，现象就是显示自身的东西，即显现者。而"诸现象"就是"大白于世间或能够带入光明中的东西的总和"。现象显然区别于假象，后者是假装显现，是现象的"褫夺性变式"。海德格尔还区分了现象和现相，后者是指"通过自身显现呈报出一个不自身显现的它物"，即仅仅是"像"而非"象"。中医中存在这种所谓的"现相"，如"病理现相"，"它意指身体上出现的某些变故"，"它们作为显现的东西'标示着'某种不显现自身的东西"，预示着身体功能的某种紊乱失调，而这些失调本身并不显现。所以，现相恰恰是一种不显现，它实际上是事物的一层表象结构，"一切标示、表现、征候与象征都具有现相的上述基本形式结构"。所以，"现象绝不是现相，虽然任何现相都提示出现象"。现象可能演变为"假象"，例如在特殊的光照作用下一个人的脸颊看上去赤红，这种颜色显现着发烧的症状，而发烧又标示着身体机能的失调。这种显现的方式就是一种假象，脸颊赤红并非是病理性的标示，而是人为光照的结果。现象就其自身显示自身而言，"意味着某种东西的独具一格的照面方式"。

那么，现象学要"让人来看"的东西究竟是什么？它所要去"解蔽"的对象究竟是何物？按照海德格尔的回答，是"存在者的存在"，并且存在论问题已经久被遗忘了，"存在""被遮蔽得如此之深"，以至于"存在的意义问题""无人问津"。"存在论只有作为现象学才是可能的"，"以现象的照面方式给予的以及可用这种方式解说的，称为'现象的'"，"而所有属于展开方式与解说方式的东西，所有构成这种研究所要求的概念方式，则都叫作'现象学的'"。因为"现象学所领会的现象只是构成存在的东西，而存在又向来是存在者的存在"，因此"现象学是存在者的存在的科学，即存在论"。"存在论与现象学不是两门不同的哲学学科"，而是"同一"哲学学科下的范畴。哲学本身就是"普遍的现象学存在论"，作为哲学的基本课题的存在，必须"在更高处寻求存在的普遍性"，它"超出一切存在者之外"，"超出存在者的一切存在者状态"之上，所以"存在是地地道道的超越者"，而"现象学的真理（存在的展开状态）乃是超越的真理"。

存在论的基本任务是"使存在从存在者中崭露出来，解说存在本身"。彻底解答存在问题就等于说，就某种存在者的存在，使得这种存在者"透彻可见"。而"这种存在者就是我们自己向来所是存在者"，海德格尔称之为"此在"。"按照存在者的基本存在建构来解释存在者"，这种研究必须走在"实证科学"前头，这是一种为科学奠定基础的工作，它从根本上不同于"跋足随行"的"逻辑"，逻辑不过是按照某门具体科学的偶然状况来探索的方法而已。而"奠定基础的工作是生产性的逻辑"，其意义在于："它仿佛先行跳进某一存在畿域，率先开展这一畿域的存在建构，把赢获的结构交给诸门实证科学，使实证科学能够把这些结构作为透彻明晰的对发文的提示加以利用。"所以，存在论的目标是保障一种科学成为可能的"先天条件"。

此在其存在中对这个存在具有存在关系，并且对其自身有所领会。此在"以某种方式与之发生交涉的那个存在"，海德格尔称之为"生存"，因为此在总是从其生存来领会自己本身。"追问生存的存在论结构，目的是要解析什么东西组建生存"，这种结构称之为"生存论建构"。这样，对此在的存在论分析就构成了基础存在论。此在的本质在于它的生存，此在的这种存在特性具有生存论性质。海德格尔说："此在之在绽露为操心。"操心总是指操劳与操持，操心作为此在的存在，与人的生存常见现象必须明确区分开来，比如意志、愿望、冲动、嗜好等。"操心不能从这些东西派生出来，因为这些东西本身就奠基在操心之中。""操心构成了此在的结构整体的整体性。"此在为其自己之故而生存，在此在中始终有某种东西亏欠着，

"在此在的基本建构的本质中有一种持续的未封闭状态",而不完整性就意味着某种意义上的亏欠在那里。

二、向死存在：死亡的生存论分析

对时间的体验，从根源上来自人对于生命生死的体验。每个人必有一死，这是每个人终将要经历的一个自然事件。在死亡到来之前的经验就是"生之体验"，就是对于生命时间的感知。生命作为一条不可逆转的单行线，在本质上就是"向死而生"。死亡向我们倒逼着去珍惜时间，爱惜生命。死亡作为一个确定性的事件，却是人的身体的自然消亡，这是一个必然的渐进过程。但是，死亡不是一个纯粹的自然事件，而是人的一场生存体验式的"人文事件"。人的死亡在本质上不同于一棵花草树木的死亡，而是充满了生命感觉、体悟的时间性死亡。对于花草树木来说，是没有任何时间概念的；只有对于人来说，才有时间的感知，才有伤春悲秋、逝者如斯夫的感慨。伊比鸠鲁将人的死亡看作是一个与人的感知毫不相关的自然事件，从而排除了人们对死亡的恐惧心理："你要习惯于相信死亡是一件和我们毫不相干的事情，因为一切善恶吉凶都在感觉中，而死亡不过是感觉的丧失……死亡对于我们是无足轻重的，因为当我们存在时，死亡对于我们还没有到来，而当死亡时，我们已经不存在了。"伊比鸠鲁将自然主义的死亡观贯彻到底，这虽然充满了高度的人生哲学智慧，但是却忽略了一个最明显的事实，那就是人们对于死亡的恐惧并非来自对自身死亡的经验性"感觉"，而是来自对他人死亡的经验性观察，和自己在未来某个时间点的"必有一死"。从本质上说，这种恐惧是对于时间不停地向前消逝的体验和认知，是对于自然事件不可避免地走向消亡的经验直觉。因而，死亡并非是跟我们毫不相关的，而是密切相关的、挥之不去的"幽灵"般存在。正是基于这种时间性的体验感知，人们才需要着手进行"向死而生"的前瞻性筹划，从而将人之死这种前瞻后延，把将来和过去紧密地勾连在一起。

人之所以能够获得某种死亡经验，是因为他在本质上就与他人"共在"，能够获得"他人死亡的可经验性"。人们每天都可能经历他人的死，这是无可否认的经验事实。死亡意味着个体的不再在世，但这种"不在世"却还是一种存在，"其意义是照面的身体物还现成存在"。我们每个人都可以"在他人死去之际经验到一种引人注目的存在现象"，就是生命的存在方式发生了变化。死人的尸体可能还是病理解剖学家的对象，还是诸如葬礼、谒墓之类的操劳活动的研究对象。死者离弃了我们这个世界，"把它留在身后"。"我们并不在本然的意义上经历他人的死亡过程，我们最多也不过去'在侧'。"然而，"问题在于追究临终者的死亡过程的存在论意义"，"要把在他人那里经验到的死亡当作课题，用以代替存在在此者的分析"。死亡是一种独特的存在可能性，"任谁也不能从他人那里取走他的死"，只要死亡"存在"，它在本质上就只能是"我自己的死亡"。"死不是一个事件，而是一种须从生存论上加以领会的现象。"死亡意味着个体生命的结束，但"它不是此在的存在到头"，"而是这一存在者的一种终结存在。死是一种此在刚一存在就承担起来的去存在的方式"，就是"向死存在""向死而生"。

死亡在最广泛的意义上是一种生命现象。在自然界中，我们可以获得关于植物、动物与任何生命持续的相关资料和数据，可以认识生命的繁殖与成长，也能够研究死亡的不同类别，死亡发生的原因与方式等。这些种种生命知识都是生物医学知识，死亡在其自然存在的意义上也只是一种生物医学的表征，但是人的疾病与死亡却远远不是一个简单的自然医学事件，而是必须"从根本上理解为生存论现象"。正是在这个意义上，"死亡的生存论阐释先于一切生物学和生命存在论"，"死"的"类型学"标画出亡故的状况与方式，但它也必须以死亡概念为前提。"对死亡的看法首先照亮的也是此在之领会。""从方法上说，生存论的死亡分析位于死亡的生物学问题、心理学问题、神正论问题与神学问题之先。"

常人对于死亡的态度往往是一种"躲躲闪闪"的逃避方式，"人终有一死，但自己当下还没碰上"。"有人死了"，人们在表示惊叹之余，也只不过是将其看作一种摆到眼前的偶然事件而已。人们往往有所掩藏，或许是内心的某种恐惧、悲伤的情绪，因而在死亡事件面前有所闪避，他人之死常常被看作是对社会带来的很大的不便，甚至于被看作是应该加以防范的负面事情。每个人虽然都确定知道自己会死，但他不知道死亡何时到来、以何种方式死亡，他并不本真地对自己的死亡是确知的。常人在日常的生活状态中往往沉沦，往往以"闪避""逃遁"的方式来谈论死亡。死亡虽然确定可知地到来，但是暂时还没有到来。这种"暂时尚未"使得每个人在生活中沉沦、操劳，不断地进行生活的筹划。死亡"作为此在的终结乃是此在最本己的、无所关联的、确知的，而作为其本身则不确定的、不可逾越的可能性。"人的向死存在是一种向死而生，是一种基于生存的操心操劳。在死之前的闪避是一种日常沉沦，这是一种"非本真的向死存在"，而"本真的向死存在意味着此在的一种生存上的可能性"。

三、时间性：此在的生存论建构

海德格尔对时间的本质做出了生存论的深刻解释。"生存论阐释绝不是一种虚构，而是一种'存在'建构，这种建构自有它的基地，并从而也就有它种种初级的草图。"他将时间与存在联系起来，将时间理解为把握存在的基本视域。"源始地从现象上看，时间性始在此在的本真整体存在那里、在先行着的决心那里被经验到的"，这种源始的经验"乍看上去与流俗领会所通达的时间可能格格不入"。

时间性是源始的、自在自为的"出离自身"本身，将来、曾在、当前等现象是时间性的绽出。人的存在就体现为时间性的"操心的结构"，而"操心是向死存在"，"操心之结构的表达借'先'和'已经'这样的语词提示出生存论建构与实际的时间性意义。""时间性绽露为本真的操心的意义"，"首先必须远离一切从流俗的时间概念里涌上前来的'将来''过去'和'当前'的含义"，"也必须远离'主观的'和'客观的'或'内在的'和'超越的''时间'概念"，"将来''过去'和'当前'这些概念首先是从非本真的时间领会出来的"。"操心的结构的源始统一在于时间性"，"向'为它本身之故'筹划自身根据于将来，而这种自身筹划是生存论建构的本质特性"，"生存论建构的首要意义就是将来"。因此，"时间性根本不是'存在者'，时间性不存在，而是'到时候'"。"时间性到时，并使它自身的种种可能方式到时。""时间性并非先是一存在者，而后才从自身中走出来；而是：时间性的本质即是在诸种绽出的统一中到时。"

我们每个人都需要"用到时间"，所以也需要"估算时间"。在日常生活的操劳之中我们计算时间，时间性以这样一种操劳的方式得到揭示，在这一揭示的过程中我们与之"操劳"的"上手事物"在时间中得以照面，于是"世内存在者"便得以成为"在时间中存在着的东西"。海德格尔把这种"世内存在者"的时间规定性称之为"时间内性质或时间内状态"。在此，存在者层次上发现的时间就是流俗的传统时间概念的基础，而时间内状态这种时间则来自源始的时间性概念。"只有把此在的时间性整理为日常性、历史性和时间内性质，我们才能义无反顾地洞见源始的此在存在论的盘根错节之处。"

时间到底是主观的还是客观的呢？人们在日常劳作中"使用"时间、利用时间、计算时间，仿佛时间就"给定"在那里，仿佛时间是外在于我们的某种客观之物。人们日复一日地劳作，日复一日地计算着时间，仿佛生命就在其中慢慢地流淌。人们计算时间的方式也是各种各样的"上手工具"，诸如古代沙漏、今日的钟表，那滴滴答答的声音仿佛在清晰地告诉我们时间在世界之中"流逝"，就像那永久流淌的河水，正是在这个意义上，古人发出"逝者如斯夫"的深沉感慨。古人在时间的计算中，形成了关于天文历法的"科学"知识，这种更加客观的可计算性正是阐明了时间性，时间性正是通过人们的反复操劳、劳作得以呈现出来，得以敞亮起来。也正是这种时间性使得此在的存在成为可能。天文历法不过是古人计算时间刻度的一种方式，它与古人的生活方式密切相关，与古人的世界观密不可分，体现了古人独特的宇宙观，这表征了古人在劳作的基本建构中有其生存论和存在论的必然性。

时间性是此在的一种意向性活动，在这种意识活动中，人将周遭事物进行"安排""处理""再造"，从而建构可理解的正常秩序和整体图景，这属于"时间统一的构造"。客观对象是在时间意识中构造自身的，中医正是在一种极为特殊的时间观中得以构建的，它形成了"五藏应四时""四经应四时""四时之脉""四时之病""四时之顺""脉反四时""逆四时""四时之风"等诸多理论知识点。正是在这种时间意识中，人体生命活动才得以显现，才得以"去蔽"显露真容。

四、中医时间观的现象学阐释

从现象学的观点来看，中医学理论的建构具有一种独特的整体时间观，正是在这种时间观的视野建构中，我们才能把握中医独特的理论体系。用海德格尔的话说，我们在这种"整体时间的视野结构中来照面、看待、分析和操持这个世界中的其他一切存在"，具体来说，就是用这种独特的时间框架来揭示人体的气血生理、病邪变化、疾病流行的规律。[①]很显然，这种被建构起来的中医整体时间观与普遍流行使用的钟表记录的世界时间观有着本质的差别。世界时间是流俗的钟表时间，属于典型的测度时间，是被"敉平"了的平均时间，是"无人"的时间。中医与此相反，恰恰属于标度时间，是没有被平均化的个性时间、循环时间，是"有人"的时间。这种时间具有以下现象学的本质直观特点。

一是具有最直接的生活明见性。毫无疑问，只有人才有时间概念，植物和动物是没有时间观念的。为什么如此呢？根本原因在于人对外在客观世界拥有主观的主体性建构，有直观的感知。中医的时间，是古人对于太阳—月亮—地球的运动关系形成的规律性认知，是主体将外在客观世界的变化现象作为被给予的意识内容加以抽象整理的结果。按照康德的说法，时间不过是内部感官的形式。现象学大师胡塞尔认为，时间意识具有明见性，它可以不间断地进行"连续性伸展"。也就是说，我们可以想象遥远的过去时间和未来时间。中医的时间观以二十四节气为基础，既是农业生产活动的规范指南，也是中医健康养生与疾病治疗的医学指南。这说明，这

---

① 梁倩蓉，邱鸿钟，梁瑞琼.中医时间观的现象学研究［J］.医学与哲学，2019（5）：19-22.

种时间不是远离日常生活的，而是贯注于生产生活各个方面的。把自然界的时令、气候、物候变化等自然现象统一起来，这是农耕文明时代产生的高度智慧，既是经验总结，又是理论指导，具有感性直观的生活明见性。

二是具有时间坐标系的多元性。从前面的论述可以看出，中医的时间坐标并非是单一的，其天文历法基础具有多元性。主要包括了太阳历、太阴历（农历）、黄道十二宫太阳历、以北斗星座为参考的九宫八风等时间历法系统。太阴历是以月亮与地球的关系建构起来的在农业社会影响较为广泛的历法系统，仅在《黄帝内经》中就可以发现208个与"月"相关的理论命题。如"日为阳，月为阴，大小月三百六十日成一岁，人亦应之"（《素问·阴阳离合论篇》），"月生无泻，月满无补，月郭空无治，是谓得时而调之"（《素问·八正神明论篇》）等。可以看到中医的世界观、时间观既囊括了整个星辰宇宙，又在天—地—人之间构建起紧密的对应关系，人体生命活动规律、疾病治疗规律都在这个系统中得到阐释和说明。中医的时间观包含有昼夜、旬、月、季、年和60年一甲子等多元时间坐标，为研究生命活动规律提供了多维度的生存论尺度，充分体现了现象学意义上的主体意向构造的性质。

三是时间坐标的场域性。场域性意味着一种特定的空间性，它是着眼于从主体的"此在"世界出发，以"周遭世界"某种可见之物、上手之事物来确定时间的空间性维度。时间并非是单一的线性机械式流逝，而是在具体的空间中得以重新建构。海德格尔说："天空的诸场域是通过太阳的上升与下降而源始地得到揭示的；太阳在天空的各个不同的场位，特别是日出、日午、日落这些突出的场位，乃是一些不断地现成可见的、特定的场域。作为寰宇之中的经行，这些场域使一种定向成为可能，由此而来，出自与天空相联系的东、南、西、北，所有的属于寰宇的场域重又得到了规定。"[1]场域的意义对于中医时间的建立尤为重要，"三阴三阳"实际上是一种空间的划分方法，中医经络理论中关于经络的空间性实际上就表现为子午流注的时间

---

[1]［德］马丁·海德格尔. 时间概念史导论［M］. 欧东明，译. 北京：商务印书馆，2009：317.

性，因为"只有根据绽出视野的时间性，此在才可能闯入空间。"①

四是时间坐标的操持性。时间是人作为"此在"活动相关的生存论尺度。在时间中，此在不停地操劳、操心、操持，操劳的活动必定有一定的场域空间性和时间性，必定需要某种可操持的对象之物、可上手之物。以针灸为例，其作为诊疗活动不是简单的针与刺，而在于在恰当的时间、刺准正确的穴位点，从而"得气"："四时之气，各有所在，灸刺之道，得气穴为定。故春取经血脉分肉之间，甚者深刺之，间者浅刺之。夏取盛经孙络，取分间绝皮肤。秋取经腧，邪在府，取之合。冬取井荥，必深以留之。"除此之外，针刺还要讲究等候时机，是为"候气"："凡刺之法，必候日月星辰四时八正之气，气定乃刺之"（《素问·八正神明论篇》）。可见，等候最佳治疗时间的到来（"逢时"）是中医治疗中最需要耐心的智慧。②

总之，中医时间观是中医理论体系构建的逻辑起点，是中医认知事物、人体生命活动规律的出发点，"故阴阳四时者，万物之终始也，生死之本也；逆之则灾害生，从之则苛疾不起，是谓得道"（《素问·四气调神大论》）。只有真正理解了中国古代历法和中医时间意识构造，我们才能真正"还原"中医药理论体系的原初建构，才能真正领会其内在的奥妙之道，才能把握中医药诊疗与针灸等操作技术与时间性之间的内在结构关系。通过日—地关系，中医阐述了病情昼夜变化的规律，通过月—地关系，阐释了人的气血生理变化的节律现象，可以说，"不了解中医的时间构造，就无法真正理解中医药学关于人体生理、病理、治疗和药性理论建构的发生学过程，也不懂得在四诊和针灸服药等治疗过程中遵循法天则地准则的原因。"③

① ［德］马丁·海德格尔.存在与时间［M］.陈嘉映，王庆节，译.北京：生活·读书·新知三联书店，2006：418.
② 《甲乙经》说："随日之长短，各以为纪，谨候气之所在而刺之是谓逢时。病在于阳分，必先候其气之加于阳分而刺之。病在于阴分，必先候其气之加于阴分而刺之。谨候其时，病可与期，失时反候，百病不除。"
③ 梁倩蓉，邱鸿钟，梁瑞琼.中医时间观的现象学研究［J］.医学与哲学，2019(5)：19-22.

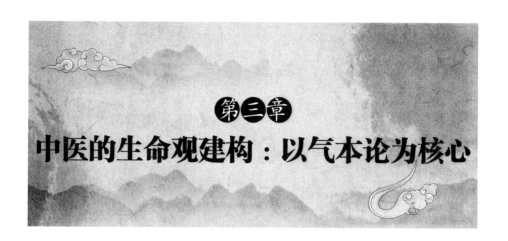

第三章
中医的生命观建构：以气本论为核心

　　从世界观转入生命观，意味着从宏观到中观，从宇宙观、时间观转向身体观、心灵观。秉持一种什么样的生命观，就会产生一种什么样的医学观。任何一种独特的医学知识体系都是建构在一套独特的生命观基础之上的。正是在这个意义上，现代新儒家代表人物梁漱溟先生认为，中医和西医虽然面对的都是人的身体与疾病，其治疗的对象是同一的，但两者之间却产生了巨大的差别，话语体系差别之大以至于难以对话交流，究其原因在于中医和西医对待人的生命的"根本观念"有着本质的区别。这种不同大致可以总结为，中医坚守生命整体观，西医秉持身体解构观；中医遵循传统哲学认知路径，西医则依托现代科学研究范式。[①]

　　既然中医坚持的是一种独特的生命观，那么我们就需要在本体论的意义上阐明这种生命观的独特内涵及其基本特征，以一种哲学的理性态度来研究中医的生命观，分析古人究竟是如何对待和处理人的生命的。在此，首先要抛弃的是中西医之争和中西医对比的二元分析框架。时至今日，对中医的研究似乎难以摆脱这种话语困境，因为百余年来中医始终在与占主导地位的西医争夺生存的空间。如何在现代化的时代潮流中占有一席之地，中医所需要的不仅仅是话语策略、意识形态之争或某种形式的政治权力之

---

① 张其成.梁漱溟中西医"根本观念"的启示［J］.中医药文化，2013（6）：1.

介入。然而，作为一种理性的学术研究，中西医之间的这种对比研究虽然重要，但不是本章的分析重点。张其成指出："中医哲学有两个关键问题，第一个问题是生命本体论，第二个问题是思维方式。"第一个问题属于本体论范畴，而第二个问题属于认识论范畴。在这一章中，著者主要来处理中医的生命观问题，更加具体地说就是中医的气本论问题。

对中医生命观的探究，首先映入眼帘的绕不开的话题是气本论问题。在中国哲学和中医思想体系中，气不仅用来解释世界之起源，而且用来解释生命之起源与本质，生命无非就是气之"聚散"。无论是道家还是中医，都将气看作是生命之根本。有学者认为："气论是中医理论的核心，亦是中国古代科学的基石，中医气论的证构对中医学的发展至关重要。"[①]将中医的本体论看作是气本论，这大概是学术界的一个基本共识，也是中医生命观的独特内容。正是这一基本共识，形成了中医和西医在本体论基础上的鲜明对比。如何看待中医之"气"，如何去把握和认识那捉摸不定的"气"，不仅在认识论上是一个巨大的挑战，而且在研究上存在理论的困难。

第一节　气究竟为何物？

气本论是中医的本体论基础，首先需要我们搞清楚究竟气是什么？在第一章中，我们对"气"的语言用法做了初步的归类分析，我们得出了两个最基本的结论。一是"气"的含义广泛，举凡生活世界各个方面都可以用"气"来形容之，自然界的万事万物都包含着某种"气"的存在。很明显，这是一种"泛气论"的说法。在本章中，我们将主要针对的是中医领域的"气"，探讨中医之气的本质、内涵与特征。气是中医的根本性、基础性概念，如果我们连它究竟是什么东西都搞不清楚，那该如何去研究和发展中医呢？因

---

① 章文春.中医气论证构探析［J］.中华中医药杂志，2022（10）：5580-5584.

此，我们要重视对"气"的研究。二是我们应该抛弃唯物唯心二元对立的简单思维方式，放弃以朴素唯物论来界定气本论的哲学思路，跳出"精微物质论"的通俗定义范式，走向一种更加本真、直逼本质的研究范式和思路。

气为何物？它的本质内涵究竟是什么？这个问题长期以来在哲学界和中医学界争论不休，莫衷一是。对于气的本质，经过学者的梳理发现，至少存在6种不同的解释。[①]

一、物质说

把气看作是一种精微无形的物质，这是最通俗、最原始的理解，也是高等中医药院校教材中所普遍采用的定义。这种定义采用一些稍有不同的、模糊性的形容词定语，比如"精微""极细微""无形""最细微最流动""运动不息"等，但无论冠以多少定语，其实质都是将"气"看作是一种物质。

但是令人疑惑的是，为什么要采用这种模糊不清的形容词来下定义呢？按照现代科学的观点，科学描述是不能使用形容词来下定义的，只能采用定量的方式来表达。无论怎么"精微""细微"，它只要是物质，只要是有形状大小，就一定能够以数学的语言来进行表达。如果说一种东西是"极细微"，但又说不出它的具体大小，那只有两种可能，一是人们从来没有在实验室观察过这种具体的"气"，根本没有搞清楚它的成分、重量、大小等物质性质；二是这种"气"压根儿就不是什么物质，只是人们将其想象臆想为物质罢了。如果是第一种可能，那么说明人们完全没有科学思维，根本没有以科学的方式认真研究过"气"，这是中医学界需要大力改进的地方！

不过，持这种物质说的观点有其经验基础，对物质不同形态（气态、液态和固态）的观察，对人的呼吸之气（呼吸吐纳）的体验，都是这种理论的经验基础。但是，纯粹物质说的观点很难令人满意，中医对气概念的使

---

① 邢玉瑞，等.中医哲学思维方法研究进展［M］.北京：中国中医药出版社，2017：11-18.

用已经远远超越了原初的物质范畴。

二、功能说

功能说的观点认为"气"是对人体功能的称谓，是能量的代名词，功能说实际上就是能量说，气实际上就是生命的能量。[1]如脏腑之气、经络之气实际上讲的是脏腑和经络的功能，并不是说在人的五脏六腑与经络之中存在某种物质性的气。很明显，功能说反对物质说，认为在事实上人的身体内并不存在某种物质性的"气"，我们用现代解剖学和临床研究的方法是找不到这种气的存在的。如果是物质，无论它多么"精微"，都是可以使用现代仪器设备检测到的，例如基因。如果一个东西无法检测到，那么我们就不能说它是物质。因此，"气"概念的使用是一种"虚拟"概念工具，是为早期中医理论建构所使用的（可以想象，中医理论诞生之初人们所能够使用的概念术语是非常有限的），是对经验性的物质之"气"的衍生性用法。强调气的功能性，而不是去寻找人体之内的物质性之气，这种做法显然要高明得多，解释力更强。

三、物质功能统一说

这种观点是前面两种观点的综合，认为"气"具有物质和功能双重属性，一方面指实质性的物质，另一方面指人体的功能性活动。很显然这是一种调和折中的做法，并无新意。功能说本身并无大碍，问题在于这里的物质说。无论我们给"气"的定义加上多少形容词，使用多少"障眼法"，无论宣称"气"多么"精微""无形"，只要找不到"气"的客观存在，就能否定这种观点。

四、物质、功能、信息合一说

这是在第三种观点的基础上增加了信息说的内容。据此，气不仅仅是

---

① 张其成.中医生命哲学［M］.北京：中国中医药出版社，2016：45.

构成世界和人体的基本物质，具有特定的功能，还携带着衍生万物的各种信息，构成了一个全息的系统。这种观点很明显吸收了现代信息论的内容，体现出当代学者跟上时代潮流、与时俱进的学术品格。所以，这种对气的定义是一个"现代化"定义，完全超出了古人的界定范围，古人也根本不知道什么叫信息。

问题是，气首先要成为一种物质，其次才能携带信息，并且它携带的究竟是什么信息呢？这种观点貌似合理，却存在理论上的困难。以生物学种的基因为例，它是携带信息的，是关于遗传方面的信息，这个可以搞清楚。但是，气携带什么信息呢？比如，人呼吸的氧气携带什么具体信息？元气携带什么信息？卫气携带什么信息？这些都是不明确的。更重要的是，将物质、功能与信息结合在一起，貌似大而全，实际上是"杂糅体"，表面上看起来很科学，实际上很不科学，根本不知道它要表达什么！人体在很多方面确实是信息系统，但是要具体搞清楚这些是什么类型的信息系统，它究竟携带了哪些信息？分别属于什么器官组织？这些信息跟中医的气有什么本质关联呢？如果不把这些问题搞清楚，就给气下这样一个笼统的定义，是很不恰当的做法。

五、思想模型说

这种观点认为人体之气是一种纯粹理想化的理论模型，是在经验观察之气（如大气蒸腾）和个人体验之气（如呼吸之气）的基础之上的模拟和纯化，二者实质上是具体与抽象、原型与模型的关系。张其成认为，中医和西医的本质区别是模型和原型的区别，中医的模型是虚性的"思维模型"，不同于西医的实性"物质模型"，中医的生命模型可以概括为"气—阴阳—五行"模型，它具有超形态性、功能性、关系性、相对性、全息性、重时轻空性等特点。[1]我基本上赞同他的这种观点。气被当作一种思维模式，其解释力就更强了。这符合中医之气的基本特点。

① 张其成.中医生命哲学［M］.北京：中国中医药出版社，2016：136-142.

六、生命活动之象说

这种观点认为气是人体生命活动之象，而非一种对象性的实体。很显然，这是从中医的象思维出发来定义气的，不同于西方的对象化思维、实体性思维。中医的元气、六气、正气、邪气等概念，并非是指向某种确定的实体，而是同种功能性活动的不同概括，指向的都是其运动之象。这种观点显然也是反对物质说，能够反映和说明中医思维方式的特点。

由此可见，气的概念内涵丰富，存在多种理解，甚至是众说纷纭，莫衷一是。有学者甚至认为，气概念实质上属于逻辑上的"自我挫败""自毁概念"，因为它"没有确定的逻辑内涵，也缺乏确定的逻辑外延"，"它可以诠解自然、生命、精神、道德、情感、疾病等一切认知对象的起源与本质"，"它是一个大而无当的泛宇宙本原，是一个无限性的终极根据。"[1]

在以上六种观点中，作者倾向于功能说、模型说和生命活动之象说。对于流行的物质来说，我是不以为然的。在宇宙中存在物质性的气体，如空气、氧气、二氧化碳等，人也确实需要呼吸氧气才能生存。但是人的五脏六腑、经络之中并不存在一种实体性的、物质性的气，中医对气的使用更多是一种功能性概念，代表的是生命运动与活动特征，体现的是一种"象"思维模型。

第二节　气的基本类型

按照中医的基本理论，气存在于人体之中，分布于人的全身，在不同的部位呈现出不同的特点，并赋予了不同的名称。人体最重要的"气"有六种：元气、宗气、营气、卫气、脏腑之气、经络之气。

---

[1] 邢玉瑞，等.中医哲学思维方法研究进展［M］.北京：中国中医药出版社，2017：20.

一、元　气

又称原气、真气，为先天之气，是人体最根本、最重要的气，是人体生命活动的原动力。元气是由肾所藏的先天之精化生而成，根于命门，通过三焦流行于全身。①元气来自先天，是从父母那里继承而来的，道家称之为"先天之气"。它的主要功能是推动和调节人体的生长发育和生殖机能，以及各脏腑、经络、形体、官窍的生理活动。

元气学说是基于中国古代哲学思想建立的。它创说于《内经》《难经》，发轫于先秦两汉之际，争鸣于金元明清时代，不同的医家对其有不同的解读。《难经》首载"元气"一词："脉有根本，人有元气，故知不死。"说明元气是人体生命活动的根本。《管子》"以精解气"，提出了"精气论"的思想，深化了对气的认知。西汉董仲舒的《春秋繁露》指出"元气者，万物之本"，把元气当作自然万物存在的根本。东汉哲学家王充是元气学说的集大成者，提出了系统性的元气理论，《论衡》中指出："人禀元气于天，各受寿夭之命，以立长短之形。""元气，天地之精微也。""万物自生，皆禀元气。"在此，王充实际上是在"为宇宙万事万物寻找一个统一的、形而上的哲学本原"②，这个终极本原就是元气，元气产生天地万物，包括人的生命。《黄帝内经》虽然没有明确提及"元气"一词，但有真气、精气等概念，实际上已经等同于元气的内涵，如《灵枢·刺节真邪论》言："真气者，受于天，与谷气并而充身也。"虽然不同哲学家、医家对于元气的解释各有不同，但是元气作为人体的根本之气具有一些共同的重要特征和功能作用。

---

① "命门者……元气之所系也。"（《难经·三十六难》）"三焦者，元气之别使也，主通行三气，经历于五脏六腑。"（《难经·六十六难》）"命门为元气之根，为水火之宅，五脏之阴气非此不能滋，五脏之阳气非此不能发。"（《景岳全书·传忠录·下》）参见：孙广仁，郑洪新.中医基础理论［M］.北京：中国中医药出版社，2012：74.

② 曾振宇.中国气论哲学研究［M］.济南：山东大学出版社，2001：101.

首先，元气是生命的根本，赖以存在的根基。张锡纯在《医学衷中参西录》曰："元气者，禀受先天，为胚胎之根基，性命之根蒂也。"《难经·六十六难》曰："三焦者，元气之别使也，主通行三气，经历五脏六腑"，表明元气发于肾，以三焦为通路，循行于全身，决定了生命有机体的盛衰。《医学源流论》云："至于疾病之人，若元气不伤，虽病甚不死；元气或伤，虽病轻亦死。"伤害了元气，人的寿命就减短。元气满满，生命就充满生机活力，用现代医学的观点看，就意味着有足够的抗体或免疫力去战胜疾病。[1] 所以，养生重在固本培元，培养根本之气。

其次，元气之根在命门，具有水火两性的特点。张介宾在《景岳全书》中指出："命门为元气之根，水火之宅，五脏之阴非此不能滋，五脏之阳非此不能发。""命门之火谓之元气，命门之水谓之元精，此命门之水火即十二脏之化源。"用命门来解释元气，从哲学辩证法的角度指出其兼具水火两性的特点，体现了阴阳相对、互根互用的辩证思想。故"善补阳者，必于阴中求阳，则阳得阴助而生化无穷；善补阴者，必于阳中求阴，则阴得阳升而源泉不竭，阴阳相济之理也。"

最后，元气虽然来源于先天之气，但是需要依靠得后天的水谷精微之气的滋养，两者不可偏废，相辅相成。元气与脏腑功能之间的关系，医家多关注脾肾二脏。李杲认为"元气，非胃气不能滋也"，张景岳认为"元气根于肾"，李中梓的《医宗必读》指出："水为万物之源，土为万物之母，脾肾为生人之本，二脏安和，则一身皆治，百病不生"。这说明脾肾二脏对于元气的盛衰起着至关重要的作用。

二、宗 气

宗气是后天之气、呼吸之气，是由谷气（人吃五谷而形成的气）与自然界的清气（肺呼吸之气）结合形成的。宗气之"宗"意为祖宗根本，但

① 马瑞红，张奎明，侯露阳，崔应麟.元气学说研究进展［J］.中华全科医学，2023（4）：663-666.

不如元气更根本。宗气的位置是在胸中，通过呼吸道，贯注心脉，沿三焦下行的方式布散全身。[①]它的主要功能是行呼吸、行血气、资先天。人一身之气是先天之气与后天之气的结合，一身之气不足即为气虚，先天之气在肾，后天之气在脾肺。由于先天之精有限，化生的元气也有限，所以气之盛衰主要依靠后天之宗气，即脾肺的功能是否正常、饮食营养是否充足。[②]

有学者通过文献研究发现，宗气的本质是积聚于胸中的营卫之气。[③]著者也认同这个观点。《灵枢·邪客》云："五谷入于胃也，其糟粕津液宗气，分为三隧……故宗气积于胸中，出于喉咙，以贯心脉，而行呼吸焉。"这里非常清楚地指明宗气是"积于胸中，出于喉咙"的气，这种气显然是肺的呼吸之气。而这种气在经典书籍中又是什么气呢？《灵枢·五味》曰："黄帝曰：营卫之行奈何？伯高曰：谷始入于胃，其精微者，先出于胃之两焦，以溉五脏，别出两行，营卫之道。其大气之抟而不行者，积于胸中，命曰气海，出于肺，循喉咽，故呼则出，吸则入。"这段对话非常明确地表明营卫之气运行到人的胸腔，形成"气海"，就是所谓的宗气，它维持着人的正常呼吸。事实上，"宗气、营气、卫气，本质上同属一气"，均"根于先天元气、源于后天谷气、调于五脏精气"。之所以将它们区分为三个名称，其主要目的是为了区分它们在人体不同部位运行的性质和功能，以便于医家更好地指导临床。

三、营　气

营气是行于脉中之气，起营养作用，在脉中运行不息，故称之为营气。它来自脾胃运化的水谷之精华，"营者，水谷之精气也"。（《素问·痹论》）它的功能主要是化生血液和营养全身，"营气者，泌其津液，注之于脉，化以为血，以荣四末，内注五脏六腑，以应刻数焉"。（《灵枢·邪客》）营

---

① "宗气积于胸中，出于喉咙，以贯心脉，而行呼吸焉。"（《灵枢·邪客》）

② 孙广仁，郑洪新.中医基础理论［M］.北京：中国中医药出版社，2012：75.

③ 孙晨耀，张其成.营气、卫气、宗气考辨［J］.中华中医药杂志，2023（4）：1755-1758.

气不足，则血液亏虚，生理功能减退。

经典书籍通常认为，营气是水谷精微中"精专"的部分。《灵枢·营气》说："营气之道，内谷为宝。谷入于胃，乃传之肺，流溢于中，布散于外，精专者行于经隧，常营无已，终而复始，是谓天地之纪。"《灵枢·营卫生会》说："人受气于谷，谷入于胃，以传与肺，五脏六腑，皆以受气，其清者为营，浊者为卫"。很明显，水谷精微之气通过胃与肺，运行于全身，其中"清者"之气就是营气，驳杂的"浊气"就是卫气。

营气作为人体重要之气，它循行于经脉，而不是血脉。我们通常所说的"经气"实际上就是营气，所谓的"经脉"其实就是营气循行的路线。其主要的循行路线是"肺→手太阴肺经→手阳明大肠经→足阳明胃经→足太阴脾经→脾→心→手少阴心经→手太阳小肠经→足太阳膀胱经→足少阴肾经→肾→心（包）→手厥阴心包经→手少阳三焦经→足少阳胆经→足厥阴肝经→肝→肺→口鼻咽→鼻孔→督脉→任脉→肺"。[1]营气行走的时间周期是一息运行六寸，一日一夜运行50周。[2]通过这种周流不息的运动，将营养物质传布全身。

四、卫　气

卫气是行于血脉以外之气，起保卫作用，就像身体的一个守卫员。它

---

[1]《灵枢·营气》载："故气从太阴出，注手阳明，上行注足阳明，下行至跗上，注大指间，与太阴合，上行抵髀。从脾注心中，循手少阴出腋下臂，注小指，合手太阳，上行乘腋出颅内，注目内眦，上巅下项，合足太阳，循脊下尻，下行注小指之端，循足心注足少阴，上行注肾，从肾注心，外散于胸中。循心主脉出腋下臂，出两筋之间，入掌中，出中指之端，还注小指次指之端，合手少阳，上行注膻中，散于三焦，从三焦注胆，出胁注足少阳，下行至跗上，复从跗注大指间，合足厥阴，上行至肝，从肝上注肺，上循喉咙，入颃颡之窍，究于畜门。其支别者，上额循巅下项中，循脊入骶，是督脉也，络阴器，上过毛中，入脐中，上循腹里，入缺盆，下注肺中，复出太阴。此营气之所行也，逆顺之常也。"

[2]《难经·一难》云："人一呼脉行三寸，一吸脉行三寸，呼吸定息，脉行六寸。人一日一夜，凡一万三千五百息，脉行五十度，周于身。漏水下百刻，荣卫行阳二十五度，行阴亦二十五度，为一周也，故五十度复会于手太阴。"

也是来自脾胃运化的水谷精华，其剽悍滑利部分为卫气。"卫者，水谷之悍气也，其气慓疾滑利，不能入于脉也。"（《素问·痹论》）"卫气者，出其悍气之剽疾，而先行于四末，分肉皮肤之间，而不休者也。"（《灵枢·邪客》）卫气的主要功能是防御外邪、温养全身、调控腠理。①营气和卫气都来自脾胃化生的水谷精微之气，但营气精纯、有营养，卫气慓疾滑利；营气行于脉中，卫气行于脉外；卫气主导白天，营气主导夜晚；卫气属阳，营气属阴。营卫协调才能维持正常的体温和汗液分泌，营卫共同调控着人体的睡眠节律，营卫失和则"昼不精，夜不瞑"。②营气、卫气这两种气的运行，一个在脉内，一个在脉外，具有"阴阳相随，外内相贯，如环之无端"的特点。③

卫气的运行，白天行走于身，夜晚行走于脏和身。其行走的周期是一天一夜50周，白天夜晚各25周。④卫气的运行路线与营气不同，营气是在人体十二经脉中大循环，而卫气主要是"沿身体的阳经由头部向手足布散，并在身体的阴经由手足向头、胸、腹回转，形成六道相对独立的小循环"。它的主要循行路线是"足太阳膀胱经→足少阴肾经""手太阳小肠经→手少阴心经""足少阳胆经→足厥阴肝经""手少阳三焦经→手厥阴心包经""足阳明胃经→足太阴脾经""手阳明大肠经→手太阴肺经"，这些共同构成了

---

① 《灵枢·本脏》云："卫气者，所以温分肉，充皮肤，肥腠理，司开阖者也……卫气和则分肉解利，皮肤调柔，腠理致密矣。"

② 《灵枢·营卫生会》载："壮者之气血盛，其肌肉滑，气道通，荣卫之行，不失其常，故昼精而夜瞑。老者之气血衰，其肌肉枯，气道涩，五脏之气相搏，其营气衰少而卫气内伐，故昼不精，夜不瞑。"《难经·第四十六难》云："老人卧而不寐，少壮寐而不寤者，何也？然：经言少壮者，血气盛，肌肉滑，气道通，荣卫之行不失于常，故昼日精，夜不寤也。老人血气衰，肌肉不滑，荣卫之道涩，故昼日不能精，夜不得寐也，故知老人不得寐也。"

③ 《灵枢·卫气》载："五脏者，所以藏精神魂魄者也；六腑者，所以受水谷而行化物者也。其气内于五脏，而外络肢节，其浮气之不循经者，为卫气；其精气之行于经者，为营气；阴阳相随，外内相贯，如环之无端。"

④ 《灵枢·卫气行》载："阳主昼，阴主夜。故卫气之行，一日一夜五十周于身，昼日行于阳二十五周，夜行于阴二十五周，周于五脏"。

卫气的体表循行路线。^①具体可见如下卫气循行路线图：

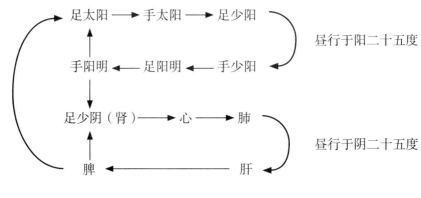

昼行于阳二十五度

昼行于阴二十五度

卫气循行路线图

五、脏腑之气

脏腑之气，是指一身之气分布到某一脏腑形成的气。人有五脏，心肝脾肺肾，实际上就是五种气，五大"气"系统，五大功能系统、能量系统。中医的五脏六腑虽然也有形体，但又高于形体。^②脏腑之气有阴阳之分，脏腑之阳气具有温煦、推动、兴奋等作用，脏腑之阴气具有凉润、宁静、抑制等作用。脏腑之气不足，则为气虚，表现为脏腑功能减退、虚弱无力。

这里以"肾气"为例进行详细阐释。肾气，顾名思义，就是全身之气分布于肾脏中的部分，是人体最重要的脏腑之气。它是由肾精所化生而成，分为先天肾气与后天肾气，其主要功能是促进人体的生长、发育和生殖。一般认为，肾精是肾气产生的物质基础，肾气是肾精功能的体现，二者一为物质，一为功能，缺一不可。

"肾气"的功能主要有以下几个方面。一是藏精。主要是指肾气对于肾精的闭藏作用。肾精是生命之源，宜藏而不宜泻，宜盈而不宜亏，得五脏六

---

① 孙晨耀，张其成.营气、卫气、宗气考辨［J］.中华中医药杂志，2023（4）：1755–1758.

② 张其成.中医生命哲学［M］.北京：中国中医药出版社，2016：41.

腑之精而藏之才能盈满充实，所以需要肾气的封藏作用。二是主水的功能。这是指肾气调节全身水液代谢的功能，激发和推动身体各脏腑的功能活动，这实际上是肾藏精功能的延伸，藏精作用和激发作用需要协同配合才能很好地实现。三是纳气的功能。是指肾气具有摄纳肺所吸入的自然清气，表现为对清气的闭藏，是肾气的闭藏作用在呼吸运动中的具体体现。四是生长、发育和生殖的功能。它能促进人体的生长、发育及生殖功能的成熟与维持，其盛衰决定着人体生、长、壮、老、已的生命全过程。五是激发和推动脏腑的机能活动。肾气充盛是激发和维持脏腑生理机能的根本前提。六是主宰卫气以抗御外邪。卫气"出于下焦"，"养于中焦"，"宣于上焦"，即卫气由下焦肾气发出，赖中焦脾胃所化生的后天之气以长养，最后通过肺的宣发、肃降功能而传布全身，从而发挥其抗御外在邪气的功能。[①]

六、经络之气

经络之气，是指一身之气分布到全身经络之中的气。经络实际上是气的通道，是气走的路线。张其成认为，"整个经络都是气，都是气化"，经络系统就是气系统，"比如说十二经络分出十二个气系统，每个气系统又包括了互相联系在一起的脏腑、皮部、经筋、官窍和相对应的功能，以及各种所属的病症"。[②]经络之气在经络中运行，是"各种刺激、信息的感应负载和传导者"[③]，针灸、推拿、拔罐就是基于经络之气的医疗之术。

问题的关键在于什么是经络？这个问题尚无统一定义，自古以来人们就争论不休。在此，作者采信其中的一个观点，即认为经络是筋膜间隙的气道。筋膜是遍布于人体的一层致密结缔组织，分布于全身，它包绕着肌肉、肌群、血管、神经、淋巴管等。筋膜分浅筋膜、深筋膜、内脏筋膜。

① 张磊，刘迎迎，郭伟星.肾精、气、阴、阳辨析［J］.辽宁中医，2013（8）：1557-1560.
② 张其成.中医生命哲学［M］.北京：中国中医药出版社，2016：41.
③ 孙广仁，郑洪新.中医基础理论［M］.北京：中国中医药出版社，2012：78.

在筋膜和结缔组织之间存在着间隙,形成了一道气束,这就是所谓的经络。很显然,经络有其存在的物质基础,"即是以周围遍布以血管、神经、淋巴等为依托,由胶原纤维网络构成实体,并附有多糖、水凝胶、组织液等为载体的筋膜间隙气道系统"。经络的流动感与其周围组织液、血液、淋巴液的流行密不可分,而其传感则与气在筋膜这一载体上的运行息息相关。①

第三节 气的主要功能

当我们谈论气的功能时,实际上有两层意思暗含在里面。一是把气当作一种物质,或者是把气本身看作是一种功能。无论是哪一种理解,都需要以特定的物质为前提。这是我们分析之初就必须要把握的。

一、功能的前提是物质

不得不说,气这个概念,貌似是一种物质概念,实则是一个功能概念,像是一个物质与功能合一的统一体。当我们说气作为功能概念的时候,我们并非要否认其存在的物质基础。没有无物质的功能,也没有无功能的物质。那么,气的物质基础在哪里呢?这就要看是什么气了?如果是肾气,那么它的物质基础显然是肾脏、肾精。如果是肝气,那么它的物质基础是肝脏。气本身作为物质的时候,也只有一种可能,那就是呼吸之气,更直白地说是空气、氧气。除此之外,我们还能设想什么气是物质的呢?我们完全想象不出。那布满全身的气,貌似是气体,实则是一种身体的功能、能量的爆发,所以我们常常说"元气满满"就是这个意思,意指全身充满

---

① 章文春,吴选辉,刘争强.基于气论的经络实质探析[J].中华中医药杂志,2019(12):5533-5536.

能量感，并非说是全身带气。人的身体里面如果有气在流动，那也只是某种具体的气体，而非是想象的气。除此之外，对身体之气的表达和描述都是一种取象比类，都是设想某种功能。

气既然是一种功能性概念，那就重在它对于人体的功能与作用。但这里有个关键问题就是：如果一种东西是虚拟的、非物质性的"存在"，它如何具有能量和作用呢？既然有功能，肯定是某种物质或实体的功能了。气作为一个虚拟性的概念，重在突出它的功能性、能量性，但它背后的那个实存的主体却是难以界定的。这不能不说是中医里最奇妙的哲学问题。这是哲学中的本体论建构，我们姑且不论，稍后再做展开。当我们谈论"气"的功能时，实际上把"气"当成人体之中既已存在的物质性存在或实体了，只是它只是一个假想的、预设的"物质"或"实体"罢了。

二、气的四种主要功能

按照一般教科书的总结，"气"的功能体现在四个方面：推动作用、温煦作用、防御作用、固摄作用。[①]推动作用，仿佛是一种"力"的作用，推动全身之气的运行、血液的循环、津液的生成与排泄，促进生长发育，激发脏腑组织器官的功能活动。温煦作用，仿佛是一种"热"的作用，维持调节着人的正常体温，阳气足的地方是温暖的，不足的地方是冰冷的，阳气没了人就死了，身体就冰凉了。防御作用，仿佛是"战士"的作用，通俗地理解就是建立一道保护身体的"防火墙"，防御"邪气"的外敌入侵，与之作斗争，驱走病邪，保护生命功能的正常运转。固摄作用，仿佛是建筑和巩固身体各项机能的"堤坝"或"闸门"，起固定、统摄、控制作用，固摄的对象是人体的血液、汗液、尿液、唾液、胃液、肠液、精液等液态物质，将它们固定住，统摄起来，按照正常的身体运行节奏来打开或关上"闸门"，该收则收，该放则放。

通过以上的分析可以看出，气的作用也是一种"象"，其表述的方式、

---

① 张其成.中医生命哲学 [M].北京：中国中医药出版社，2016：41-42.

思维的方式都是对"气"的作用的模拟或猜想。人的身体确实也有这四种功能，但依据现代医学起这四种功能的物质基础并非是"气"，而是人体的特定组织系统、脏器或物质。比如，推动血液循环的不是气，而是心脏的功能；维护人的正常体温的不是气，而是人体新陈代谢释放出来的能量，通过血液来输送全身的；人体的防御作用实际上是人体的免疫系统功能，免疫系统由免疫器官、免疫细胞及免疫活性物质组成；而固摄作用也是由特定的脏器来完成的，比如尿液的固摄是肾脏的功能。

第四节　气的运动现象

对气的运行现象的描述，首先假设了气是一种物质。只有物质才能运动。所以，气的运行现象本身不重要，重要的是揭示这种运动背后的那种生命本质。

一、气　机

人体之气是运动不息的，气的运动就是气机。气的运动形式就像大气的运动一样，有升降出入四种基本形式。升降是指向上和向下的运动，是一对相反的运动形式，就像大气的向上蒸腾与向下的凝结一样。[1]出入是向外和向内的运动，就像气体从某个管道中进进出出。对人体而言，肝气、脾气主升，肺气、胃气主降[2]；元气自脐下向上运行，宗气自胸中向下运行；

---

[1]《素问六微旨大论》中指出："气之升降，天地之更用也。升已而降，降者谓天；降已而升，升者谓地。天气下降，气流于地；地气上升，气腾于天。故高下相召，升降相因，而变作矣。"

[2] 心肺位置在上，其气宜降；肝肾位置在下，其气宜升；脾胃属土，居中央，脾气升而胃气降。孙广仁，郑洪新.中医基础理论［M］.北京：中国中医药出版社，2012：70-71.

白天营气随着卫气从体内运行于体表，晚上卫气随营气运行于体内，称为营卫的出入。气的升降出入是所有生命活动的根本，一旦停止就意味着生命的终结，"故非出入，则无以生长壮老已；非升降，则无以生长化收藏。是以升降出入，无器不有。"①

气的运动可能会失常，没有按照正常的运动方式，走得太过或不及，称为"气机失调"。它有多种表现形式。如，"气机不畅"，气的运动受到阻碍，不畅通；"气滞"，气局部受到阻碍；"气陷"，气上升不及或下降太过，就像物体陷落，没有到达应有的位置；"气脱"，气出的太多太过；"气闭"，气出的太少，闭塞于内，形成郁结。

二、气　化

气的运动会产生各种变化，这种过程称之为气化。"气化过程实际上就是物质转化和能量转化的过程。"②人体之内的精气血津液之间的相互转化，就是气化的过程。如精化为气，先天之精化生元气，后天之精化生谷气；精化为髓，髓充骨来造血，或汇脑而化神，等等。气化的有序进行，正常运转，意味着生理活动健康正常。比如，肠胃的整体气化功能为盛纳、传输、生化、排浊的作用，对于营养物质的吸收、垃圾废物的排泄、人体生命活动机能的维系等起着至关重要的作用。

气化理论是中医哲学的核心内容，气论是传统文化的基石，古代儒、释、道、医、武等都以气论为解释工具和践行方法。古人坚持气本论的思想，"道器"的气化存在不同时态，表现为"中""冲""和"等气化状态。其中"中"是"虚空"之气态，为基始元气，是"未发"之先天始体。"冲"者"中"始生之端，为阴阳交感之气态，表现为"负阴抱阳"的内阳外阴之

① 《素问·六微旨大论》指出："出入废则神机化灭，升降息则气立孤危。故非出入，则无以生长壮老已；非升降，则无以生长化收藏。是以升降出入，无器不有。"参见：孙广仁，郑洪新.中医基础理论［M］.北京：中国中医药出版社，2012：70.
② 张其成.中医生命哲学［M］.北京：中国中医药出版社，2016：45.

体。"和"者为阴阳冲发而中节，升降有序化生万物，气和而生化不息，体现为"外阳内阴"的体用之状态。"中—冲（阴阳交感）—和"是气化的逻辑次序，是宇宙自然与人生成与存在的根本规律。[①]根据气本论思想，气为宇宙世间之本体。《春秋繁露·五行相生》曰："天地之气，合而为一，分为阴阳，判为四时，列为五行"。《正蒙·太和》曰："太虚无形，气之本体，其聚其散，变化之客形尔。"天地万物都是气变化形成的客观存在而已。《素问·六节藏象论》言："气合而有形，因变以正名。"

三、气　象

很明显，气的运动也是一种"象"。运动的主体是物质，没有物质就不可能有运动。人体的呼吸之气在运动，是由空气从人的呼吸道出入，有空气的进出。除了肺的呼吸之外，找不出有其他的物质性"气"在人体之内运行。即便是人在练习气功、太极拳的过程中能够感受到气的运行，那无外乎是呼吸之气，抑或是某种肌体能量的体现。然而，脾胃之气、肝肾之气似乎已经超越了这种物质性的气，它的运动更多的是一种"象"。要想深入地理解气之运动与变化，就需要考察其背后的本体论建构，寻找真正的哲学根源。我们有一个词"气象万千"，描述事物的形态千变万化，多姿多彩，生机勃勃。人身体的气象也可以表现出这种形态特征。

第五节　气的哲学特质

我们已经按照中医知识的常规讲法，具体分析了气的本质、类型、功

---

① 李吉武，孟立锋，唐爱华，陈文辉，王振刚，李双蕾."中—冲—和"的气化状态认识［J］.中华中医药杂志，2023（7）：3418-3420.

能、运动现象等。那么，我们还需要从哲学的角度来逻辑地分析气概念的特点，以便为本体论的分析和建构奠定基础。

一、泛生命性

中医气本论的哲学思想将气看作是万事万物的本原，看作是一切生命的终极依据，体现出很强的泛生命特性。气不是一种"无机物"，而是能够产生生命的活泼泼的类似"有机物"。我们已经先行地描述了气的各种运动现象，说明气是有生命力的，否则它怎么能够产生生命呢？人活一口气，气循环周流于全身，而气的停止运行就是断气、死亡。万物皆有灵气，万物皆有生命，而人的生命最为宝贵。"人命至重，有贵千金。"因此，李约瑟将中国传统哲学和中医中的这种思想称之为"有机的自然主义"，意思是自然界是由有机物构成的，是有生命力的。

气的泛生命性意味着它不仅可以解释人的生命起源和存在，而且可以解释宇宙万有的起源和存在。气的生命力在于它可以断定人的生老病死。人之生，无非就是气的聚合；人之死，无非就是气的离散。人之病，无非就是气虚或气弱；人之老无非就是气的将近终结。这不仅是中医的基本观点，而且是中国古代哲人长期以来一直坚持的基本观念。

二、泛道德性

气虽然最初是一种自然物，但是中国哲学和中医赋予了它非常浓厚的伦理道德色彩，体现出鲜明的泛道德性特点。按自然科学的观点，一个纯粹的自然物质是不存在什么伦理道德属性的。伦理道德属于社会性的存在，是有关人际关系的伦理准则。中医之气概念在很多场合沿用了这种极富伦理色彩的道德之气概念。这里稍举几例说明之。

（一）中医的正气与邪气概念。正与邪的区分实际上是一种道德上的评价，"一身正气"往往指某个人刚直不阿、道德原则性强，不愿意与道德行为恶劣者为伍。而"邪气"往往指某种社会上不好的"风气",可以称为"歪风邪气"。所以,正气与邪气是道德色彩极强的伦理概念,表达的是我们对社会道德现象的认知。那么,中医里面讲的正气与邪气概念很难与这种伦理属性相分离。因为,如果是纯粹的自然物是很难区分正与邪的,只能说明某种气很虚、很弱,或自然环境条件恶劣。一旦有了正与邪的概念,就有了明显的善恶对错观念,就很容易陷入价值观的二元对立。这是我们不能不注意的。

(二)五常之气的概念。五常是指儒家的仁义礼智信等五个重要的伦理道德规范。气在原初的意义上与"三纲五常"是没有任何关系的,但是很多哲学家和医家都将它们相互贯穿联系在一起。比如,东汉思想家王充就认为"伦理道德观念是元气本原固有内在属性之一,具体表现为仁、义、礼、智、信'五常之气'"①。在其代表作《论衡》中有大量的相关论述,如"人之所以聪明智惠者,以含五常之气也;五常之气所以在人者,以五藏在形中也。五藏不伤则人智惠,五藏有病则人荒忽,荒忽则愚痴矣"。这里非常明确地表明"五常之气"存在于人体的五脏之中,人之所以显得有聪明才智就是因为有"五常之气",人的脏腑器官受伤就会影响人的智慧发挥,导致精神恍惚、愚笨痴呆。

三、直观经验性

中医之气概念具有很强的直观性、经验性特点。气,通常被看作是一种精微物质,它虽然是无形之物,但是仍然是可以经验感知的。对于天上云气的感知往往是视觉,表现为变幻无形、捉摸不定的特点;对于人体之气的感知往往是通过触觉、听觉,人的呼吸之声虽然很微小,但是仍可感知,通过脉搏心跳仍可触知。气的这种经验性特点,一方面使得它是一个具体的概念,容易被看作是唯物论的基础依据;另一方面又使得它在一定程度上超越有形物质的范畴,具有形而上的抽象特点,甚至一度可以上升为哲学"第一概念"。

---

① 曾振宇.中国气论哲学研究 [M].济南:山东大学出版社,2001:149.

气的经验性最明显的证据是所谓的精粗之分。精气，可以理解为纯粹之气，较为高级一些。而粗气，则是重浊之气，显得较为低级。天气比地气就更精一些，而人的生命最有智慧，所以其气更为精微。"人之所以生者，精气也。"不仅如此，很多哲学家乃至医家甚至认为不同人之间的差别来源是气的精粗之别，普通人所禀受的气较粗，所以是凡人；而聪明者所禀受的气较精，所以是圣人。这就是对于道德水平高低的较为原始朴素的唯物论解释。

将气与阴阳、五行、四时等自然事物结合在一起广泛使用，也是气的经验性重要证据。气分阴阳，有阴气，有阳气。对于阳气、阴气的描述多为经验性的，比如"阳气者，若天与日，失其所则折寿而不彰"。（《素问·生气通天论》）用苍天、天日来形容太阳，这明显是一种直觉经验。"苍天之气，清净则志意治。"用天空之中清净的气象来描述，体现出很强的经验直觉性。一年四季的气也有不同，如春天之气为春气，夏天为夏气，如此等等。除此之外，人体五脏六腑皆有气，有肝气、肺气、骨气等不同表达。可见，气是一个无处不在的中医第一概念。

但是，作为第一概念，气的经验性、直觉性是其明显的缺陷。古希腊的哲学家阿那克西美尼也将气看作是万物的本原，但是气和水一样是具体的感性存在物。这里就存在一个明显的矛盾，一方面它们是具体的可经验感知物，另一方面又要充当世界本原的第一概念抽象角色，其中存在着个别具体与抽象一般之间的显著悖论。对此，我们可以说它是"人类认识从具体到抽象发展过程中的最初阶段，人类的认识企图从具体上升到抽象，但还摆脱不了具体"①。

四、前逻辑性

气的上述几个特质必然导致它具有前逻辑性的特点。按照哲学家罗素

---

① 曾振宇.中国气论哲学研究［M］.济南：山东大学出版社，2001：163.

的说法，逻辑是哲学的本质。也就是说，概念、范畴是哲学论证的基本工具，是解释认知对象本质的思维方式。这种方式必须以逻辑的方式展开。体现在概念上就是要求具备确定的内涵与外延，必须遵循形式逻辑的基本规律，如矛盾律、同一律等。

按照哲学的基本逻辑，气概念不存在确定的内涵与外延。气的语义项繁多杂乱，什么东西都可以贴上气，都可以用气来解释。我们在此之前已经对气的各种使用进行了清晰的分类，对中医里面的气也进行了归类。不仅自然事物可以有气，如天气、气象、苍天之气、云气、雾气、风气、雨气、晦气、冷气、寒气、热气、暑气、春气、秋气等；而且举凡身体的任何结构组织都有气，如肝气、肺气、骨气、胸气等。举凡各种事物貌似都有气，不胜枚举。那么，气到底是什么呢？简直是无法定义、无法明确！由此看来，气概念在逻辑上是一个典型的自毁、自我挫败的概念，因为它"没有确定的内涵，也缺乏确定的外延，它可以诠释自然、生命、精神、道德、情感、疾病等一切认知对象的起源与本质"。可以说，它是一个"大而无当的泛宇宙本原"，是一个"无限性的终极存在"。[①]

还有一个证据可以表明气不是一个"合格"的哲学概念，这就是它没有明确的英文翻译与之对应。不同的学者有不同的译名，如breath, air, vapour, vital fluid, ether, material force, the prime force, subtle spirits 等。这种译名歧异性，表明气概念没有确定的内涵和外延，是一个大而无当的范畴。

气的经验性、直观性是与概念的抽象性相对立的，这使得气概念的杂糅性、前逻辑性展露无遗。纯粹概念是理性认知的形式，是对客观事物的规律和本质的抽象。气概念表面上具有普遍的本质，但实际上还具有经验性、物理性的特点，很多中医至今一直据此将其作为精微物质的范畴加以定义，以便为其做唯物主义的理论辩护。但是，正是由于这种经验性特点使得它的抽象性不足，还不能构成纯粹的哲学概念，也不能成为普遍的本质，它充其量只能算是一个前哲学、前逻辑概念。

---

① 曾振宇.中国气论哲学研究［M］.济南：山东大学出版社，2001：171.

第六节　气本论的生命观建构

对气的定义为何众说纷纭？对气概念的科学性、逻辑性为何存在如此之大的争议？以至于有学者认为它是一个逻辑"自毁"的概念，或者仅仅是一个"方便的虚构描述"[①]。这里面最根本的问题是，我们没有搞清楚气概念的本质。要想弄清楚，我们需要回归到哲学的本体论与形而上学，认真地探究一下气概念是如何使用、如何被建构起来的，如何成为中医理论的基础。只有通过本体论的分析，我们才能够清楚地展现气的实质。

在分析之初，我们必须给出一个最基本的论断：气不是一种物质性的实体，而是一种哲学的形而上本体，这种本体是一种逻辑上的预设、理性的想象，是对物质之气的抽象化、模型化。为了阐述这个论断，我们将对中国古代哲学的本体论思想进行必要的论述和分析。

一、气作为实体与本体之别

首先，我们要区分实体和本体的概念。我们把实体界定为实实在在客观存在的物体，比如天体、人体以及人体的各种器官、组织、血液、皮毛等。任何实体都有其质量、大小、体积、形状等基本物理性质，有其内在的结构和化学性质。人体之中最小的实体"基因"，就是具有遗传信息的DNA片段，在实验室条件下，利用现代仪器设备是可观察、可检测的，其性质是可分析、可研究的。本体概念就与此不同，它是超越了客观实体之上的一个形而上存在，有形的客观存在物是"形而下"之器（"形而下者谓之器"），无形的逻辑存在者是"形而上"之"道"（"形而上者谓之道"）。

[①] 黄海.中医今释：从生物医学与科学哲学角度看中医［M］.北京：求真出版社，2016：30-31.

所以，道就是本体，本体就是道。老子在《道德经》中非常清楚地阐明了"道"是超越感性经验的，看不见、摸不着、听不着、闻不着的，对道的把握需要理性和逻辑，而不是感性和经验观察。

其次，用本体和实体之分的方法，来分析"气"。气，在其原初的意义上确实是一个实体，意指"空气"，古人所观察到的大气运动、雾气蒸腾等现象，无非就是"空气"的运行，人的呼吸之气，也无非就是空气。空气作为一种物理实体，有其物理质量、体积，以及化学成分、结构，人体所需要的是氧气，植物需要的是二氧化碳，空气的组成成分是占绝大部分的氮气和氧气，以及少量的稀有气体，这是现代化学才搞清楚的基本知识，古人是没有办法知道的。所以，当通行的教科书把"气"定义为一种"精微物质"时，实际上是在使用"实体"的气概念。但不管一种物质如何"精微"，我们都能够在现代实验室的条件下检测到它的存在，都可以通过科学实验的方法搞清楚它的质量、成分、大小、结构、功能等基本性质。然而，在人体之内，除了呼吸之气之外，我们找不到其他任何实体性"气"的存在。既然实体之气不存在，那么"精微物质"的说法就是错误的、荒谬的，它是人们的一种错误理解和判断，需要抛弃的"想象"的定义。

然而，这种错误的定义（"精微物质论"）为何至今仍然大行其道、流行于中医教材呢？我猜想的原因恐怕有几点。一是或许在于人们错把呼吸之气当成了一切人身之气，人活一口气，人确实是需要空气活命，人死了也就断气了。但气并非全部，人还需要营养物质才能生存。中医认为人们喝的水、吃的谷物之类也有"气"，那不过是一种对气的"想象的迁移"。二是一旦取消了气的实体性存在，那么气的功能、运动就变成不可能的了，因为只有物质才有运动，才有其功能。一个事实上并不存在的东西怎么谈论运动、功能的呢？比如说，上帝是怎么运动，有何功能的呢？鬼有运动，有功能吗？三是人们似乎不愿意放弃唯物论的思想，如果否认了气的物质性，就会陷入唯心论的阵营。这种二元对立的哲学划分，在本质上是一种意识形态之争。然而，坚持唯物论、肯定气的物质性并没有从根本上解决问题，反而带来了两难的理论困境：一方面戴着朴素唯物论的"帽子"，坚持"政治正确性"；另一方面在现代科学和西医的"围攻"之下，不得不去用现代科学实验的方法来寻找气的实体、明确气的性质特征，但很遗憾的是，找来找去都无法确定气的存在，反倒是证明了西医的理论正确性。几十年来，在中医现代化的旗帜下，我们对气开展了"浩浩荡荡"的现代科学诠释研究，相继采用的现代生物学、物理学和系统科学的研究方法多达二十几种，比如细胞、细胞通讯、生物能、新陈代谢、线粒体、基因、免疫功能、神经系统、蛋白质组、脂联素、纤联素、Ca2+、气体信号分子、生物电、场、电子、中微子、微粒流、暗物质、熵理论、序参量、信息、多物质结合体、系统功能等，举凡现代医学的理论和方法都拿来与气理论进行了对比研究。[①]这些研究耗资、耗时、耗力，但并没有从根本上解决气的本质问题，反而引起了更大的争议和分歧。如此一来，中医就陷入了巨大的"悖论"之中："气"貌似什么都是，又什么都不是。

二、气的自然主义本体建构

要彻底摆脱"气"定义的理论困境，就必须回归到"气"的本体论建构中来。本体论，或曰形而上学，对很多研究中医的人来说有点陌生。特别是在现代大学分科、分专业的体制之下，人们的知识范围更窄了。要通中医，必须通哲学，特别是古代哲学。没有古代哲学的功底，想要理解中医、学好中医是很难的事情。这里所说的形而上学，并不是马克思主义哲学中所要批判的那种静止、不变、孤立、片面的方法论，而是指对存在本身、世界本原和终极原因的研究，对科学以外、无形体、不可证明的事物的研究，属于哲学的一个分支。

本体论有其基本的研究对象与研究方法。纵览中国哲学史和西方哲学史，其研究对象主要是针对世界本原和本质，按其性质可分为三种："（1）终极的，即真正存在着什么;（2）思维模式，即我们认为存在着什么；（3）约定的，即我们约定或者承诺什么东西存在。"其研究方法主要有四种：

---

① 邢玉瑞，等.中医哲学思维方法研究进展［M］.北京：中国中医药出版社，2017：26-42.

"（1）建构的，即提出一套世界存在何物以及如何存在的模式；（2）描述的，从日常语言中分析出我们是如何把握实在；（3）体悟的，即在哲思之中让存在呈现自身；（4）设定的，我们在理论或者命题中承诺什么东西存在。"据此方法，中国哲学的本体论形态和谱系可以总结为下表：[①]

本体论的方法	本体论的对象	本体论对象之性质
自然主义的建构	金、木、水、火、土、气	终极实在
理性化的建构	无、理、心、识	
非理性化的建构	老子之道、独化	
体悟式的言说	存在揭示自身（庄子之道、空）	

在这个谱系中，我们可以找到"气"的位置。很明显，气本论属于一种自然主义的建构方法，它的对象来自自然界的"气"现象，讨论的是世界的终极实在。这种自然主义的建构方式，采取的是寻找自然界中的某种事物，将它看作世界本原。古希腊的哲学家们也是采用这种方式，例如，古希腊第一个哲学家泰勒斯认为"世界的本原是水"，阿那克西美尼认为"世界的本原是气"，赫拉克利特则提出"火本原"说，恩培多克勒则提出"火、气、水、土"四根说，这些都是最典型的自然主义本体论形态。

自然主义建构方法有其优点和弱点。其优点在于能够从自然界中直接提取出本原的概念，具有感性的直观性，这种感性直观要么是视觉、嗅觉、触觉等感官经验的接触，要么是主体的经验性感受和体悟，而后者已经涉及心理和心灵层次的复杂范畴了。但优点也是缺点，这就是气概念的"不纯粹性"。由于无法脱离感性经验，气无法成为"绝对的形式""纯粹的概念"，始终带着经验性的长长尾巴。这是中国哲学的基本特征，有学者非常敏锐地指出，在中国哲学中"逻辑世界、原理世界是与经验世界、现象世

---

① 徐陶，刘立夫.何物存在：中西哲学本体论的差异与汇通［J］.江西社会科学，2012（3）：27-31.

界不可分割地包容于一体的"，具有"道不离器""气兼有无"的特点，无论是"道论"还是"气论"都不是"现象世界之外独立存在的逻辑世界"。①

如果是作为哲学"第一概念"，应该是克服了直观性、经验性的特点，在这方面"气"概念显得不纯粹。"气"的这种杂糅性、非纯粹性，使得气概念具有"泛生命性、泛道德性、直观性和前逻辑性四大特质"，所以，"气"概念在本质上是一种"具体的一般性"，而不是"抽象的一般性"，"抽象的一般性是抽象的纯理性，是排除了诸多其他规定性、从变动和复杂中抽象出来的静止和单纯的东西。而'具体的一般性'是具体的、能动的。"在这个意义上，"气"是"体用一如"，"既是形上又是形下，既是存在又是作用"。只有这样，我们才能真正地理解中医之"气"，才能解释其理论之中存在的悖论。不过，我们仍然认为，如果以西方哲学作为参照系，"气范畴实际上还未上升为'纯粹概念'，还未获得'绝对的纯粹形式'，它还只是一个'前哲学概念'"。因此它存在两个非常明显的缺失：一是"缺乏确定的内涵与外延，有悖于同一律、矛盾律等逻辑学基本法则；二是表面性、直观性特征比较突出"②。

最后，我们要明确指出，"气本论"是一种哲学建构，而非自然科学知识的建立。科学与哲学的分野，就是科学与玄学的分离。在感性经验范围之外的东西，不属于科学的研究对象。现代逻辑实证主义之所以拒斥形而上学，就在于它无法得到有效的证明，没有逻辑真值，我们不能判断它的真假，因而应该从科学的地盘上扫除出去。今天的科学之所以取得长足的进步，正在于它研究那些可以经验证实或证伪之物，而不是陷入玄学的玄谈之中。

然而，玄学自有玄学的逻辑和道理，不必事事都按照科学的路数去走。梁漱溟说中医是玄学的，西医是科学的；中医走玄学的路，西医走科学的路，一针见血地指出了中医和西医的根本区别。科学的路是向外寻求的，即站在静止的地方做客观的观察、实验与研究，以这种方法来解剖身体，所看到的只是"生命活动剩下的痕迹，而非生命活动的本身"。玄学的路是向内寻求的，是

① 曾振宇.论"气"[J].哲学研究，2004（7）：53-58.
② 曾振宇.中国气论哲学研究[M].济南：山东大学出版社，2001：176-177.

"反求诸己""收视反听"的，反之于生命本身，使生命本身成为智慧，道家和儒家都采用这种方法。在这个意义上，中医的哲学是生命哲学，中医的气本论不能按照西方的唯物论、唯心论二元对立的方式来划分，中医哲学可以称之为"唯生论"，即将生命看作统一的整体，不仅身心统一，而且天人统一。①

有些学者为此区分了哲学之气与中医之气，认为中医的气理论虽然深受古代哲学气论的影响，但还是有些不同于哲学的独特内涵。特别是，古代哲学中的精气学说对医学影响很大，在《内经》时代，哲学与自然科学尚未分化，《内经》的精气理论正是基于古代哲学的精气学说建立起来的，但它"有其自身固有的研究对象与范围，是哲学的精气学说所不能替代的。""哲学的气对医学的渗透是中国古代气血理论的嬗变，是从抽象程度较高的哲学范畴转化为医学理论的具体内容。"确实，气本论是抽象的哲学，中医之气相对具体得多，能够区分气的种类，讨论气的运动与功能，辨别气的通道（"经络"），运用气的力量强身健体（"气功"），发明了很多以气理论为基础的疗法（针灸、拔罐、推拿）。但不管多么具体，中医之气仍然是以哲学之气为基础，"在概念内涵上没有严格区别，只是论域或层次不同而已"②。

总之，我们要认真对待"气本论"对于中医理论的意义。我们所要否认的是"气"的物质性意义，所要肯定的是其本体性、逻辑性、功能性意义。将"气"看作宇宙的本原，在宇宙学上是错误的，将"气"看作是生命的本原，在生物学意义上也是错误的。宇宙的起源并非是气，地球上生命的诞生也并非来自气。对"气"的功能长期以来人们存在着科学上的错误想象。当代著名哲学家张岱年在详细考察中国哲学中的"本体"概念之后，明确指出"本原问题还是科学性的问题"，"本原观念应该保持"，"本体概念却是可以废除的"。③很明显，张先生是站在辩证唯物主义和逻辑实证主义的

---

① 张其成.梁簌溟中西医"根本观念"的启示［J］.中医药文化，2013（6）：1.

② 邢玉瑞，等.中医哲学思维方法研究进展［M］.北京：中国中医药出版社，2017：23-25.

③ 张岱年.中国哲学中的本体观念［J］.安徽大学学报（哲学社会科学版），1983（3）：1-4.

立场来否认"本体"概念的。不过，我仍然认为"本体"概念本来就不是科学问题，本就不具有科学意义，本体的概念只是一个哲学概念、形而上概念，但不能因此而否认它的哲学意义。"气本论"作为一种自然主义的本体论，不仅在中国哲学史上具有显著的意义，而且在中医理论知识体系中具有根本性的意义。这一点不容否认，相反应该认真加以研究。

三、气象生命观：现象学的视域

在这一章的最后，我们想从现象学的视野出发对中医的生命观作一个基本的总结。从本体论上说，中医的生命观很显然是一种气本论。但是，从思维方式上来说，本质上是一种气象生命观，体现的是一种独特的气象思维。中医的两大核心理论藏象学说和经络学说，都贯彻了这种气象思维模型。我们已经先行地探讨了《易经》的象数特征，以及气象作为气的运动形式特征，可见"象"的思维对于中医来说是无处不在的。气作为本体的建构已然明确，但作为"象"思维的对象却还未曾得到清楚的阐释。在此，气象既不是某种自然界的天气、气候，也不是气的外在形象，而是一种以气来象征生命本质的独特思维和价值体系。

气象生命观，就是把气看作是一种生命活动之象。这种象既是一种有形之象，又是一种无形之象，是介于有形和无形之间、感性和抽象之间的某种"缘成构象"，是需要用现象学的方法来揭示的非现成之象。如果以某种固定化的、模式化的思维来理解这种象，那么就偏离了它的本意。生命本身是充满生机活力的，单纯地以某种固定的物质形态来描述，远远不能展现生命存在的有机活动特点，远远不能描绘出生命蓬勃向上的生机活力。而气象生命观却具备这个特点，它不再是在静态的结构中描述近乎"死"化的生命和身体，而是在动态的气象结构中展示生命的存在形态。因而，我们需要再次以现象学的方法，尽情展示气象生命的本质结构，从而"绽出"生命本身的"气象万千"。

在此番现象学的展示之前，我们已经对中医的时间观进行了深入的现象学分析，以展开中医世界的生存论、存在论视域。我们将再次将这种视域"敞开"在前。气，作为某种物质或非物质的基本含义，作为"似雾非雾"的气化本体论建构已然"在手"，那么气象生命观又是何种生存论观点呢？难道仅仅是指以气之象来对生命进行一番"视察"吗？是，也不是。我们确实要以气的动态形象、千变万化的形态来描述生命的内在活动，以展现有机体的内在功能，以揭示它的内在奥秘，以绽放出生命的多姿多彩。

气象，在源初的意义上，表示气的多样化存在样态。唯其变化无穷，神秘莫测，才令人惊异，令人敬畏。由此才得以成为中国哲学与中医的原始第一概念。内涵越是丰富，其囊括性越大，其解释力就越强。正是在这个意义上，它才被历代哲学家不断演绎阐释，作为本体论的基本形式。

从客观角度来讲，气乃是一种物质形态，象乃是气之外在形态和样貌。气作为气体本身并不复杂，在今日的科学知识分析中，我们已然弄清楚不同的气体构成，以及维系生命的主要气体就是空气的主要成分，就是氧气，而非其他。至于中医里面所讲的呼吸"清气"，无非就是新鲜的空气而已，也不过是负氧离子含量较高的空气而已。在这个意义上，气本身并无神秘之处。一个事物的本身并无复杂之外，而被人认为变化莫测之处在哪里呢？恰恰就在它的外在之"象"，我们用一个词来形容就是气象万千。

气的外在形象特征主要在于它的流动性、飘逸性，以及在此过程中产生的神秘性，正是这三种性质构成了气象的本质直观。气的流动性特点是最初的第一直觉，无论是空气的流动，还是呼吸之气的流动，都是身体的原始经验。中医知识的建构正是基于这些原始的第一直觉经验。流动的气体才有生机，才有活力。气的断流、断绝，意味着断气，就是生命的死亡。因而，气的流动性运动特点，是构成生命的本质直观要素，是生命的现象"敞开"在此。对此，我们无论如何赞美之都不为过。试设想，我们所追求的不正是生命的活力旺盛吗？有谁愿意生命如一潭死水般没有流动呢？生命之渊恰恰就是那"为有源头活水来"，而这活水就是生命的灵动气象。

如果说气的流动性构成了生命活力的源泉，那么气的飘逸性则构成了生命的"潇洒"之处，这种"潇洒"给人以神秘莫测、变化万千之感。飘逸来自我们对于天上云彩的原初直觉，尤其是在山顶所观察到的云层之气聚集而成的美妙"云海"。当我们还原了这样一种朴素的原始经验之后，我们就能更加深刻地理解生命之气象特征。气体在人身体之内的流动性也呈现出这种飘逸之处，尤其是在针刺、把脉等临证经验中体现得尤为明显。正如气体在天空中的形象变幻莫测，气在身体之内的流动构成气脉、经络，其循行路线也是十分灵动飘逸的，把脉问诊、针刺得气这些十分玄妙的经验需要靠个体的经验感悟、体悟，那种悟性往往需要以生活经验为基础，加上个体的勤奋努力才得以实现完成。

因此，气象虽然是以物质性的气为基础，却是表达的无形之象，呈现的是其流动性、变化性、飘逸性和神秘性。有形之气是肉眼可观测的，或是经验可感知的，比如人体内之气我们尚不能观察，但是它却可以触摸感知；天空之大气在大多数情况下肉眼不可观察，但是在出现"彩虹"（有颜色）、"云海""雾气"等奇妙景观的时候是可以经验观察。气可以表现为静态与动态，表现为有形和无形，可以表现为固态、液态和气态。根据学者的研究，这种气象的形态结构可以简略表述如下图：①

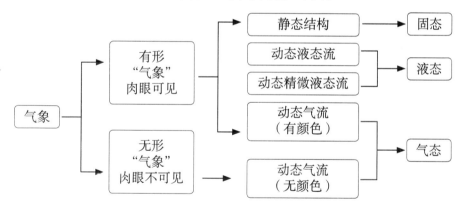

物质气象五大形态划分示意图

按照气象生命观，我们需要阐释脏腑的气象本质、经络的气象本质，因为脏腑和经络是构成人体生命的主要组成部分，要想深入揭示中医生命

① 颜文强，杨娜.中医"气象生命观"考论——中医生命哲学的气象思维［J］.生命哲学研究，2021（1）：34-48.

的本质，这两点是无论如何都绕不过去的。但是，根据作者的理解，生命观是以气本论为核心的，而脏腑器官特别是藏象结构和经络血脉却是人体的具体构成部分，属于身体观的研究内容。身体观相比于生命观来说，更加具体一些。中医的身体观是极其独特的，其内涵也十分丰富，完全需要并值得花费另外一章的内容进行详细阐述和论证。此时，我们只需要先行地提示生命观和身体观是紧密相连、不可分割的，从分析哲学的视域来看需要进行分列论述，而从现象学的观点来看却需要进行视域"融合"。正如我们可以通过气象思维来揭示生命的本质，照样也可以通过它来揭示中医脏腑、经络的本质。这种气象生命观便可进行如下定义：它是指"指通过把握人体生命内部无形的精微物质能量流——'气'及其在不同运转聚集状态下呈现出来的有形之'象'和无形之'象'来探索人体生命规律的认识理念"。按照两位学者的研究，其具体内容可以用如下之图进行表示：

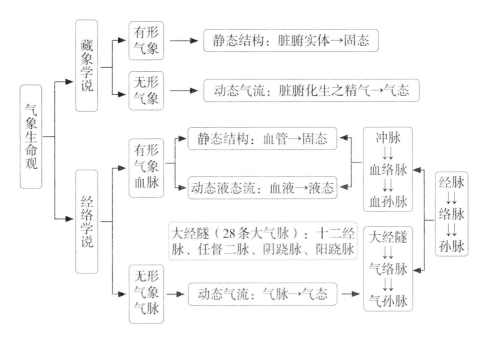

气象生命观示意图

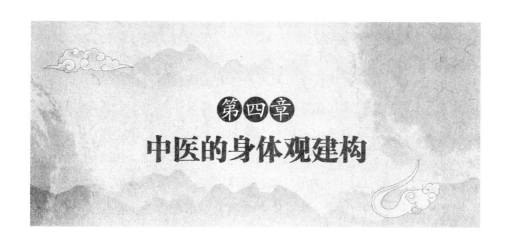

第四章
中医的身体观建构

　　近年来，身体观成为哲学研究的一个热点领域，并且不断渗透到医学、历史学、社会学、人类学、文化学等不同的学科领域。身体观在其根源上是一种哲学观念，这种观念对于医学具有基础性的意义。任何医学都是建立在对身体的阐释和理解基础上的，以何种方式"看待"身体就会形成何种医学，在何种哲学语境中产生就会形成何种医学。医学天然地就带有哲学文化语境，离开了具体的哲学思想和文化语境，特定的医学知识构建不仅不可能，而且无法被异域文化中的人所理解。中医的身体观显然只有回归到中国哲学的语境中才是可理解的，才能寻找到合适恰当的解释路径。

　　然而，对身体的现代阐释有诸多的路径和多个不同的版本，有多少种哲学就有多少种不同的身体观。在学界一种常见的思路是将中医的身体观与西医的身体观进行对比研究，抑或将中医的身体观与西方某个哲学家的身体观思想进行对比，分析其异同。①的确，西医和中医的身体观存在显

① 例如，西安交通大学教授张再林在这方面做的研究具有典型代表性，他发表了多篇论文对比分析了中西身体观，特别就西方当代哲学家梅洛-庞蒂与中医的身体观做了详细的对比分析。参见：张再林."我有一个身体"与"我是身体"——中西身体观之比较[J].哲学研究，2015（6）：120-126；张再林.从当代身体哲学看中医[J].周易研究，2016（6）：59-72；张再林."根身性"：中国哲学研究的一个新的论域[J].孔子研究，2018（4）：35-37.

著的差异，其背后的根源是西方哲学和中国哲学的深刻差异。在中医和西医的不同话语体系中，所体现出来的不仅仅是文化上的差异，更是本体论、形而上学的哲学差异。当代学术界对身体观的现代阐释存在一个明显的逻辑困境，那就是用对象化思维来观察身体，将身体视为一个客观世界中的对象化存在，这种致思路径或曰存在论偏见导致了一种物体化、实体化的身体观，导致了一种"解剖学"的身体解构方式。[①]显然，用这种方式不仅无法抵达中医的身体，而且在根本上走错了路。对中医身体观的研究，必须抛弃这种存在论的偏见，从身体之本源上揭示身体的经验基础与理论预设，重回身体的现象世界与藏象结构，"从对象身体观走向现象身体观"，以此为基础来真正理解和重构中医的身体观。

第一节 主客统一的身体观

对身体的关照和思考，首先面临的是主客二分的问题。因为只要是进入思考与思维活动之中，就必然涉及思维的主体和思维的对象，就已然进入到主客二分的状态之中了。当笛卡尔宣称"我思故我在"之时，实际上就是通过思维活动本身来确认主体的存在性，而这个主体却是一个纯粹的思维着的心灵，由此进入到身心二元论的现代哲学之中。然而，中医的身体观并非是以笛卡尔为代表的西方身心二元论的身体观，而是一种主客未分、形神一体、主客统一的身体观，它所昭示的是一种前现代的哲学身体观，而非一种用"冰冷的仪器和锋利的刀锯"来处理的笛卡尔式的"机械论"

---

① 刘胜利详细地阐述了中医身体观现代阐释所面临的进退两难的逻辑困境：进则难以理直气壮地走向西医的解剖学身体观；退则难以说明自己是何种身体观，难以澄清自己与解剖学身体观的关系。参见：刘胜利.中医身体观现代阐释的困境与出路［J］.深圳大学学报（人文社会科学版），2014（5）：17-22.

身体观。[①]

一、作为客体的身体

身体首先是作为一个客体，进入了医学的范畴和视野之中。所有的医学，在其最本源的意义上，应该将身体处理为一个客观的存在物，从而不断逼近真理，发现身体运行的规律。谁能揭开身体的奥秘，最精准地摸清楚身体的组成结构与疾病产生的原因和病理，谁就能率先在医学上取得令人赞赏的进步。以这种思路，我们将身体处理为一个纯粹的客体或对象，正如自然界中千变万化的事物都遵循着某种客观的规律。纯粹自然界的客体事物是独立存在的，不以人的主观意志为转移的，有着其独立的存在形式和运动方式。比如，太阳和地球的运动是不以人的意志为转移的，它是独立存在于宇宙时空之中的，而人只不过是生存于宇宙之中的一粒渺小的尘埃罢了。一棵苹果树的生长规律也是独立自在的，从苹果树上掉下的一个苹果，无论它是砸在牛顿的头上，还是砸在一个愚蠢的笨蛋的头上，它都是遵循万有引力定律的。纯粹自然客体的这种独立性、客观性保证了对于它们的研究具有高度的客观性、普遍性和必然性，所有的自然科学都主张解释或解开自然运行之奥秘，而人只不过是解开这种奥秘的主体而已。正是在这个意义上，自然科学才可以号称为"客观"的科学，才是最值得被称之为science的那种科学。

二、作为主体的身体

身体不仅仅是可供研究的一个客体，还构成了一个存在性的主体。一个主体意味着一个自我，自我的存在首先是一个身体意义上的存在。一个

---

① 李珂.身体的权利——试论笛卡尔机械论身体观的哲学动机[J].世界哲学，2013（6）：44-50.

主体意味着它区别于这样或那样的自然事物（如一块石头、一棵树等），意味着它能够摆脱那种纯粹自然规律的束缚，能够自我设想、谋划一项行动或计划。任何一个主体都具有某种意向性的活动，能够在自由意志的行动中将自我愿望予以实施，这是人的主体性、能动性的突出体现。然而，一个人的自由意志和行动计划都是建立在他能够成为一个主体的基础之上的，建立在他能够作为行动的主体的可能性之上的。而这种可能性就在于他首先拥有一个身体，正是这个身体的某种特殊功能使得他能够成为行动着的主体而不是一具僵尸，使得他能够成为思维着的主体而不是一具毫无思想的肉体机器，使得他能够按照自由意志来行动而不是简单地、被动地服从于自然铁律。

然而，身体何以能够成为一个主体？或者说，身体何以能够成为主体的基础性条件？我们所理解的身体，是指人的身体，并且是活着的人的身体，是行动着的人的身体，而不是任何别的形式的肉体性存在，比如死尸或僵尸。一个人死后，他的身体将会变成一具死尸，对这具死尸我们可以火化、埋葬，可以树碑立传予以纪念，然而，它（it, the dead body）不再是他/她（he/she as a person），它不再是此岸世界中一个自由行动的主体，而是在此岸世界中存在的一个纯粹自然客体（注意，此时的一具尸体与一块石头、一抔黄土在本质上没有任何区别，而所谓的"命归黄泉"也不过如此），借由这个客体人们执着地寻找通往彼岸世界的中介与桥梁。无论是活着的人对于已故亲人的哀悼、纪念还是祭祀，无论是狂热的宗教信徒对于上帝、佛陀、圣贤与先知的信仰、供奉、膜拜还是朝圣，无一例外的都是期望通过虔诚的宗教性仪式或世俗的纪念性活动抵达永恒的彼岸世界。从身体到尸体或圣体的转变，从他/她向的它的转换，这一过程昭示了从主体到客体、进而从客体到"虚构的主体"的逻辑转换，这既是主客辩证法在时间上沿着生前—死时—死后的历史演绎，也是主客辩证法在空间上沿着纯粹身体—纯粹尸体—虚构身体的主体演绎。

身体既然是任何主体存在的必要前提和物质基础，离开了身体，主体性就无藏身之地。一个行动着的主体意味着一个活着的人，而不是死去的尸体。主体意味着我有一个身体（I hava a body.），意味着这个身体属于我所有（I own my body.），我与这个身体不可分离。只是，我们能否设想一个没有身体的主体？这样一个脱离了身体的主体或许存在于幻想之中，或许只是人们思维活动的对象化产物。比如，对于鬼与神的设想，鬼虽然只是存在于人们心理与精神活动之中，却被人设想为独立于人而存在的某个"主体"，这个主体甚至能够以某种被想象的"看得见"的活动或灵异的方式来影响人的身体和精神。然而，鬼是没有身体的，它只是人的思维的一种对象化的投射。同理，对于神的观念也是如此，无论是释迦牟尼成佛，还是道士幻化成仙，它都不再是具有肉身的现实的主体了，而是一具超越了身体的绝对精神性的存在。当佛陀涅槃之后，他的身体被烧成舍利子，被他的追随者和虔诚的子弟供奉起来，他的金身铜像被置于宏伟庄严的寺庙，被人们顶礼膜拜。为何一具脱离了身体的存在物具有如此之魅力，以至于无数的善男信女愿意终生为其献身？身体的存在与价值竟然敌不过一尊被人臆想和构造出来的偶像？

三、作为对象化的身体

身体的对象化，意味着身体成为主体观看、审视或反思的对象，并且在这种主体性的活动中成为对象化的抽象存在。对象化意味着一种抽离、后退，意味着身体不再是纯粹的客体，而是成为思辨着的主体的思辨对象物。

身体的对象化活动的第一种表现形式是观看。观看是一种最直接的感性经验活动，它意味着用眼睛注视，将目光聚焦于某个具体的身体之上。观看身体可能是出于好奇，也可能是出于纯粹的感性审美。每个人都有一具身体，我们既可以观看他人的身体，也可以观看自己的身体。比如偷窥他人的身体，往往是出于一种好奇心，而那些常常偷窥他人身体隐私部位的人就会成为偷窥癖，他们以此为乐并获得极大的心理满足。也有些人喜欢观察自己的身体，要么是出于乔装打扮的需要，要么是出于孤芳自赏的心理需求。而如果为身体的美丽所打动，为某个女孩的漂亮脸蛋或身材所吸引，那就是一种感性的审美活动，它以一种"养眼式"的感性美丽来触动观察者的心弦或激发身体的欲望或冲动。

要注意，作为一种对象化的活动，这种观看是一种对象化的"看"，而不是纯粹客观的"看"。对象化的看，意味着要将观看者置于这种观看的活动之中，参与观看的构建过程。而纯粹的客观的"看"，则是一种置身事外、有距离的"看"。医生对病人身体的"观看"就是纯粹客观的，医生所要看、所想看的是身体的症状、指标、图像或数据，相反，那些感性经验的东西对于医生的诊治来说毫无意义，甚至会成为他有效诊疗活动的干扰或妨碍。医生所要做的工作就是要从众多的感性直观活动中，直接地抽取出他想要的那种"科学"数据，而不是获取一堆杂乱的感觉材料。最理智的医生往往是最"冷血"的，这种"冷血"并不是说对病人失去同情之心、怜悯之情，也不是说置病人的利益于不顾，而是说最有效地治疗疾病的方式就是理性地、冷静地观察身体的症状和指标，客观地分析病因和病灶，寻找最优化的治疗方案和手段。因此，对于医生而言，病人的身体就是一个纯粹的客体，一种携带疾病信息的标本式存在，而不是一个对象化的存在物。在理想的科学语境下，医生不应该跨越这条界线，应该时刻保持对病人身体的冷静观察与分析。如果有医生为病人的身体之美所吸引，被一种感性直观之经验所征服，进而对病人生起占有之欲望，那就违背了从医的基本道德规范。总之，对象化的"看"重在构建主体的心理活动过程，而纯粹客观化的"看"重在提取客体的客观特征、量化指标或科学数据。

身体的对象化活动的第二种表现形式是审视。如果说观看是最直接的感性活动，那么审视则是带有理性思维的观看。"审视"之不同于"观看"就在于"审"。观看是对最原始的素材的被动接受，对象以一种最直接的方式呈现在我们的视野之中，可以称之为对象的"被给予"。"审视"不是原始素材的直接被给予，而是经过了理性思维的初步加工，而这种加工往往带有主体的前理解或"前见"。对身体的审视，意味着不再是直接的观看，而是"看"而"审"之。身体如何被"审"呢？对身体的品头论足，对身体的缺陷的关注，对身体线条美的端详，对身体整体匀称和谐之美的理解，这些都是审视身体的方式。当一个人对镜贴花黄之时，偶然之间发现有一根白发，遂发出青春已逝、人生苦短的感叹，他就是在审视自己的身体已然变老；当他年过四十，面对不断后退的发际线和不断凸起的腹部，遂暗暗发誓要加强锻炼身体、注意养生之时，他就是在审视自己的身体；当一个画家惊叹于老农沧桑的脸庞，遂以画笔勾勒出爬满皱纹的古铜色皮肤、布满老茧缠有破布的手、迷茫的眼神和干裂的嘴唇，他就是在审视老农的身体。①

对身体的审视不同于医生的观察。审视是带有理性思维的感性直观，是带有主体价值观和个人偏好的观察。在这个活动中，我们很难分清究竟是理性占据主导地位，还是感性占据主导地位。更准确地说，似乎是感性与理性的水乳交融，融为一体。在画家的创造活动中，画家的观看活动并非是纯粹感性的，而是融感性与理性为一体的对象化活动。而医生的观察活动与此不同，他所显现的更多的是一种理性的活动，至少从医学目的与科学的要求上来说，是不允许带有个人偏见和价值偏好的。对于医生的观察活动来说，理想的状态是保持客观性和价值中立，客观性保证治疗的精准有效，而价值中立要求医生将自主权、知情权与选择权交给病人。医生要做的是提供客观有效的ABC诸种方案，交由病人来做选择和决定。在一个自主权逐渐高涨的民主时代，医生越俎代庖的家长主义行为已经很难得到病人的认同和支持，与过度热心肠的医生相比，人们似乎更渴望获得医生精准有效的治疗。

身体的对象化活动的第三种表现形式是反思。反思意味着将主体的行为活动或客观对象纳入主体的意识活动范围之中，对其本质进行抽象的哲学思考。从事反思性活动是人区别于动物的最本质性特征和规定。马克思认为："动物和它的生命活动是直接同一的……人则使自己的生命活动本身

---

① 当代画家罗中立于1980年创作完成的大幅画布油画《父亲》，就是这样的典型作品。

变成自己的意志和意识的对象……仅由于这一点，他的活动才是自由的活动。"① 对身体的反思意味着将身体的"生命活动"变成意识的对象，而身体的"生命活动"不是单纯地作为生物学意义上的有机体的活动，而是作为社会学、人类学、心理学等意义上的生存活动，是人作为主体所展现的主观能动性。单纯的生物有机体的活动将身体视为一个客体，而不是被主体反思的对象。对身体的活动进行反思，它所要表达的正是古人所说的"吾日三省吾身"，就是要对身体的感性活动进行省察，进行自我规范和约束，进行自我改造和革命。对身体活动的反思，不仅仅包括对身体欲望的反思，而且还包括对身体活动的意义反思。对欲望的反思，在中国哲学中是一个核心的主题，它往往伴随着对人性善恶的反思，以及对伦理道德的反思。无论是先秦哲学的性善与性恶之争，还是宋明理学中的天理与人欲之争，抑或明清之际哲学家提出的"童心说"，都是对于欲望性质的哲学争辩。相反，对生命活动意义的反思，在中国哲学中没有引起足够的重视。道家哲学和中医哲学虽然提出了有关生命活动的深刻观点，并且在实践修为中以追求长生不老、延年益寿为目的，但几乎没有对生命的意义做出深入的哲学探讨。对身体活动的哲学反思（"省身"），对生命意义的探索，就是古希腊哲学家苏格拉底所说的，"未经省察的生活是不值得过的"。

四、作为主客统一的身体

我们已经详细展示并分析了身体存在的几种可能的哲学方式。任何一种方式，都是一种特定的哲学视野，一种特定的看病的视角。那么，中医看病究竟是采取哪种方式、哪种视角来观看病人的身体并处理疾病的呢？

首先，我们要进一步分析医生"看病"的几种"看"的方式。按上述哲学分析，任何的"看"都是一种对象化活动，医生的"看—病"也不例外。

---

① 中共中央马克思恩格斯列宁斯大林著作编译局.马克思恩格斯全集（第42卷）[M].北京：人民出版社，1979：96.

病人的身体之地位，取决于医生看病的"看"的方式。当医生给病人"看病"时，医生作为个人就是一个主体，而病人作为"被看"的对象就成为一个客体。然而，看的方式有很大的不同，不同的方式将赋予病人的身体以不同的地位。第一种情况是，当医生"看"的只是病人（作为一个病患的社会性角色）的某种"疾病"之时，该"疾病"实体及症状成为"被看"的对象，成为从人的整个身体中抽离出来的对象化"客体"，而整个病人则是"视而不见"的，他的身体既不是客体，也不是主体，而是被医生的"目光"所"边缘化"的存在。第二种情况是，当医生"看"的是整个病人的身体，以一种"冷峻的"目光来审视病人的整个身体而非局部的疾病之时，那么这个身体就被作为客体来处理了。这是一种客观的、注重整体的看病方式，这种方式比前一种方式更加全面，也更加"科学"，因为它能够从只见"树木"的方式转向能够看见"森林"的方式了。不过，虽然这种方式比第一种方式有所进步，但仍然不见病人的主体性存在，病人在此顶多只是被处理为一个会开口说话的客体而已。第三种情况是，医生看的是"人"，是一个存在某种疾病的个体，医生这个主体与病人这个主体在"看病"的实践性活动中共同完成一项工作和任务，去对抗疾病、治愈身体，此时病人就作为一个活生生的主体走向前来，与医生进行对话、沟通和交流，商讨治疗方案，共同应对疾病带来的挑战。在这种方式中，病人主体性得以显现，他的存在受到了医生的重视，他的内心感受和主体经验受到了医生的关注和关怀，医患关系不再是冷冰冰的，而是更加凸显了病人的主体性地位。在这种方式下，医生虽然也要治疗病人的身体疾病，但这种治疗是在一种"主体间"完成的，身体在这种"主体间性"中得到了更加人性化的照顾。

其次，我们来分析，在这所有的三种方式之中，中医所采取的究竟是哪一种方式呢？第一种方式只是"看病"，这显然不是中医的看病方式。这倒不是说，中医有"上医医国，中医医人，下医医病"的职业理想，而是因为在中医基础理论和知识结构中，根本就不允许医生只是看某种疾病及其症候特征，而是要根据表现于体表的各种症状和症候来判断潜藏在身体之内的脏腑器官可能存在哪些问题，如果仅仅执着于表象的症状，那不是中医的做法，而是被中医所嘲笑的"只见树木不见森林"的做法。

那么第二种方式呢？将病人的身体处理为一个整体，这是中医看病的典型方式，也是中医的独特优势之所在。也就是说，中医看病的方式重视整体而非局部，重视脏器之间的功能性关系，重视内部和外部的关联性。就其客观性而言，这种看病的方式是更加科学的，更可取的。然而，中医对治病的要求似乎不仅如此，否则我们该如何解释"上医医国，中医医人，下医医病"呢？如果说第一种方式是"下医医病"，那么第二种方式是否达到了"中医医人"的层次呢？我们只能说，它只是部分达到了，但没有完全达到，因为它没有真正抵达"人"的"主体性"，因为完整的"人"不仅仅包括身体的健康、没有疾病，更多的还要有心灵、精神和灵魂的完整性。这样，真正的"医人"需要走向更高的要求。

在理想的状态下，中医看病的方式应该是第三种方式。在这种方式中，医生和病人都是主体，医患关系是主体间关系，呈现出来的是一种哲学上的主体间性。病人在这种关系中不是被处理为一个对象或客体，真正被对象化的是病人的身体，而非病人本人；真正被当作客体的是医生从病人身体上收集起来的疾病信息、症状和症候特征。主体性保证了病人能够和医生互动，使得医生的"望闻问切"的疾病诊断活动有效进行；对象化活动保证了医生能够对病人的身体进行观察、询问、触摸与诊断，能保证病人的身体作为一个对象进入医疗活动之中；客体的存在属性保证了医生能够收集到一些客观的疾病信息，这些信息的存在不以个人的主观意志为转移，使得医生能够做出科学的、实事求是的诊断和治疗。由此看来，中医的临床诊断与治疗活动是包含了主体、客体与对象化的主体间性活动，三个要素都同时存在于其中，缺一不可。没有主体，就没有病人这个"人"的存在性，治疗活动就失去了最终的意义；没有客体，医生"看病"的"看"活动就无法开展，疾病的诊断就失去了客观的物质基础；没有对象化，医生就无法以一种主体的身份进入到诊断与治疗活动之中，也无法从这种活动中抽身而出，正是依赖于这种主体身份，医生才能够在医患关系的双向建构活动中自由地出入，并给出积极有效的建设性治疗方案。

最后，总的来说，中医的身体并非是一个纯粹的客体，而是集主体、客体与对象化活动于"一身"的整全之"人"。很显然，任何性质的医学研究，都必然将身体处理为一个客体。一个东西，如果不将它看作是一个客体，我们如何对它进行"客观"的研究呢？对于所获得的知识，我们总是希望它是客观的、准确的，而不是主观的、模糊的。中医所处理的身体肯定是人的这个身体，肯定是具有某种特定结构和功能的身体，肯定是会产生疾病的身体。除却这样一个客观的身体，我们还能想象一个什么样的身体呢？然而，中医的身体，又不仅仅是一个纯粹的客体，而是能够成为对象、且作为主体基础的那个身体，正是这个身体才是构成中医知识的本体基础。

第二节 形神一体的身体观

探讨中医的形神观意味着更加全面地考察中医的身体观。形神观，在中国哲学和中医思想中有着特殊的意义和价值。这种意义首先在于，中医的身体作为一个有"形"之物，其内涵与结构不同于现代医学，其特殊的表述方式和逻辑关系有待于进一步的辨析和梳理。其次，形神观的研究是在现代西方哲学身心观的对比语境中提起并展开的。自从马克思主义哲学传入中国，一切哲学问题的核心都被界定为存在与思维、物质与精神的关系，以此来标示出哲学家和一切人类哲学思想的归类与派别。这种划分虽有其意识形态性和政治性，但的确从现代思想的角度切入了问题的实质。我们以现代西方哲学和马克思主义哲学所提出的身心观、存在与思维、物质与精神的关系问题为参照点，来深入地探讨和分析中医的形神观，以此来揭示出它的独特内涵与本质。这种分析方式，有其合理性，因为在对比中才能看清楚区别。当然，我们以西方哲学和马哲为参照点，但不以之为绝对的评判标准，不能预设任何的价值判断前提。只有这样，我们才能真正切身地领会中医的形神观。

一、形之义

作为主体基础的身体，在中国哲学和中医的语境中被理解为"形"或"形体"，意即一个有形的身体，而不是某种无形之物。从汉字的起源来说，按照《说文解字》，"形"本身的含义是"象"，所以今有"形象"一词，而"象，当作像，象似可见者也"。由此看来，"形"无非就是可以看见和经验观察的物体的外在之象而已。这种解释很符合象形文字的构造法，也切合《易经》的象思维（"在天成象，在地成形，变化见矣。"），以及中医的藏象理论。

形既为象，那么身体之形即为身体之象。人之身体，既有看得见的部分，也有看不见的部分，看得见的部分属于外在之形，表现为事物的外在形象、形状、形质、形体；看不见的部分，有可能是需要解剖才能看见的实体性器官和形态，也有可能是即便解剖也看不见的人体之能量或功能。能够经验观察和触摸的"形"主要有三大部分：一是能够直接观察和触摸到的身形官窍，包括躯干、四肢、头面、五体（皮脉肉筋骨）、五官（耳目口鼻舌）、九窍（耳目鼻口及前后二阴），以及五脏外华（心之华在面、肝之华在爪、脾之华在唇、肺之华在毛、肾之华在发）等。二是能够经验观察和感知的液体部分，主要是血和津液。三是只有通过解剖才能经验观察的部分，主要是脏腑器官，如五脏（心肝脾肺肾），六腑（胆、胃、大肠、小肠、膀胱、三焦），奇恒之腑（脑、髓、骨、脉、胆、女子胞）。

除了有实体存在之"形"外，中医的"形"还包括并没有实体的"形"，可以称之为"无形之形"，即事实上并没有一个实体性物质与之对应的"形"；或者说虽然有一定实体物质基础，但主要内涵与意义并不在于其实体性的概念。这类主要包括：精、气、经络、腧穴、三焦、脉。这些概念是中医特有的概念，是中医理论基础中难以理解和把握的地方，也是争议最多的地方。

（一）精。精是中医的一个基本概念，我们常说的精气神就是以之为基础。按照中医基础理论的说法，精有广义之精和狭义之精。狭义之精是肾精，这个按照现代医学知识，可以理解为精子，是一种实体性的物质。但是中医的精恰恰是广义的精，包括先天之精和后天之精，前者来自父母、封藏于肾；后者来自饮食水谷和自然吸入的清气（实际上就是空气），经脾胃运化与肺朝百脉营养脏腑组织。几乎所有的中医教科书都把精定义为人体的一种精微物质，跟气的定义也一样。我们仔细分析一下先天之精和后天之精的说法，来自父母的为先天之精，但人身究竟是什么来自父母呢？没有其他，仅仅是基因而已，只是通过父精母血将基因传递给后代。人体在母亲的子宫中受孕吸收和接纳的是母亲身体的营养物质，延续和传递的是父母的基因。除此之外，我们实在想不出有什么东西是来自于父母的先天之精。那后天之精又当如何呢？它既然是来自饮食水谷，那就无疑是水谷的营养物质了，水谷之精实际上就是指水谷能够养人的那种营养成分。如此看来，精并非什么神秘之物，而是中医对人体繁衍生命、生长发育的一种哲学解释。

那么，精究竟是不是一种精微物质呢？按照上述的分析和理解，我们确实可以把它理解为精微物质，精子、基因、营养物质的成分，这些都是精微的物质，需要现代医学知识才能认知的"肉眼"看不见的精微物质。但这种物质性的定义存在的麻烦就是，精所包含的内容很多，不是某一种单一的物质，而是被抽象归类的一类物质形态，而其归类的依据就是它的功能与作用。这就涉及对"精"的非实体性、非物质性理解了。几乎所有的中医教科书都认为，人体之精的主要作用是繁衍生命、濡养、化血、化气、化神等。前三种功能很好理解，人类的繁衍靠生殖之精，濡养和化血依靠的是营养物质，这里关键是怎么理解化气、化神的作用。

如何解释精化气、化神，进而去理解中医的精气神，这牵涉到我们如何去定义精、气、神的问题。一个东西化成另外一个东西，如果不是物质形态的变化或转换，那么它究竟该怎么界定呢？如果精、气、神三个"东西"都是某种实体性物质，那就很好理解，它们彼此之间不过是一种物质形态的相互转换而已。但问题是，至少我们可以确定"神"不是一种实体物质，而"气"按照我们在前文的分析来看，除了空气之外，中医之"气"也不是一种实体性物质，并且人呼吸之空气来自自然界，也并非是人体自己产生的。既然气和神都不是物质，那么能够转化成气和神的精又是什么呢？这实在是一个令人头痛的哲学问题。在此，我们指出，中医之"精"虽然有其物质基础和内涵，但它所强调的更多的是其繁衍与涵养生命的功能，这是中医概念的特色。在讨论完基本概念之后，我们再回到精气神的问题。

（二）气。气的分析已经很充分了。作为人的呼吸之气，它是一种无形之物质，可以算作是一种"形"。但气，更多的是一种哲学的预设，一种功能性的解释，所以就超出了"形"的范畴了。

（三）经络。经络是经脉和络脉的合称，人体的经络实际上就是人体之脉。一般来说，中医理论认为经络是人体的一种通路系统，主要作用是运输气血、联络脏腑官窍、沟通人体上下内外、感应传导信息。人体的经络系统主要有经脉、络脉和连属部分构成，其中经脉主要有十二经脉和奇经八脉。经络理论主要用于指导针灸推拿，特别是用来治疗疼痛。根据中医理论，身体的疼痛与阻滞有关，"通则不痛，痛则不通"，通过针灸来刺激经脉的接受点和传递点，促进气血运行，从而减轻疼痛。

经络系统的产生和提出，可能是源自古人的经验性构想，是人们"近取诸身，远取诸物"的观察结果，是对人体的脉、筋、系等条索状结构的观察和推理，以及与自然界相关事物类比的结果。人们在一定部位按压可以减轻其他部分的疼痛，凭借着对身体之"气"的理解，人们推测是有一条"气"运行的线路，从而根据临床经验绘制出人体的经络循行线路图。人体的经络如同自然界的河流，将水流输送到四面八方。很明显，这是一种"假想的路线"[①]，它设想气血在人体之内行走的线路，从而构成一个全身上下的庞大网络。

但是，在现代医学知识理论框架下，经络理论面临非常致命的质疑与

---

① 黄海.中医今释：从生物医学与科学哲学角度看中医［M］.北京：求真出版社，2016：62-63.

挑战。首先，被设想为"通道"的经络系统在人体中并不真实存在，实验证明我们不可能通过解剖学找到它，在人体身上并不存在解剖学意义上的实体性经络系统。临床上的针灸推拿中，"人体的表现就好像这些通道存在一样，因而从经验中得知经络系统是一个有用的解释模型"。其次，中医的经络理论还构建了经络与脏腑的关系，但这种关系的解释也遭到了质疑。在经络图中，十二经有一定的起止、循行部位和交接顺序，与脏腑有着直接的属络关系。但问题是，中医的脏腑概念本身就是一个"功能群"，而非"特定位置的实质器官"，"寻找循行至脏腑的经络通道的观点便值得怀疑，而传统经络图中展示每条复杂经络均结束于一个器官（现代解剖）更可能是失败的。"

总之，从建构论的观点来看，人体的经络系统是古人基于临床经验建构和设想的一个"图解"，是一个经验上有用的"解释模型"，而并非一种实体性的、解剖学意义上的"通道"。它确实是一个"通道"，只是被设想出来的而已，供气血运行的"通道"。它也可以说是古人象思维的结果。正是依靠这种"通道"理论，中医的针灸推拿等临床技术才得以发展出来。

（四）腧穴。腧穴，即穴位[1]，是人体经络线上的特殊的点或部位，通常是神经末梢和血管较多的地方。"腧"通"输"，或从简作"俞"[2]，"穴"是空隙的意思。腧穴是人体脏腑经络气血输注出入的特殊部位，每一个穴位都有名称、有定位、有所归属的经脉，还有一定的体表形态特征，如气穴、骨空、溪谷、络脉、脉动、筋结、压痛等。[3]穴位虽然是经络线上的点，但这些点并非是孤立于体表的，而是与人体内部的组织器官有着非常密切的联系，存在着一种互相"输通"的关系。[4]"输通"是双向的，从内通向外，反映病痛；从外通向内，接受刺激，防治疾病。从这个意义上说，腧穴又

[1]《黄帝内经》又称之为"节""会穴""气穴""气府"等；《针灸甲乙经》中则称之为"孔穴"；《太平圣惠方》有称做"穴道"；《铜人腧穴针灸图经》通称为"腧穴"；《神灸经纶》则称为"穴位"。
[2]《类经·人之四海》载："输、腧、俞，本经皆通用。"
[3] 张树剑.早期腧穴形态观念阐微 [J].中国针灸，2011（12）：1127-1130.
[4]《素问·气府论》解释腧穴是"脉气所发"；《灵枢·九针十二原》说是"神气之所游行出入也，非皮肉筋骨也"。

是疾病的反应点和治疗的刺激点。

中医穴位的实质究竟是什么？长期以来，学界争议不断。有学者从穴位的电学特征去探讨，还有学者研究穴位与神经的关系，还有人发现穴位与血管、淋巴管关系密切，有学者研究穴位的形态结构，等等，研究方法不一而足。总的来看，人体穴位是既与神经系统密切相关，又与血管、淋巴管、肌肉等组织有关的复杂综合结构及其机能。

对人体的穴位存在一种经验性的解释。观察发现，绝大多数人体"穴位"所在的"位置"都是"骨骼"的"间隙"或"凹陷"里，而且一般处于"骨骼间隙"的"两端"和"中间"。为什么会这样呢？因为"血液"或"体液"流通时，很容易"滞留"在这些"凹陷位置"上，就像河水在一些关键的节点容易发生阻滞、不通、淤积等现象，这就需要人力去进行疏通，而对穴位的刺激、施针就是疏通的一种有效办法。这种解释虽然比较原始，但符合我们的经验性理解。

（五）三焦。三焦是上焦、中焦和下焦。三焦的本质究竟是什么？根据其性质的不同，可以分为六腑三焦、部位三焦和辨证三焦。

六腑三焦是指位于腹腔之中的实体性器官，根据专家学者的考证，大多认为是腹腔之中的肠系膜及大小网膜、淋巴管道等组织，填充于腹腔的脏腑之间，主要功能是疏通水道、通透津液，"三焦者，决渎之官，水道出焉"（《素问·灵兰秘典论》）。[①]

部位三焦超越了实体六腑的范畴，将整个人体分为上中下三个部分。上焦是指横膈以上的部位，包括心、肺、头面部，还有人将上肢也归为上焦；中焦是指横膈以下、脐以上的腹部，包括脾、肝、胆等脏腑；下焦是脐以下的部位，包括小肠、大肠、肾、膀胱、女子胞、两下肢等。很明显，三焦部位并非是实体性脏器，它只是一个"有名无形"的身体部位概念，且其重点强调三个不同部位的功能性差异，即"上焦如雾，中焦如沤，下焦如渎"。"上焦如雾"是一个象征性比喻，是指上焦宣发卫气、水谷之气、

① 孙广仁，郑洪新.中医基础理论［M］.北京：中国中医药出版社，2012：129-130.

血和津液的作用，好像雾露之灌溉一样。"中焦如沤"意指脾胃肝胆的消化作用，就像食物发酵酿造的过程一样。"下焦如渎"是指肾、膀胱、大肠等脏器的排泄功能，就像河流沟渠的通导、疏导作用。

辨证三焦既不是实体性的六腑三焦，也不是部位性的部位三焦，而是一个纯粹的温病辨证纲领，是指温病发生发展过程中三个不同的病理阶段。可以看出，从六腑三焦到部位三焦，再到辨证三焦，三焦的实体性逐渐减弱，从一个纯粹的实体性概念演变成纯粹的功能性抽象概念，而处于中间阶段的部位三焦既有身体部位的内涵，也有这些部位器官的基本生理功能的含义。

二、神之义

神，不仅是一个重要的哲学范畴，而且是一个很重要的中医概念。很明显，中医的神概念来自先秦哲学的神概念，因为一般认为《内经》成书在秦汉之间。但是，对于神的概念内涵，存在较多的说法，所以这里需要进行概念的观念史分析与还原。

有学者认为，与中医相关的神概念主要有三层意思：莫测的变化、天地的法则和万物的主宰。[1]我认为，这种观点是比较恰切的。在中医中，基本不存在人格化的神（天神、上帝）概念，只是从医学角度来使用神一词的。神的最初含义是变化莫测之意。在汉字中，神、申、电三个字的字形是一样的，也就是说上古之人看见自然界的闪电现象，被神秘莫测的自然现象所震撼，故谓之"阴阳不测之谓神"。这种变幻莫测的东西后来又演变成天地万物的法则（即"道"）和万物的主宰。《内经》里面使用"神"的相关概念主要有：心神、本神、五藏神、治神、守神等，它们基本上是在上述三种含义之下定义的。这些概念可以用如下之图来表示：[2]

① 张树剑，赵京生.古代"神"的观念与《内经》"神"相关概念的关系探讨［J］.中国中医基础医学，2010（3）：182-185.
② 张树剑，赵京生.古代"神"的观念与《内经》"神"相关概念的关系探讨［J］.中国中医基础医学，2010（3）：182-185.

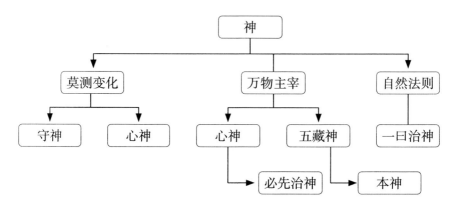

《内经》里使用"神"的相关概念

著名学者张登本认为《内经》中存在着两种不同类型的"神"概念，即人文社科的"神"概念和生命科学的"神"概念。[1]人文社科的神主要是包括：宗教性的天神、鬼神，人类自身的可感知状态，对高超非凡的技艺、效果或具有这样本领的人的评价。比如，"故知一则为工，知二则为神，知三则神且明矣。"（《灵枢·邪气脏腑病形》）"望而知之谓之神，闻而知之谓之圣，问而知之谓之工，切而知之谓之巧。"（《难经·六十二难》）生命科学支系的神概念主要包括：客观事物的变化规律，以及人类生命运动的固有规律，而生命活动规律的内涵较多，主要是生命活动总规律、调控规律、心理活动规律、脏腑与精气血津液活动规律、经络活动规律等。这种分类方法有一定的道理，但是人文社科的神概念与生命科学的神概念是相互联系的，并且不能那么绝对的分开。用现代学科的概念框架来分析《内经》难免会陷入一定的主观之见。

中医的"神"概念虽然含义丰富，但有广义和狭义之分。广义之神包括自然化育和生命机能之义。自然化育是指自然界中不以人的意志为转移的、神妙变化的自然现象。《素问·天元纪大论》说："物生谓之化，物极谓之变，阴阳不测谓之神。"阴阳五行、六气的作用都是神的体现。生命机能是自然化育而来的人类生命活动的表现，《黄帝内经》中的神概念具体体现为四个

---

① 张登本.《黄帝内经》十二论［M］.北京：中国中医药出版社，2017：124-137.

方面：内在的生命气机变化动力、人的新生命、脏腑气血功能活动、内脏精气的外华。①可见，广义之神无外乎是自然界神奇变化与运动规律，以及人体生命的独特活动与功能特征，这种理解重在强调其（对于古人而言的）不可知性、变化莫测性。

狭义之神指灵明神气和思维情志。这两种内涵更加符合或接近我们今天对神的理解，形神合一的神，重在从这种意义上来理解。灵明神气也是一种精气，在中医的理论中被设想为一种精微的物质，这很明显受到了先秦哲学的精气学说的影响。②神的来源是气，"气乃神之祖"，也就是说精生气，气生神，合起来就是精气神。③神的特点就是"灵"，故称"灵明"，"一形之中，灵者神之谓也，即乃身之微也"④，"气之虚灵者即为神"⑤。

中医认为，人的灵明神气藏于心中（"心藏神"），这就是心主神明说。《素问·灵兰秘典论》说："心者，君主之官，神明出焉。"这就是说，心中才有神明，心是主宰生命活动、思维意识的东西。问题是：这里的"心"究竟是指心脏器官还是心灵呢？现代医学表明，主宰思维活动的肯定不是心脏，而是属于大脑，属于存在于大脑之中的"心灵"。只有这种解释才符合现代科学的理解。《灵枢·邪客》说："心者，五脏六腑之大主，精神之所舍也。"能够主宰人的五脏六腑的肯定是脏腑之外的大脑，精神和心灵就"舍"于其中。张介宾说："魂魄志意及意志思虑之类皆神也，合言之则神藏于心，而凡情志之属，为心所统。"（《类经·藏象类》）这就是说，人的魂、魄、意志、思、虑、情都属于神的范畴，都是为"心"所统管、指挥。如此看来，神的内涵是非常广泛的，不仅包括了情志、思虑、意志等心理活动、思维活动，还包括"魂魄"这类抽象的形而上概念。至于"魂

① 张其成.中医哲学基础［M］.北京：中国中医药出版社，2016：167-168.
②《管子·内业》说："有神自在身，一往一来，莫之能思。"
③ 也有医家认为气生精，精生神。如金元四大家之一的李杲《脾胃论·神内笺》认为："气乃神之祖，精乃气之子。气者，精神之根蒂也。"
④ 语出隋唐医家杨上善。
⑤ 语出清朝著名医家黄元御《素灵微蕴·藏象解卷一》。

魄"究竟是啥，实际上是很难解释清楚的。它显然也不是一个具体的实体，而是人的一种特殊功能、境界。"盖神之为德，如光明爽朗，聪慧灵通之类也。魂之为言，如梦寐恍惚，变幻游行之境皆是也……魄之为用，能动能作，痛痒由之而觉也。"（《类经·藏象类》）在张介宾看来，魂就像梦一样变化莫测的境界，而魄无非就是人身体动作、活动性功能。

需要指出的是，古人有心、灵明、神明的概念，却没有现代人的那种心灵概念。所以，在读古人的经典著作时，一定要搞清楚它所说的"心"究竟是实体性的心脏器官，还是人的心灵活动。中医经典中的"神"和"心"的内涵较多，容易造成歧义，所以需要进行现象学的还原分析。"心"存在两种不同的含义：一是作为实体性的心脏器官，存在于胸腔之内，主导血液循环；二是在大脑之中存在的神明之心，也就是现代哲学中的"心灵"观念。而中医之"神"的概念，我们已经指出了至少存在三种不同的含义，但是当它指向人的思维活动之时，就主要是指意识的意向性。①

比如，《灵枢·九针论》说："心藏神，肺藏魄，肝藏魂，脾藏意，肾藏精志也。"这里的"心"显然不是指心脏，而是指"心灵"，不仅如此，心肝脾肺肾在这里都不是指实体性的脏器，而是一种功能性的象征，人的精神性的东西，无论是魂魄也好，意志也罢，显然不是存在于某一个具体的脏器之中的，而是人体生命活动的总体性、综合性精神表达。由于人的精神、意志、魂魄之类是一种抽象的看不见的东西，但似乎确实在人身上存在，所以古人就意会之，以为它必定藏在身体的某处，就有了"藏"的界定："肝藏血，血舍魂；脾藏营，营舍意；心藏脉，脉舍神；肺藏气，气舍魄；肾藏精，精舍志。"（《灵枢·本神》）如果想从具体的脏器中寻找这些"精神""魂魄""意志"之内的东西，那就犯了明显的对象性错误，掉入"解剖学"的"陷阱"之中。

神的含义一旦涉及思维情志，就与心理学和形而上学密切相关。凡是

---

① 邱鸿钟，梁瑞琼，陈玉霏.中医之神与中医之心的现象学还原分析［J］.中华中医药杂志，2017（8）：3404-3406.

思维情志的东西，肯定不能归属于心脏脏器，而应该归属于大脑，归属于心理活动和精神现象。无论是心理活动还是精神活动，都预设了一个心灵的存在，这就天然地与形而上学相关了。虽然心理学可以只关注人的心理活动现象及过程，比如感觉、知觉、情感、意志、个性、注意力、记忆力、思维力、潜意识等，但作为哲学研究不能只关注这些，而应该关注这背后的心灵、灵魂、精神等抽象的形而上概念。虽然现在有中医心理学这门学科在致力于研究中医的心理理论和实践问题，但还是不够的。例如，中医里的情志学说，讲的是七情、五志，关注人的情绪、意志活动与脏腑气血之间的关系，确实值得深入研究。

三、形神关系

这里所讨论的形神关系，显然是在中医理论的语境之中进行的。由于形和神的内涵较为丰富，甚至彼此的概念边界不是那么清晰，那么讨论形神关系就需要仔细地分辨究竟是什么"形"和什么"神"的关系，否则就是乱讲一气、无的放矢，不能切中肯綮。并且，形神关系不能简单地等同于西方哲学中的身心关系、物质与精神的关系、存在与思维的关系，虽然这些内容都或多或少地包含在形神关系之中。不过，画等号的简单化虽不可取，但是在合适的地方进行比较研究却是可以的。无论如何，我们总是希望用相对明晰的概念来将一个观念讲清楚、说明白，以达到哲学上的明晰性。我们从二个层次来论述形神关系。

第一，形为神之舍。这显然是一种比喻和描述性的说法，也是中医常见的思维方式。"舍"即为房屋，供人居住的场所和空间。"形"作为"神"的"房舍"，就变成了神的存在性场所和空间。既为场所和空间，此处之"形"毫无疑问就是指人的身体及身体的实体性脏器组织，因为只有实体性之物才能成为"舍"。这实际上表达的是一种唯物论的解释，没有形体，人的精神性与心理活动就不存在，人的身体是基本的物质基础。"五脏皆虚，神气皆去，形骸独居而终矣。"（《灵枢·天年》）人的脏腑器官功能衰竭，神气就会消失，最终人就会死亡，也就是说人的精神是伴随着形体一起灭亡消失的。

形为神之舍，至少有三层意思。第一层意思是形生则神生。按照气本论的说法，人是由阴阳之精气和合而成的，"两精者，阴阳之精也……故人之生也，必合阴阳之气也，媾父母之精，两精相搏，形神乃成。"（《类经·藏象类》）这就是说，精化生为气，气聚集就成形，形聚气充而后神生，精、气、形是人之神形成的基础。关于精、气、形的内涵，我们已经分析过了。由于"形"的含义较多，它包括气血津液等物质，所以人的气血充盈，人的精神就饱满，神志就清晰，思维就敏捷。第二层意思是形存则神存。简单地说，就是形神共存，二者不可能单独存在，既没有独立的形体存在，也没有独立的神存在。没有神的身体就是一具尸骸或形骸了，就不再是活生生的"人"了；没有形体的精神是一种假想之物，是不可能存在的，精神是依附于人体的。"五脏安定，血脉和利，精神乃居。故神者，水谷之精气也。"（《灵枢·平人绝谷》）在这个意义上，人的精气神是一体的，精气不足、气血亏虚，就无精打采，就神气不旺。第三层意思是形亡则神亡。身体没有了，精神就无所依靠，就消散了。"形体不弊，精神保护不散。"形体在精神就在。身体衰老了，精神活动、意识能力开始衰弱，人的精气神就渐渐不足了，而一旦人的"神气"没有了，就会空有"形骸"，就是死亡到来了。这种身体的盛衰过程，其实就是人的精气神的盛衰过程。①

第二，神为形之主。形虽然是神的物质性基础，但神却是形的主宰和统帅，人的生命活动的开展、身体功能的运转与协调，都是在神的主导下进行的。正如张介宾所说，"无神则形不可活"，"神去离形谓之死"（《类

---

① 《灵枢·天年》对身体的衰老过程有着清晰的描述："其气之盛衰，以至其死，可得闻乎？岐伯曰：人生十岁，五脏始定，血气已通，其气在下，故好走；二十岁，血气始盛肌肉方长，故好趋；三十岁，五脏大定，肌肉坚固，血脉盛满，故好步；四十岁，五脏六腑十二经脉，皆大盛以平定，腠理始疏，荣华颓落，发颇斑白，平盛不摇，故好坐；五十岁，肝气始衰，肝叶始薄，胆汁始减，目始不明；六十岁，心气始衰，若忧悲，血气懈惰，故好卧；七十岁，脾气虚，皮肤枯；八十岁，肺气衰，魄离，故言善误；九十岁，肾气焦，四脏经脉空虚；百岁，五脏皆虚，神气皆去，形骸独居而终矣。"

经·针刺论》)。神为形之主，主要表现在正反两个方面。从正面来说，就是"主明则下安"，心安了，人的五脏六腑就运作正常，身体就健康；从负面来说，就是"主不明则十二官危，使道闭塞而不通，形乃大伤"。心神不安，身体就会出问题，气血运行就不通畅，就会造成伤害。主究竟明还是不明，对人的身体健康影响很大，人的心灵、精神、魂魄、意志、思维、情志等对人的身心活动的正常运转和开展具有非常重要的意义。

神为形之主，是一个比喻的说法。人的精神性的东西可以统称为"心"，"心者，君主之官也，神明出焉"。(《素问·灵兰秘典论》)"心者，五脏六腑之主也，精神之所舍也。"(《灵枢·邪客》)也就是说，人之心起到的作用就像一个国家的君主一样，如果君主不明，是昏君，就是主暗，那么这种国家的臣民下属就无法正常工作，社会秩序就会紊乱；反之，如果国家君主是明君，那么政治清明，臣民百姓就会各得其所、各司其职，整个社会的秩序就会运作正常。显然，这是一种类比比喻的方法，它无非表明人之心对于身体功能运作、健康状态起着主导性、统领性、决定性的作用，是整个身体与人的生命活动的神经中枢，故"心伤则神去，神去则死矣。"(《灵枢·邪客》)

第三，形与神俱。形和神对于人来说都很重要，缺一不可，"故能形与神俱，而尽终其天年"。(《素问·上古天真论》)这就是说，人的身体与精神是统一的整体，两个方面要彼此协调，发挥各自的功能和作用，才能做到形神相即、形神合一，才能得以享受一个好的健康寿命。司马迁在《史记》中对形神关系做了非常精练的总结："凡人所生者，神也；所托者，形也。形神离者死。死者不可复生，离者不可复返。由是观之，神者，生之本也；形者，生之具也。"(《史记·太史公自序》)

形神合一表现在生理、病理、治疗、养生等多方面。首先是生理方面，主要表现为人的生命是身体和精神的统一整体，"形为神之舍"讲的是身体作为物质基础、作为存在的肉身的重要性，身体死亡则生命就消亡了，故"器者生化之宇，器散则分之，生化熄矣。"(《素问·六微旨大论》)而"神为形之主"则讲的是精神对人的生命活动、生存活动的根本性、主宰性意义，失去了精神与灵魂的生命就是一具死亡的形骸，不复存在于人世了，故"得守者生，失守者死；得神者昌，失神者亡"。（《素问遗篇·本病论》）形神这两个方面是相辅相成、辩证统一、缺一不可的。

其次是在病理方面，不仅有身体之病（"形病"），而且有精神之病（"神病"），且这两种病是相互影响、相互传导的，形病可以导致神病，神病也可能导致形病。人的脏腑之病会导致情志病变，例如有肝病的人就会容易发怒，"肝病者，两胁下痛引少腹，令人善怒"。（《素问·脏气法时论》）反过来，人的情志不佳也会导致身体脏器功能出现障碍，人的思虑、忧愁、悲哀、喜乐无极、盛怒、恐惧等情志活动都会损伤身体的脏器，导致出现一些疾病症状。[1] 这实际上就是中医里面常说的，"人有五脏，化五气，以生喜怒悲忧恐"（《素问·阴阳应象大论》），"怒伤肝""喜伤心""悲伤肺""思伤脾""恐伤肾"，五志过极就会导致对五脏的直接损伤。但最重要的病莫过于心病，"悲哀愁忧则心动，心动则五脏六腑皆摇"。（《灵枢·口问》）

再次，在治疗方面，主张治神和治形结合，相互促进，以达到根本的治疗效果。在治神方面，"神不使"则"病不可愈也"。要想治好人的身体之病，首先就要从神下手，要仔细观察患者的神机和精神状态怎么样，要根据患者的神机来随证施治，想方设法来调摄病人的精神状态来治疗之。"精神不进，志意不治，故病不可愈。"所以治病之道，重在治疗好人的心理和精神层面的问题，在此前提下才能以方药、针灸等辅助治疗，才能达到好的效果。一个人若是嗜欲无穷，意志薄弱，生活方式不良，想要仅仅

---

[1]《灵枢·本神》对此作出了非常精练的解释："是故怵惕思虑者，则伤神，神伤则恐惧流淫而不止。因哀悲动中者，竭绝而失生。喜乐者，神惮散而不藏。愁忧者，气闭塞而不行。盛怒者，迷惑而不治。恐惧者，神荡惮而不收。心怵惕思虑则伤神，神伤则恐惧自失。破䐃脱肉，毛悴色夭死于冬。脾忧愁而不解则伤意，意伤则悗乱，四肢不举，毛悴色夭死于春。肝悲哀动中则伤魂，魂伤则狂忘不精，不精则不正当人，阴缩而挛筋，两胁骨不举，毛悴色夭死于秋。肺喜乐无极则伤魄，魄伤则狂，狂者意不存人，皮革焦，毛悴色夭死于夏。肾盛怒而不止则伤志，志伤则喜忘其前言，腰脊不可以俯仰屈伸，毛悴色夭死于季夏。恐惧而不解则伤精，精伤则骨酸痿厥，精时自下。"

依靠医生和药物，很难祛除疾病威胁。在治形方面，中医主要是采取方药和针灸推拿的办法，通过治疗身体来安慰人的精神。

最后，在养生方面，将养神和养形结合起来，做到"神明形安""形健神清"。但是养神具有更加重要的意义。养神方面，重在守神，向内心寻找解决之道，向内用功，做到收视反听，"恬淡虚无，真气从之，精神内守，病安从来？"（《素问·上古天真论》）所以一个人有没有守住自己内在的精神，保护好身体之内的真气，具有根本重要的意义，故"得守者生，失守者死"。很明显，中医的"守神"思想受到了道家学说的深刻影响，特别是"恬淡虚无"的精神境界更是直接来自老庄哲学。养形方面，中医也受道家影响，发展出一系列的养生方法，包括导引、吐纳等气功养生，药膳、食疗养生，房中术养生，四季调息养生，作息有度、劳逸结合、饮食有节、起居有常等等，最终的目的是形神合一、延年益寿。[①]无论是养神还是养形，都是要保护人的"正气"，"正气存内，邪不可干"，而正气就是人的神。"神者，正气也。客者，邪气也。"要想保持身体健康的状态，就必须守护好人身的正气，用正气来抵御邪气。

第三节　身体的藏象结构

论述中医的身体观，藏象理论是一个绕不过去的话题。藏象学说是中医基础的一个核心理论，它不仅涉及中医对人的身体结构的根本认知，而且涉及中医占主导地位的认知思维方式。可以说，把中医的藏象理论搞清楚了，也就摸清楚了中医认识论的基本特征。

然而，藏象在中医理论中一直是一个争论不休的问题，对于藏象概念的内涵与外延、科学性与真理性、本质属性、临床实践意义至今没有定论。

---

① 张其成.中医哲学基础［M］.北京：中国中医药出版社，2016：172.

这些争论有些是在概念层次，有些是在理论核心层次。在最基本的概念层次，最主要的问题是概念内涵模糊不清，外延范围不确定，这使得中医理论缺乏严谨性；在理论逻辑上，存在自相矛盾之处，形态学概念和功能性概念并用，且部分理论存在脱离临床实际，无法进行现代医学的实验研究，并且缺乏深入的文献整理挖掘等。[①]之所以会产生这些问题，一方面在于中医藏象学说的理论建构方法、思维方式及过程存在很大的局限性，甚至是以一种完全迥异于现代科学的方式来建构理论；另一方面在于近代以来出现了不同于中医的西方现代医学，成为审视中医的另类视角和标准。[②]这种内在结构原因和外在环境条件结合在一起，就形成了对中医的强势主导话语权，中医的合法性就面临着生死存亡的身份危机了。要解决这个问题，就必须认真地梳理和对待藏象学说，揭示其内在结构和本质特征，以一种现象学的方式来阐释它的本来面目，述说其存在的合法性和本真地位。

一、藏象之义

藏象究竟是何意？从其概念的内涵与外延来说，需要更加细致的分析；从理论发展的脉络来说，需要对藏象学说的历史发展进行梳理。中医理论学说的构建和发展是建立在特定的历史社会背景和哲学思想框架的基础之上的，离开了特定的哲学、历史与文化语境，藏象学说就将是无法理解的。事实上，中医的任何一个特定概念都存在这个问题，只不过藏象问题显得尤为突出。

藏象，首先需要进行语言学上的格义。学术界基本上普遍认为，藏象一词首载于《素问·六节藏象论》。"藏象"由两个独立的词"藏"和"象"构成，"藏"本义是指隐藏在某某事物之后，引申为隐藏在该事物之后的"那个""看不见"的东西。"藏"字有两个读音，cáng和zàng，读cáng时就是上面所说的隐藏、暗藏、贮藏之义，而读zàng时本义是指库藏、仓

---

① 张立艳，陈晓.藏象学说进展概述［J］.中医文献，2012（4）：54-56.
② 李如辉，等.论藏象学说之所以成为问题［J］.陕西中医学院学报，2015（6）：5-7.

库，或者专指古代帝王储藏珍贵物品之场所，所以有空间、场所的含义。这两种不同读音的含义用在人体身上，产生了相应的不同含义。就人体而言，"藏"（cáng）意味着身体之内隐藏着某个"东西"，而这个东西就是 zàng，今人普遍称之为"脏"，即人的脏腑组织器官。①

　　"象"的含义也较为复杂而独特。我们在前文已经分析过《易经》的"象"概念，中医之象与《易经》之象是同源的、一体的。"象"有四种基本的含义：形象、征象、比象和意象。"形象"是它的最基本含义，意指一个事物的外在形状、相貌特征，重在"形"，属于可经验观察的表面部分，也可以称之为表象。"征象"是带有某种征兆的象，含义比形象多了一层，重点是"征"，即人们根据某种自然现象或事物的表象进行的本质性、规律性联系，比如某种天文之象，其呈现出来本身只是一个"形象"或"表象"，但是看天象的天文学家或星占师会从这种"象"中读出一些非天文的东西，如政治上的得失、人事变动等，这种带有隐含联想之义的象就是征象。"比象"重在"比"，属于不同事物之象的类比，算是一种思维方法，也可以认为是"取象比类"的简称，找到事物之间的相似点，来进行类比、归类或逻辑推理，而这些相似点最初只是形象上的类比，后来慢慢扩展为功能、性质、属性、本质等方面的类比。"意象"重在"意"，这里的"意"是指人的主观心理活动，其中既有感性直觉的内容，如意会，也有理性思维的理解和加工。从"象"的四种含义中我们可以看到，除了"形象"之外，其他三种含义都包含了人的主观心理及理性思维的建构活动，都涉及一种意义的联想和构建，它并非是一种纯粹客观的事物之形象。

　　显然，"象"的这四种含义在中医的藏象学说中都有其相应的含义。就形象而言，它既是人的身体之形状、相貌、表象，也是指解剖器官的形状特征。就征象而言，是指能携带或表征疾病或健康信息的身体之象，如脉象、舌象、色象等，这些"象"不是原初的事物之形象，而是被中医理论所建构、为中

---

① 郭蕾.藏象概念、科学性与真理性诠释［J］.山东中医药大学学报，2017（2）：102-104.

医医生所认知的身体之"象",被赋予了独特的疾病诊断内涵,是中医诊断(望闻问切)的事实性基础。就比象而言,就属于中医的取象比类了,这就是要在不同的象之间进行比类,重点是将人的身体的各个部位、器官组织(特别是人的五脏六腑)或经络与自然界之中的各种现象进行类比,来加深人们的理解,并构建中医知识的广大知识谱系。比如,将人的脏腑器官与四时阴阳之气进行类比,得出"肝生于左,肺藏于右"的结论,这里的类比是一种功能性的类比,而非一种空间性、解剖学、形态学上的意义上的类比,因为"左肝右肺"明显违背现代医学解剖的常识。最后就意象而言,意味着真正有水准的医生应该在心中构建起诊断治病的有意义的联想体系和意境,其中有些属于只可意会不可言传的东西,有些是可以加以形象描述的、经过理性思维加工的东西,它实际上是集感性与理性、具体与抽象、表象与符号于一体的综合之物,这就是中医常说的"心中了了,指下难明"的"体悟"之境。

"藏"与"象"的含义已格,那么"藏象"作为一个合成词,其意义又当如何?从上述分析看来,我们可以发现"藏"与"象"的内在关联,而这正是藏象理论的关键与核心。通俗而言,"藏"指隐藏于人的身体之内的脏腑组织器官及其功能,而"象"就是指表现于身体之外、可以经验观察到的生理或病理现象。张景岳在《类经》中说:"象,形象也。藏居于内,形见于外,故曰藏象。"很明显,一个属内在的本质,一个属外在的反映,将内和外联系在一起,意味着两者之间有着某种隐秘的、本质的联系,而这种本质联系正是藏象学说所要揭示的内核。将"藏"和"象"联系起来,并进行广泛的类比,这是中国哲学和中医中所普遍采用的思维方法,称之为取象比类。作为研究和诊断活动而言,受古代医学技术的局限,不可能像我们今天有先进的科学仪器设备,也缺乏现代的解剖学知识,不能够深入到"藏"的部分进行研究诊断,只能从可经验观察的"象"来进行诊断和治疗,并以此为基础来推测"藏"的功能与性质、生理与病理特征等,这就是"以象测藏"。显然,这里的"藏"不仅仅是指实体性的"脏器",更多的是包括人体脏腑器官的功能、性质及相互联属关系。

总之,藏象是一套理论学说,而非一种单一的观念,更不是简简单单的"脏腑之象"（所以，我认为"藏象"不能简化为"脏象"），而是包含了人体的器官组织结构及其生理功能，脏器的功能与疾病外在之征象的内在联系，脏腑之间的相互关系，脏腑、官窍、精气血津液与外界环境之间的相互关系等内容的系统性学说。这一学说，既是中医基础理论的核心，也是临床辨证论治的理论基础。可以说，在科学技术尚不发达的古代，对于人体组织及生命活动有如此深刻之认识，实属难得，颇为不易，体现了中国古人的超高智慧，也是古圣先贤集体智慧的结晶。

二、取象比类

通常我们认为取象比类是中医的主要思维方式，是建构中医理论知识的主要认知工具，所以常常将取象和比类联系在一起使用。但是取象不等于比类。严格说来，取象是一种对于事物现象或者结构功能的认知，是基于经验现象观察之后的形象把握或抽象概括。而比类则是基于事物之间的相关性、相似性或类同性进行的逻辑概括、类比联想、类比推理。也就是说，取象是针对单一事物的经验认知，而比类则是针对多种不同事物的逻辑判断推理。前者主要是感性经验认知的范畴，后者则主要是理性的判断与逻辑的推理，且后者是建立在前者的基础之上的，比类是基于事物之"象"的比较、判断与归类。这里的逻辑顺序是：首先是取象，对于事物之"象"进行经验观察与知性判断，捕捉事物最为突出、最本质的"象"；其次是比类，即将相似之"象"的事物进行比较、归类与综合，通过"象"建立不同事物之间的本质相关性、类同性、一致性，即便这些事物在本质上是不同性质的类别。例如，肝和木本来是不同性质的事物，按照一般的常识我们无论如何很难在二者之间建立其本质的类同性，但是中医却通过肝脏的功能之"象"与树木的生长功能之"象"的类似性建立起"类比"的关系，从而将二者归为一类事物，这就是经典的藏象理论。

比类从本质上说是一种逻辑推理，是中医建立理论知识体系的主要逻辑思维方法，也是中医扩展知识范围的主要途径。每一事物都有其自身之

"象",单纯的经验观察是很难穷尽这些无数之"象"的,因为它是"取之不尽"的。这样势必就面临着认知主体之有限性与认知对象无限性之间的矛盾,即用庄子的话来说就是"以有涯随无涯殆矣"。为了摆脱这种局限性,人必须利用理性的力量增强知识的本领,抓住事物的本质,在不同的事物之间建立相关性,将世界上无数众多的事物进行分类认知,建立知识的地图,做出关键的标识与符号。可以说,取象就是提取事物的形象标识,比类就是通过这种标识符号来比较其他原本不相干的事物,发现二者之间的某种相关性,运用这种相关性来认识事物,建立知识的"谱系"与"体系"。没有比类,中医的经验知识势必是零散的、碎片化的、不成系统的,只有通过比类才能建立起庞大的关联性知识网络,并且可以通过同样的方式来不断地延展类比的对象,扩展知识的领地与范围。《黄帝内经》中多处表达了比类对于认知能力的重要性,如"不引比类,是知不明也"(《素问·示从容论》),"善为脉者,必以比类、奇恒,从容知之"(《素问·疏五过论》),"不知比类,足以自乱,不足以自明"(《素问·征四失论》)等,说明比类是达到知识自明的基本路径与方法。

在中医知识体系中,比类是人们"认识人体生理病理规律的认知工具",具体地说是"一种对人体生理病理现象与宇宙万物属性进行比较归类"。① 显然,比类肯定是涉及两个或者两个以上的多种事物,在它们之间进行某种相关性的比较、参照。对中医而言,"比"的一方必然是人体,另一方是人之外的宇宙万物。但是,宇宙万物的数量实在太多,从何比起呢?这就只能选择常见的有代表性的事物来进行,这就是《易经》所说的"近取诸身远取诸物"。这种"取物",实际上就是"援物",就是凭借事物之象来"援物比类",如此才能"循法守度""化之冥冥"。中医是"取象比类",而不是有些学者所认为的"取类比象",应该是取象在先,比类在后,前者是"获得感性材料的过程",后者是"进行抽象处理","上升到

---

① 马子密,贾春华.取象比类:中国式隐喻认知模式[J].世界科学技术:中医药现代化,2012(5):2082-2086.

理性认识这个更高的层面"，这才是符合思维的一般逻辑过程。①由此看来，"比类"的核心是比较和归类，通过比较发现人体与宇宙万物之间的相似性、一致性，进而将其按照相似之"象"归纳与分类。

中医知识中最重要的比类推理是构建五行与五脏之间的对应关系表，并且将自然界的各种现象与人体的生理病理现象一一对应起来，从而建立一个庞大的"知识对照表"（参见如下图）。并且根据临床经验的需要，各家学派还会在这个对照表的基础上进行不断的延展与扩充，从而使得它是一个内容丰富、包容性极其强大的普遍语义知识网络。有学者认为，"取象比类与隐喻在认知结构要素、认知媒介上都是相通的"，它通过"比类"得出结论的过程实际上就是"隐喻意义生成的过程"，取象比类的方法可以说是一个"中国式隐喻"认知模式，它与现代隐喻认知具有思维方法上的"同源性"。

自然界							五行	人体						
五音	五味	五色	五化	五气	五方	五季		五脏	六腑	五官	形体	情志	五声	变动
角	酸	青	生	风	东	春	木	肝	胆	目	筋	怒	呼	握
徵	苦	赤	长	暑	南	夏	火	心	小肠	舌	脉	喜	笑	忧
宫	甘	黄	化	湿	中	长夏	土	脾	胃	口	肉	思	歌	哕
商	辛	白	收	燥	西	秋	金	肺	大肠	鼻	皮毛	悲	哭	咳
羽	咸	黑	藏	寒	北	冬	水	肾	膀胱	耳	骨	恐	呻	栗

然而，我们应该看到，取象比类的推理模式有着非常明显的缺陷与局限性。首先，比类作为一种推理方法是不严格的。与归纳逻辑类似，以取象为基础的比类方法只有逻辑上的或然性，并无逻辑上的必然性。取象建立在经验基础之上，不同的"象"在很大程度上是需要依靠人的想象与联想，

---

① 马子密，贾春华.取象比类：中国式隐喻认知模式［J］.世界科学技术：中医药现代化，2012（5）：2082-2086.

正确的有逻辑基础的想象当然很好，但是中医中的一些联想有些是令人意想不到的、甚至是无根据的胡想、臆想。其次，依靠取象比类建立的藏象知识图表是一个大而全的系统，很容易被攻破。这种比类是一种思维上的懒惰，企图以阴阳五行这个基本的逻辑框架来解释世间万事万物、人体生命和人类社会。这种化繁为简的做法虽然是科学研究常用的手段，但是以它来作为普遍适用的"万能钥匙"，则是把世间万物万象想得过于简单化、理想化了。而一旦人们接受了阴阳五行这个普遍的知识图谱，它就成为貌似不可批判或质疑的放之四海而皆准的"普遍真理"，成为约束古人思考问题的"教条""框框"，成为一个僵化封闭的"逻辑范式"，拒绝任何修改与批判的可能。这就使得中医知识从理论上走向一条死胡同，也是它自《黄帝内经》时代以来未有任何重大理论突破的根本原因。

当然，取象比类是一种"具有中国思维特色的逻辑思维方法"，对于这种逻辑我们应该抱以同情之理解。取象比类是前现代的科学思维方式，"取象"是感性想象与理性联想的结合，"比类"是比较法和归类法的综合。虽然它确实不如西方的形式逻辑、数理逻辑那样成为"形式化的'理想逻辑'"，但它仍然可以成为"一种指导生活实践的理念"，可以成为"图尔敏称之为'工作逻辑'或'操作逻辑'的"理念。取象比类的方法，虽然"不像西方形式逻辑那样具备'科学定义和推理'的完美形式，但它在'用逻辑'的过程中，仍然通过对事物现象的认知从而对事物关系和功能进行合理描述和深刻把握的思维路径，在一定程度上符合事物存在和发展的规律，也能够在一定程度上接近或者达到对事物的科学认识"①。正如金岳霖所言，这种逻辑"并没有打扮出理智的款式，也没有受到这种款式的累赘和闷气"，相反它是中国哲学的一种"非常简洁、很不分明、观念彼此联结"的逻辑方法。② 它的"暗示性几乎无边无涯"，所揭示的内容庞杂多样，"随着社会的前进、科学技术的发

① 孙可兴，张晓芒."取象比类"与《黄帝内经》"藏象说"逻辑建构 [J].湖北大学学报（哲学社会科学版），2017（6）：62-68.

② 金岳霖.金岳霖选集 [M].长春：吉林人民出版社，2005：68.

展和人们实践经验的日益丰富不断被深化，显示出极强的思维张力"①。

三、藏象模式

藏象学说起源于《黄帝内经》，其中有很多相关的论述，内容较为分散，需要总体性的研究和把握。学者一般认为，它主要包含了"八卦藏象""六节藏象""五行藏象"三个阶段或三个模式，虽然也有"九藏"的说法，但还不是一种学说。②

"八卦藏象"模式见于《灵枢·九宫八风》，主要是说每一卦对应一个脏腑。震卦对应肝，巽卦对应胆，乾卦对应大肠，兑卦对应肺，离卦对应心，艮卦对应胃，坎卦对应肾，坤卦对应脾。将八卦与人的身体脏腑器官对应起来，实际是属于八卦占卜的范畴，也就是说，在远古时代人的疾病治疗带有强烈的占卜色彩，这一点与医学的起源是分不开的。最初的医术就是巫术，所以有巫医之说。"诊断"之"诊"字，也可以训为占卜之意，占卜有很多方法，用八卦来占卜是其中的一种。所以，"八卦藏象"反映的是早期历史上的治疗疾病、占卜求医的原始场景，不过其中也不乏一些理性的思考，它所建立的也是"一个意象系统，具备一定的推断机能"。至今"藏象学说"中还有八卦的痕迹，比如心肾不交所产生的疾病症状可以用八卦之象来解释。这种解释是这样的，"肾为坎卦，心为离卦，人身为泰卦，正常情况下心肾相交，坎在上，离在下，水从上向下流，火在下蒸腾气化，交泰状态构成健康的人体。如果心肾不交，离卦在上，坎卦在下，人则会出现焦虑、失眠、多尿等症状"。

---

① 孙可兴，张晓芒."取象比类"与《黄帝内经》"藏象说"逻辑建构［J］.湖北大学学报（哲学社会科学版），2017（6）：62-68.

② 古代重视数字"九"，"九藏"这个词曾在《周礼》中出现，《内经》中的"六节藏象论"和"三部九候论"也都提到"九藏"，其中形藏五、神藏四，共为九藏。王冰注"神藏五"即为五脏，"形藏四"者一头角、二耳目、三口齿、四胸中。孟庆云.《易经》与藏象学说［J］.中医药文化，2015（5）：27-31.

"六节藏象"是第二种模式,来自《素问·六节藏象论》。节,是指计算时间的度数,一节就是一个甲子,即60天,六节就是360天,约为1年。对六节的探讨属于运气学说。《素问·六节藏象论》篇建立起了初步完整的藏象理论学说,较为完整地描述了心、肺、肾、肝等器官的功能、属性、外在表现。比如,它认为心是生命的根本、精神的所在,外部表现在身体的面部,其功能是充实血脉,性质是阳中之太阳,与夏气相应。这段原文如下:

"心者,生之本,神之变也;其华在面,其充在血脉,为阳中之太阳,通于夏气。肺者,气之本,魄之处也;其华在毛,其充在皮,为阳中之太阴,通于秋气。肾者,主蛰,封藏之本,精之处也;其华在发,其充在骨,为阴中之少阴,通于冬气。肝者,罢极之本,魂之居也;其华在爪,其充在筋,以生血气,其味酸,其色苍,此为阳中之少阳,通于春气。脾、胃、大肠、小肠、三焦、膀胱者,仓廪之本,营之居也,名曰器,能化糟粕,转味而入出者也;其华在唇四白,其充在肌,其味甘,其色黄,此至阴之类,通于土气。凡十一藏,取决于胆也。"

这段话较为详细地阐明了藏象学说最初的内涵与外延,主要包括五个方面。第一,藏象的组织结构包括三大类共11个脏器,心肺肾肝是一类,脾、胃、大肠、小肠、三焦、膀胱为一组,统称为六器①,胆单独一类。第二,这三大类所对应的"四时"之"气"各不相同,心肺肾肝与四时之气相通,即肝通春气、心通夏气、肺通秋气、肾通冬气;脾胃大肠小肠三焦膀胱通于土气;而胆则是对这些脏器有决定性的作用。第三,这三大类脏器的功能属性不一样,心为生与神、肺为气与魄、肾为封藏与精、肝为罢极与魂,脾胃等六器则为仓廪与运化,而对于胆的功能则未有论述。第四,这些脏器的象表现于身体的不同部位,心在面与血脉,肺在毛和皮,肾在发和骨,肝在爪、筋、血气,而六器在唇与肌,胆之象未有论述。第五,初步建立了主要脏器的阴阳属性,如心为阳中之太阳,肺为阳中之太阴,

---

① 这里实际上是五脏六腑的雏形了,五脏包括心肝脾肺肾,六腑包括胆、胃、大肠、小肠、三焦、膀胱。区别在于,这里把胆单独作为一个起决定性作用的器官,并且把脾与六腑器官放在一起,所以这里的六器与六腑是有明显区别的。

肾为阴中之少阴，肝为阳中之少阳，而六器则属于至阴，胆的属性未明。①

　　"五行藏象"是第三个模式，主要来自《素问·五藏生成》与《灵枢·本输》篇，全面地描述了五行藏象的系统，是较为权威的理论框架。《五藏生成》篇中详细地论述了心肝脾肺肾五脏与五体、五味、五色、五脉的对应关系，以及通过色脉的诊断来观察五脏的问题。比如，心、肺、肝、脾、肾分别与脉、皮、筋、肉、骨对应，在体表的反映分别是色、毛、爪、唇、发，并且分别受到肾、心、肺、肝、脾的制约。②这就非常清楚地表明，人体内外之间是相互联系的，五脏与外在身体表现不可分割，有其内，必形诸外。并且，五脏之间也是有相互制约关系的，这就类似于五行之间的相互制约关系。五脏还与五味和五色有相互对应的关系，心、肺、肝、脾、肾所喜欢的味道分别是苦、辛、酸、甘、咸，所对应的颜色分别是赤、白、青、黄、黑。③这种内外一一对应关系，实际上已经暗含了与五行（金木水火土）之间的紧密关系，从而可以称之为五行藏象。

　　《五藏生成》篇还论述了通过察象来诊断疾病的方法，从而构成了中医临床治疗的最重要基础。"夫脉之小、大、滑、涩、浮、沉，可以指别；五藏之象，可以类推；五藏相音可以意识；五色微诊，可以目察。能合脉色，可以万全。"这就是说，可以用手指来分辨出脉象的大小滑、涩、浮、沉，可以用比类的方法来推测五脏的气象，五脏所反映出的音声可以意会，五色虽然精微但是可以用肉眼来观察，如果能够将颜色和脉象结合起来诊断，就能够万无一失了。突出强调脉象和颜色色泽的重要性，体现了中医诊断的经验性特征，同时也是非常经典的中医诊断学的论述。④

①　根据考证和校正，肾应为阴中之太阴，肝应为阴中之少阳。姚春鹏.黄帝内经（上）[M].北京：中华书局，2010：99.
②　原文如下："心之和，脉也；其荣，色也，其主肾也。肺之合，皮也；其荣，毛也，其主心也。肝之合，筋也；其荣，爪也，其主肺也。脾之合，肉也；其荣，唇也，其主肝也。肾之合，骨也；其荣，发也，其主脾也。"
③　原文如下："故心欲苦，肺欲辛，肝欲酸，脾欲甘，肾欲咸。""色味当五藏：白当肺、辛，赤当心、苦，青当肝、酸，黄当脾、甘，黑当肾、咸。"
④　这里还详细地论述了五脏的各种痹症的临床表现："赤脉之至也，喘而坚，诊曰

此外，通过藏象的方法还可以辨别人的生死，区别人的生命活动气象和死亡征象。"凡相五色，面黄目青，面黄目赤，面黄目白，面黄目黑者，皆不死也。面青目赤，面赤目白，面青目黑，面黑目白，面赤目青，皆死也。"这实际上是通过观察面部与眼睛的颜色来判断人之生死的方法。[1]"五藏之气，故色见青如草兹者死，黄如枳实者死，黑如炱者死，赤如衃血者死，白如枯骨者死，此五色之见死也。青如翠羽者生，赤如鸡冠者生，黄如蟹腹者生，白如豕膏者生，黑如乌羽者生，此五色之见生也。生于心，如以缟裹朱；生于肺，如以缟裹红；生于肝，如以缟裹绀；生于脾，如以缟裹栝楼实；生于肾，如以缟裹紫。此五藏所生之外荣也。"这就非常清楚地表明，五种颜色中都有代表死亡特征的色泽征象，也有代表生命活动的色泽征象，五脏也有代表生命活动的色泽，这些都是可以通过肉眼观察来辨别的。

四、藏象特点

藏象理论有几个显著的特点，需要予以明确把握。[2]

第一个特点是以象测藏、超越实体。很明显，脏腑器官是藏在身体之内看不见的，脏腑的功能也不是直观显现的，这些都需要经过理性思维才能予以把

有积气在中，时害于食，名曰心痹，得之外疾，思虑而心虚，故邪从之。白脉之至也喘而浮，上虚下实，惊，有积气在胸中，喘而虚，名曰肺痹，寒热，得之醉而使内也。青脉之至也长而左右弹，有积气在心下支月去，名曰肝痹，得之寒湿，与疝同法，腰痛，足清，头痛。黄脉之至也，大而虚，有积气在腹中，有厥气，名曰厥疝，女子同法，得之疾使四支汗出当风。黑脉之至也上坚而大，有积气在小腹与阴，名曰肾痹，得之沐浴清水而卧。"

[1] 相关的论述还有："五藏之气：故色见青如草兹者死，黄如枳实者死，黑如台者死，赤如血者死，白如枯骨者死，此五色之见死也；青如翠羽者生，赤如鸡冠者生，黄如蟹腹者生，白如豕膏者生，黑如乌羽者生，此五色之见生也。生于心，如以缟裹朱；生于肺，如以缟裹红；生于肝，如以缟裹甘；生于脾，如以缟裹栝楼实；生于肾，如以缟裹紫。此五藏所生之外荣也。"

[2] 以下四个特点的归纳参考了：孟庆云.《易经》与藏象学说 [J].中医药文化，2015（5）：27-31.

握。要把握人身体之内的脏腑器官特征与功能，一个最直接的办法就是解剖，用手术刀的方式来将身体打开，真真切切地去看看里面究竟有些什么器官，以及不同器官的形状特点。关于古代医学中究竟是否存在解剖学的问题，一般认为是存在的，这是可以通过经典文献找出证据来的。比如，《灵枢·经水》中说："若夫八尺之士，皮肉在此，外可度量切循而得之，其死可解剖而视之。"这里明确地提出了"解剖"的概念。还有人认为，古人可能是在先解剖动物、观察动物内脏的基础上，然后再以之来比附人体，进而获得关于人体脏腑器官的知识，这应该也是一种较为合理的推测和实践方法。①

　　我个人认为，古代应该存在较为原始的解剖技术，但不存在现代意义上的解剖学。一方面，如果没有解剖技术，中医的藏象学说就完全没有实体依据，就会变成纯粹的臆想推测和胡说八道，因为我们很难仅仅通过体表的观察来搞清楚人身体之内究竟有哪些器官，以及相应的形状特点。这种解剖知识可以找到证据，比如，在《难经·三十九难》和《难经·四十二难》就非常明确地指出了肾有两脏，肺有两耳，胆在肝之短叶，以及肠胃之长短，肝心脾肺肾之重量等。另一方面，原始的解剖技术有很大的局限性，甚至在历史上受到很大的限制，古人也没有那种发展人体解剖学的观念意识，更不存在现代意义上的解剖学。有些学者认为这可能是受到古代哲学渗透以及科学技术手段局限性的影响，这种观点有一定的道理。②但是，我认为技术层面倒在其次，主要原因是哲学思想观念的决定性影响，也就是说，中医按照气—阴阳—五行的模式来建构自己的理论体系，这决定了它不可能按照解剖学、生理学、病理学等现代实验医学的模式来发展。从本质上来说，这是两条根本不同的路径，只要中医按照气本论、阴阳五行和藏象学说来建立基本理论体系，它就不可能重视并发展解剖学技术。中医医家也没有什么兴趣来从事解剖学，更何况他们之中大部分都深受儒家仁慈孝道观念的影响，不会轻易地在人的尸体上从事解剖实验，他们全部的兴趣重点在于通过望闻问切

① 李如辉，等.论藏象学说之所以成为问题[J].陕西中医学院学报，2015(6):5-7.
② 郭蕾.藏象概念、科学性与真理性诠释[J].山东中医药大学学报，2017(2):
　　102-104.

来"以象测藏",通过药物的"君臣佐使"来下处方。

因此,中医的理论体系中虽然能够找到解剖的影子,并且它确实是以实体性的脏器为基础,但是其理论的重点与核心却是超越实体的,其理论方法也是超越解剖技术的。"以象测藏"的方法在根本上属于一种容纳了感性经验和理性思维的特殊综合方法,其中既包含了对于现象的经验观察,也包含了在现象和"看不见"的"意向本质"之间建立相关性,并且把这种相关性当作一种类比的逻辑推理。这种相关性的建立既有临床经验的基础,也有自然现象事物之间的纯粹联想,比如,将胃比喻为水谷之海,这种认知显然是需要丰富的想象力和联想能力才能提出来的。

第二个特点是取象比类,形成体系。藏象学说是一套理论体系,并且这套体系的建立是依靠《易经》的取象比类法建构起来的。人的五脏六腑在原始的解剖之后,通过经验的观察为人所认知,但是它的生理和病理特点究竟如何?古人是不可能有我们今天的医学科学知识的,那么古人究竟是如何认知这些被经验观察到的器官的呢?它们究竟有哪些功能性的特点?我们翻开任何一本中医基础理论的教科书,都会发现它对于人的五脏六腑、奇恒之腑,以及各脏腑之间的关系的描述都明显不同于现代医学,为什么古人竟然这样描述,也许我们只能考察古人所生存的自然和社会环境,研究古代的哲学、科技与文化之后才能予以合理的说明。无论如何,古人采取这样一种描述方式,来认知人的身体结构,既是一种天才般的智慧,也是中国哲学思想在医学领域的集中体现。

古人建构藏象理论体系的方法是取象比类。这是一种非常独特的方法。运用取象比类的方法,古人所认知的对象就不再局限于人的五脏六腑了,而是把自然现象和社会生活中的一些事物和事件能够相互联系起来,形成一套能够相互解释、相互贯通的自解释系统,不至于形成孤立的单个脏器。这种方式与现代科学或现代医学的方式明显不同,现代科学研究是把对象作为一个独立的客体来进行研究的,基本上不涉及与之不相关或联系不紧密的事物,更不会建立一些没有任何科学证据证明的类属联系。但是,藏象理论不同,它正是要在各种表面上看起来没有什么关系的事物之间建立起普遍的相关性，从而形成一套关系网络，构成一套强大的自解释知识系统。每一个脏腑都是一个系统，一套完整的解释体系，而脏腑与脏腑之间又构成了紧密的联系。

我们以肝脏为例来说明藏象学说的知识系统。经典的教科书是这么论述肝的："肝位于腹腔，横膈之下，右胁之内。""主要生理机能是主疏泄和主藏血。""生理特点是肝气升发与肝为刚脏。""肝在体合筋，其华在爪，在窍为目，在志为怒，在液为泪。""肝与胆由足厥阴肝经与足少阳胆经的相互属络而成表里关系""肝在五行属木，为阳中之阳，与自然界春气相通应。"[①]

从这种论述之中，我们可以总结出几点基本的规律性认识。一是肝脏有一个明确的身体位置，这种知识的获取显然是要通过解剖才能知晓的，证明了藏象学说有解剖作为基础。二是肝脏的生理机能和生理特点，属于脏器的功能性表达，是在临床经验的基础上发展起来的，属于一种带有形象性和抽象性的描述，不大可能是解剖器官的结果。"疏泄"类比自然界的河道功能，肝藏血有"血海"之形象称呼，肝气升发与肝为刚脏，其逻辑来自肝的五行属木，通于春气，因为春天阳气始发，万物生长，生机勃发，富有阳刚之气，所以肝性喜舒畅而恶抑郁。这显然是一种取象比类。三是肝脏与形、窍、志、液、时有对应的关系，与筋、爪、目、怒、泪、春气相应，五脏的每一脏都有这种类比关系。其中，形、窍、液属于体表之物，是可经验观察的象，故可取象；志，为情志，属于心理活动表现为外在的行为特征，也是可以经验观察的（如发怒），属于比类；春气，与肝之所以建立联系，是一种纯粹的五行比类，其逻辑是肝属木，木对应春天，故肝与春气相通。四是建立肝与经络的关系，与足厥阴肝经与足少阳胆经相关，构成表里关系，这也是一种比类。五是最为根本的，即确定肝的五行属性和阴阳属性，这是取向比类的逻辑基础。

由此可见，肝藏象是一个完整的理论体系，在这个系统中，与之相关的身体之象（形、窍、液）、自然之象（春气、树木）、情志之象（怒、刚）

① 孙广仁，郑洪新.中医基础理论［M］.北京：中国中医药出版社，2012：112.

都建立了普遍的对应关系，并且在这种相互关联的系统中来确定其生理功能和特点。这种理论的重点不在于从解剖学上来确立其实体属性，而在于从事物的普遍联系之网中构建起它的功能属性。五脏六腑中的任何一个脏器都不是孤立的，都有这种普遍联系，并且形成一个体系。

第三个特点是脏气法时、四时五脏。这是指藏象学说的时间维度。虽然人的五脏六腑属于实体性的脏器，在人身体之内有确定的器官及相应的位置，但这种空间性、实体性倒不是最重要的结构。藏象学说更多体现了时间性特点，以及在此基础上的万物互联的观点。恽铁樵认为："中医的脏腑不是血肉的五脏，而是四时的五脏。"[1]这种观点有一定的道理。将五脏与春夏秋冬四季进行匹配，五脏是五个，而一年只有四季，所以古人就创造出一个"长夏"（夏至至处暑之间）来，与脾脏对应。这样肝对应春，心对应夏，脾对应长夏，肺对应秋，肾对应冬，形成了一套完整的匹配体系。之所以有这种对应关系，其解释逻辑是每一个季节的气候特点与该脏器的阴阳属性相吻合，属于"同气相求"的类比联想。比如，春天阳气始生，万物复萌，属于阴中之阳，肝气生发，喜条达通畅，故与春应；夏季炎热，属于阳中之阳，心为火脏，故与之相通；秋天草木开始凋零，属阳中之阴，人的肺气清肃下降，故与秋应；冬季寒冷，属于阴中之太阴，肾为水脏，有润下之性，人体之气在冬需藏，故以肾应冬。五脏中比较特殊的是脾，属土，居中央，与长夏对应，在夏至与处暑之间的季节，这个时候气候炎热，中国大部分地区雨水较多，有热、湿、蒸的特点，而脾主运化，故与之相通。此外，还有"脾主四时"的说法，一年四季的每个季节之末的18日，都有土气，所以脾不独主一时，而是"常以四时长四脏，各十八日寄治，不得独主于时也。"（《素问·太阴阳明论》）关于中医的时间观，我们在前文已经有详细的论述，此处不作过多的展开。

第四个特点是全息同构、整体认知。"全息"的意思是能以小见大，一片树叶能够反映一片森林，一个局部含有整体的信息，其中蕴含的信息虽

---

[1] 孟庆云.《易经》与藏象学说［J］.中医药文化，2015（5）：27-31.

然很微观，但能够反映出整个身体、自然界乃至整个宇宙的信息来，就像用一张碎片就能复原整张完整的照片一样。这种观点实际还是普遍联系、万物互联的观点。这种全息的观点主要体现在人的脉象和色相上，厉害的中医能够从人的面相和脉象"读出"很多疾病或健康的信息来。比如，《五藏生成》篇记载了看面色、眼睛之色来辨别人之生死的方法，《灵枢·五色篇》认为面部有人身五脏的信息，面颊两侧主肝、鼻尖主脾、两侧主胃、人中主肾、眉间主肺等。"同构"的意思是人的身体与宇宙是同构的，人的身体是小宇宙，与外在的大宇宙在结构上是相似的，所以有"人身小宇宙"的说法，也反映了中国哲学中"天人合一"的思想观念。举例来说，通过脉象变化的特点可以反映出自然的一些信息，如春弦、夏钩、秋毛、冬石；五运六气学说能够反映出宇宙自然的一些信息和规律等。我们在下文中专门论述这种同构问题。

五、藏象本质：现象学的视域

从上述分析中可以看出，藏象学说是一套理论体系，其内容较为丰富，内涵和外延较为宽广，包含的东西较多，很难用一个单一的理论来进行阐释。然而，作为一种学术研究，我们就是要从理论上搞清楚，藏象学说的本质究竟是什么？如果它对于中医的整个理论知识体系具有核心的意义，那么我们更应该搞明白这一点。自从西医传入中国，中医就不停地遭到很多知识分子的攻击，其批判的核心之一就是中医的藏象究竟是什么。

对藏象学说的批判与质疑之声主要来自藏象与现代西医的解剖学器官之间究竟是什么关系，这是该理论面临的首要也是主要问题。我们知道，现代西医在传入中国的过程中，借用了中医的"心肝脾肺肾"等藏象概念来翻译对应的解剖器官，这就不可避免地产生了如下问题：中医的"心肝脾肺肾"等藏象是西医的解剖学器官吗？面对这种根本性的诘难，中医陷入了两难的境地，因为无论回答"是"还是"不是"，都将面临重大的理论困难。

回答"是"的话，最主要的理论困境有以下几点。一是在功能上，中医的藏象如果等同于解剖学器官，那么两个同名器官为何在功能表述上存在如此之大的差异？中医的单个藏象往往涵盖了多个解剖器官的复杂功能，这就使得它很难与解剖器官简单地等同起来。二是在理论特征上，如果藏象完全等于现代西医的解剖器官，那么针对相同的解剖器官，既然我们已经有了现代医学的一套相当完善的功能描述，我们又有什么理由继续保持和发展一套十分"原始朴素"的古代功能描述呢？三是在方法上，即便引入现代的系统论和黑箱理论也无法挽救中医藏象学说，现代解剖学已经将身体变成了彻底的"白箱"，并深入到细胞和基因的层次，如果能够直接打开身体，用现代医学技术将身体脏器摸得一清二楚，我们还有什么理由固守司外揣内、以象测藏的黑箱方法呢？

然而，回答"不是"也将遭遇诸多理论难题。一是它严重违反了人的常识直觉："病不因人分黑白，岂能脏腑有中西？"如果中医治疗的不是我们所说的那个解剖器官，它又在治疗什么？"将藏象（功能、关系）与解剖（结构、实体）截然对立的策略很难说服西医以及接受过现代教育的人，更何况中医经典本身也不支持这个回答。"[1]很多中医经典书籍里面都有关于解剖知识的记载，这表明藏象学说在事实上是有一定理论基础的。二是将藏象和解剖器官对立起来，将会导致一个根本性的问题，那就是支撑藏象的功能与关系的结构和实体是什么？"没有无结构的功能，也没有无实体的关系"[2]，完全脱离结构与实体的功能与关系在事实上是很难存在的。如此看来，无论是功能论、关系论还是关系实在论，都不能解决其中的深层次冲突。

既然无论回答"是"还是"不是"都存在理论难题，那么我们该如何摆脱这种进退两难的境地呢？这确实是摆在中医藏象学说面前的棘手难题。一种解释策略是，藏象"既是又不是"西医的解剖器官，说它"是"，意味着我们承认藏象有解剖学上的实体性、结构性基础；说它"不是"，意味着我们更加强调它的功能集合、关系整体。那么，这种看起来有些怪异而复

① 刘胜利.中医身体观现代阐释的困境与出路［J］.深圳大学学报（人文社会科学版），2014（5）：17-22.
② 周东浩.中医：祛魅与返魅［M］.桂林：广西师范大学出版社，2008：186.

杂的回答，究竟有没有什么理论依据呢？这就要回到中医藏象学说的本质上来，以一种现象学的方式来阐释和还原其理论本身，照亮其自身的存在。

这种"既是又不是"的"悖论"式两难困境之所以产生，原因就在于其背后所隐藏的某种哲学预设。一百多年来的中西医之争斗都没有有效地解决这个问题，表明了这个问题对于中医基础理论而言具有根本性、顽固性。这就需要我们返回到问题的最初形式："中医的藏象是西医的解剖器官吗？"这一问题的形式不仅包含了中医和西医的比较，而且隐含了将西医的解剖器官作为比较的标准。这种问法是不对等的，开问之初就将中医置于某种被审视的"弱势"地位，而将西医看作是某种"真理在握"的理论形态。这实际上是一种单向度的不对等的追问，照此逻辑，我们也可以反过来追问："西医的解剖器官是中医的藏象吗？"我们也完全可以将中医当作理论标准来审视西医，而不是相反。

因此，问题的真正症结就在于，为什么西医会成为一种理所当然的判断标准呢？西医的解剖学理论难道是唯一"真"的知识理论形态吗？一种常见的解释策略是，现代西医是全世界公认的科学，而中医的科学性则存疑。以一种科学的医学作为衡量标准难道不是很"自然"吗？以一种解剖学的方式将人的五脏六腑真实地展现在人们的目光之下，这难道不比过于"玄虚"的"以象测藏"更加明白而自然吗？如果能够通过解剖刀获得关于身体的"白箱"，我们又有什么理由来坚持一套非常"朴素原始"的"黑箱模型"呢？无论如何，科学的研究总是倾向于更加清楚明白的解释，而不是模糊难测的玄学。从知识的简洁性、明见性看来，中医的藏象学说逊色于西医的解剖学理论，以此观点藏象理论就面临着被淘汰的命运。

然而，问题并非如此简单地就可以宣告了结。中医之争的百余年历史告诉我们，中医不可能就此被西医完全彻底地消灭、打压下去，即便是在科学高度发达的今天，中医也仍然存在广阔的发展空间，在整个国家的医疗卫生体制中占有不可替代的地位。那么，究竟是什么原因使得表面上显得"传统""落后""不科学"的中医仍然顽强地保持着生存呢？显然，用"不科学"来指责，并不能彻底击垮中医，反而引发出人们关于究竟"什么是科学"的哲学追问。西医的解剖学究竟是什么科学？它背后有什么样的理论预设，这种理论预设是否能从根本上否认、击败中医藏象学说的哲学基础？这就迫使我们刨根问底，对其哲学基础一探究竟。

号称为"科学"的西医解剖学，它的哲学基础是一种对象化的身体观，这种观念是近代西方哲学思想发展的产物，并非是自古就有的一种观念。更具体地说，现代解剖学的哲学基础是17世纪法国哲学家笛卡尔的身心二元论哲学，其典型特点是主客二分的机械论思想。心灵是一个纯粹的形式、不可分割的整体，而身体则属于广延实体，是纯粹的质料，它被设想为处在客观世界中的一个对象。解剖学正是按照这种观念将身体作为手术刀解剖的对象之物，以一种机械切割的方式将身体之脏器、血肉清楚明白地展示在人的眼前。这种解剖学身体观并非具有先天自明性，而是西方哲学思想构造演变的结果，它有几个基本的理论预设。一是在身体经验上，对象化身体观建立在"他者"身体经验的基础之上，将自我和他人区分开来，以一种"他者"的眼光来审视、观察、切割、解剖他人的身体，以一种"他者"的眼光来"冷静"地观察解剖学标本。二是在本体论上，对象化身体观是一种身心二元论的解释框架，即将身体与心灵、人与自然截然分离或对立。三是在认识论上，预设了主客二分的框架，持手术刀的解剖医生是主体，切割的是作为独立客体的病人身体，主客之间存在明确的分界线。四是在方法论上，是一种机械还原论的方法，试图以部分来解释整体，以简单来解释复杂，以物理和化学来解释生物现象，人的身体无异于一架机器，功能正常运转意味着健康，机器发生故障就是生病。[①]

用解剖学的对象身体观来衡量中医的藏象身体，意味着用一种外来的"标尺"来"打量"中医的身体，意味着将中医的身体与藏象强行放入对象化的客观世界之中。这种世界是一种机械论的世界，是一种客观的、冷冰冰的世界，是不夹杂个人主观经验的世界，是一种用手术刀来解剖的对象

---

① 刘胜利.中医身体观现代阐释的困境与出路［J］.深圳大学学报（人文社会科学版），2014（5）：17-22.

化世界。上述分析表明，它是近代哲学思想与科学革命相结合发展的产物，有着深刻的身心二元论和形而上学基础。可是，一旦我们放弃了这种身心二元论的形而上学，解剖学的身体观就面临着自身的理论基础危机，也会同样遭到中医藏象身体观的"打量"与"质疑"。毫无疑问，西医的对象化身体观是一种存在论、认识论和方法论上的偏见，并且将这种偏见包装成"科学"的话语和意识形态来对中医进行"围剿"，质疑其"科学性"，询问其"身份合法性"。而一旦陷入"科学话语"之中，中医显然就无法逃脱被猛烈批评和攻击的命运，就无法在西医所确立的"科学话语"中来为自身寻找"存身之地"与"立身之道"。要想彻底地解决这个难题，摆脱中医身体观进退两难的尴尬境地，就必须从"科学话语"中突围，彻底摆脱身心二元论的哲学基础，抛弃对象化身体观，用现象学身体观来重新审视和建构中医的身体，照亮中医身体的原初经验和本真存在。

用现象身体观来照亮中医藏象学说，就能从西医的对象身体观中解脱出来，就能从非此即彼的两难境地中解放出来，就能坚持并发展出属于存在自身的独特身体观。无论如何，对象化思维只是一种思维方式，但不是唯一。对中医而言，这种思维反而是一种束缚和桎梏。中医的藏象可以说"既是又不是"西医的解剖器官，这表明中医的藏象学说所要表达的是第三种"逻辑话语"，所要开辟的是区别于对象身体观的另一种独特的身体观。在此，我们借用现象学的基本理论，以"现象身体"来描述中医的藏象。这里的"现象"不是指事物的表象，而是现象学意义上的原初知觉经验，这种"原初"不是对象化，而是主体和客体相互融合的原始经验。"现象身体"是指"显现在原初知觉经验中、被知觉主体所体验到的本己身体"。对象身体是"他者"经验建立起来的，是第三人称叙述；而现象身体既是第一人称，又是第三人称叙述，既包含了主体的原初经验，又包含了客体的原初经验。现象身体与体验者处于一种内在的关系之中，从而形成一种"本己"的身体经验。以中医的脉诊为例，医生所把之"脉象"显然不纯粹是病人身体的客观之象，而是病人的客观身体表征之象与医生的主观经验相互融合、主客不分的原初经验，对脉象的描述就深刻地体现了这一点，"浮沉""虚实""钩弦""滑涩""微弱"等描述性词语都包含了主体性经验的建构。如果用对象身体观和对象化思维，这种带有形象性的主体经验是不客观的，是不符合"科学内容"的主观经验，不能作为临床判断之标准。但是，中医恰恰利用这种主体所获得的经验来建构"脉象"，来确立中医临床辨证的诊断依据。"脉诊"不仅是一种临床技术，需要经过长时间的训练和体悟才能掌握，更是一种"主体间性"的"哲学式"体验。以此来看，中医和西医的诊断方法和路径同样存在着不同的理论预设和哲学基础。

总之，中医的藏象学说所构建的是一种独特的现象身体观。中医的藏象"既是又不是"西医的解剖器官，中医的现象身体"既是又不是"西医的对象身体。这种"既是又不是"所昭示的并非是一种逻辑上的矛盾和悖论，而是一种现象学意义上的存在论结构，一种本然的原初经验表达和建构。现象身体是"形式与质料、整体与部分的原初综合"，在此主客二元要素不再是分离和对立的，而是相互关联、彼此互动的关系，并且超越了单一要素的片面性，形成了一个理论整体。它所形成和构建的是一种"真而不实，虚而不假"的人体模型，这种独特的现象身体观为中医的藏象理论提供了基础性的哲学阐释，也将藏象学说从进退两难之境中"拯救"出来，照亮其本来之面目，获得全新的存在空间。

第四节　身体的宇宙同构

藏象学说是从身体的内在构造来论述人的身体结构，它所展现的是一种原始朴素的现象经验。然而，一种完整的身体观，不仅仅是从内在方面入手去认知其结构与功能，而且应该从外在方面探索它与整个世界的基本关联。归根结底，人是生存于世界之中的，是"在世界中存在"的，是"向来以在世界之中的方式存在着的存在者"。这种"在之中"意味着"一种存在建构"，具有"一种生存论性质"，它绝不是"一个身体物（人体）在一个现成存在者'之中'现成存在"①。

从现象学的生存论哲学来分析人的身体，就显然超出了身体作为肉体存在的生物学场域。原始的医学所试图解释的正是这个作为生物学基础的人体，现代医学也是如此，它建立在对人体的更加细致入微的解析方式上。差别在于，以中医为代表的传统医学在其认知方式上还呈现出认知的原始经验性，带有朴素的现象学特征。以现象学的方式来关照与考察，人的身体显然不是一个简单的生物体，而是带有多重含义，并且在不同的哲学与文化语境中它所携带的内涵有着显著的差别。概而言之，人的身体"既是生命的载体，也是精神的寓所"，"既是感性的具体，也是理性的抽象"，"既是宇宙的灵性，也是个体的表象"，"既是情感的依附，也是政治的隐喻"，"既是肉体的生活，也是思维的方式"。②

一、大小宇宙之论

将人身作为一个整体来考察，就是一个小宇宙，即"人身小宇宙，宇宙大人身"。按照中国哲学和中医的基本理念，人身这个小宇宙是与整个自然界这个大宇宙相互呼应、相感通的，甚至可以说是在结构上可以类比、互喻的。人作为一个肉身性的存在，为何与宇宙大自然在结构上是相似的呢？这就涉及我们对于大宇宙与小宇宙的关系与结构的理解。

第一，将人身看作是一个小宇宙，进而与大宇宙互喻同构，这起源于人类认识自身的经验方式。按照《周易》的论述，古人对人类自身的认知并非是孤立的，不是像现代自然科学和现代医学那样将人体孤立地分析，而是将人看作是宇宙自然之中的一个生命活动体、一个与世界紧密相关的存在者。古人的经验方式是"近取诸身，远取诸物"，将自身与外在的他物相互联系起来，在对比中寻找彼此的共同点、相似点，主要目的是"察同"，

① ［德］马丁·海德格尔.存在与时间［M］.陈嘉映，王庆节，译.北京：生活·读书·新知三联书店，2006：62-63.
② 唐少莲.道家身体哲学及其政治隐喻［J］.广东石油化工学院学报，2018(5):1-4.

而非"求异"。人生活于天地之间，故有"仰观天文，俯察地理"，进而将天上与人间联系起来，寻找彼此的相似点和感应之处。这种认知方式首先是经验性的，离不开人们的朴素直觉经验；其次是关系性的，在相互参照中寻找天地万物之间的普遍规律和共同法则。显然，按照这种认知方式只能是属于中观的层次，不可能抵达今天自然科学的极度微观层次（如基因、细胞），也不可能达到今天物理学、天文学的极度宏观层次（如星系、宇宙等）。恰好这样的中观层次能够满足人们日常生活的饮食起居、生产作业的各种需求，保证社会秩序的正常运转。

第二，从哲学思想渊源来看，大小宇宙同构有着深厚的中国哲学基础。这个基础实际上就是天人合一。无论是儒家还是道家，都秉持着某种形式的天人合一观念，将天与人看作是具有内在紧密关联的存在。这种关联可以延伸至政治、伦理道德、社会人事等不同的领域和层次。天人合一在不同的哲学家那里表述方式略有不同，但都指向同一个含义。在董仲舒看来，人是天的副本、副数，就像我们今天所说的复印件一样，那就完全是一个模子了，在结构上具有完全的对应性。不仅如此，天与人还是有隐秘的情感联系与沟通方式的，这就是天人感应。人的所作所为都是为天所知、所看到的，都会影响到天的行为，不道德的行为会遭到老天的惩罚，特别是统治者更应该遵循天道，听从天的命令。朱熹则认为"人人有一太极，物物有一太极"，这个太极之理则是天和人以及万事万物所共同具有之"理"，正所谓"天地万物本一体，所谓一体者，太极之理在焉"。（明代孙一奎《医旨绪余》）

第三，在中医的经典论述中大小宇宙的关系被界定为"人身应同天地纪"。①"应同"意味着"通应"，表示人与天地之间是相通且相互感应的。"纪"意味着规律、规则。这种相通主要是指人的生命成长符合自然规律，随着自然界四时的变化而变化。所谓的"应"实际上就是与天地万物之变化相随，即"善言应者，同天地之化"。（《素问·气交变大论》）唐代王冰解释也是

---

① 孟庆云.人身应同天地纪——中医学小宇宙论及全息观的形成与发展［J］.中医，2010（3）：197-199.

如此，"天地变化，人神运为，中外虽殊，然其通应则一也"。这就把"人身应同天地纪"当作一条普遍的规律了。在这种人与天地的关系之中，人身被当作一个小宇宙、小天地、小乾坤，以与大宇宙、大天地、大乾坤相应。张介宾在《类经附翼》中就明确地表达了这种观点："人身小天地，真无一毫相间矣。""人是小乾坤。"人与天地自然相应，最主要地体现在人的生命成长随着时间而变化的规律性，一年四季和一天的不同时间段表现出不一样的状态和功能，建立了"春生夏长秋收冬藏"的基本观念，甚至据此可以将一天的阴阳之气也分为四个不同的时节，建立不同时间点的养生治病法则。故"春生，夏长，秋收，冬藏，是气之常也，人亦应之，以一日分为四时，朝则为春，日中为夏，日入为秋，夜半为冬。朝则人气始生，病气衰，故旦慧；日中人气长，长则胜邪，故安；夕则人气始衰，邪气始生，故加；夜半人气入脏，邪气独居于身，故甚也。"（《灵枢·顺气·一日分为四时》）

第四，从现代科学的观念来看，大小宇宙之间的同构关系可以用全息理论来进行说明。现代全息理论认为，局部具有整体的信息，从一个微小的部分能够提取或者还原出整个事物的整体。这一观念来自全息摄影。人的身体和生命活动都具有这种全息性的特点。按照中医理论，人的面部、耳朵、寸口、舌苔等身体局部部位能够反映出整个身体的健康或疾病状态，通过藏象理论建构出人体的整个结构出来。这一观念可以用"至道在微"来予以表达，它最早的思想渊源是《周易》，它的卦爻辞是一个占卜信息系统，六十四卦的每一卦、每一爻都是一个符号，都含有宇宙社会人生的相关信息，六十四卦实际上是"一个信息变换系统"，"成为无所不包的信息库"。[①]

全息论的观念体现在对应、同构和共效三个方面。对应就是前文所述的"应同"，万物之间都是感应而相通的，人体也不例外。这种对应关系，类似于数学上的集合之间的映射关系，在不同的集合之间建构其普遍的联系就是中医所常用的取向比类法。同构就是结构的相同或相似，人体之小

---

① 孟庆云.至道在微——《黄帝内经》的全息观［J］.中国中医基础医学，1995（2）：11-13.

宇宙与外在世界之大宇宙是同构的，并且与国家也是同构的，这一点我们将在下文做进一步的详细论述。共效的意思是通过局部的治疗可以产生全身的治疗效果，中医的针灸推拿就是如此，通过对身体穴位的局部范围的刺激，可以治疗某一脏腑的疾病，就是基于这种彼此关联的全息观念。

二、身国同构同治

身体与国家在结构上的同一，这是中医的一个基本理念。这首先体现在身体的结构与国家的结构存在相似性和可类比性。中医对于身体的描述很多都借鉴了国家政治概念术语来表达。以《黄帝内经》为例，里面对于人的五脏六腑的功能是这样描述的："心者，君主之官也，神明出焉。肺者，相傅之官，治节出焉。肝者，将军之官，谋虑出焉。胆者，中正之官，决断出焉。膻中者，臣使之官，喜乐出焉。脾胃者，仓廪之官，五味出焉。大肠者，传道之官，变化出焉。小肠者，受盛之官，化物出焉。肾者，作强之官，伎巧出焉。三焦者，决渎之官，水道出焉。膀胱者，州都之官，津液藏焉，气化则能出矣。凡此十二官者，不得相失也。故主明则下安，以此养生则寿，没世不殆，以为天下则大昌。主不明，则十二官危，使道闭塞而不通，形乃大伤，以此养生则殃，以为天下者，其宗大危，戒之戒之！"（《素问·灵兰秘典论》）很明显，用君主、相傅、将军、中正、臣使、仓廪、传道等古代国家政治中的各种官职来定义人的五脏六腑等十二个器官，这表明国家的政治结构与人的身体结构是一致的，即"国犹身，身犹国"：君主为一国之统帅，心就是人的身体诸脏腑器官之统帅；国家的各种官职之间需要相互协调配合，人的脏腑器官之间也需要协调配合；国家机器运转不顺畅，人的身体也会发生疾病而功能失调。

其次，如果身体和国家是同构的，那么治身和治国在逻辑上也是一致的、同构的。孙思邈认为："古之善为医者，上医医国，中医医人，下医医病。"在中医大家的眼里，治国与治病、治人的逻辑是一致的，最厉害的医生是政治家，能够匡扶救世，拯救天下黎明百姓于水火之中；次一等的医生能够全方位地救人，不仅拯救人的生命，而且拯救人的灵魂；最下等的医生就是那些仅仅能够看病的医生了，只能治疗一些人的某些疾病而已，当然也不错了，只是算不得上等的医生。由此可见，古代儒医的思想是以天下苍生为己任的，而不是以个人利益为价值追求的，这集中体现了古代读书人的入世价值观。

第三，从思想渊源上来说，这种身国同治的思想最早是来自于道家的。①"道学是一种'身国同构'的学说，道的原则既可用于治身，也可用于治国，推而至于天下，故倡导天人同构，身国一理。"②老庄的思想脉络中，我们可以找到道家身国同治的相关论述。比如，《道德经》第十三章说"贵以身为天下，若可寄天下；爱以身为天下，若可托天下"；《庄子·在宥》说"君子不得已而临莅天下，莫若无为。无为也，而后安其性命之情。故贵以身为天下，则可以托天下；爱以身为天下，则可以寄天下"。这里面实际上表达了两层意思，一是身重于国的思想，只有当统治者爱惜自己的身体之时，他才可能爱护老百姓的身体和生命，老百姓才能心甘情愿地将国家事务交给他来管理，如果统治者连自己的生命都不爱惜，他怎么可能爱惜老百姓呢？怎么可能管理得好整个国家呢？二是治国和治身都遵循同样的逻辑和路径，那就是无为而治。无为是"道法自然"的体现，人生活于自然界之中，应该按照自然无为的法则来生存生活，不应该肆意妄为。作为国家的君主管理整个国家，更应该遵守天道规矩，应该精兵简政，不要颁布过多的法令制度，也不要征收过高的税，而应该与民休养生息，让老百姓过上太平安逸的生活。在根本的意义上来说，治身和治国在结构和功能上都是相同的，都是以天道的自然无为作为根本遵循，这是道家思想的典型特征。

除了老庄之外，其他道家哲学家也延续了身国同构同治的思想。无论是《吕氏春秋》还是《淮南子》都把"成身""治身"当作是"成王""治

---

① 实际上，在道家哲学思想基础上发展起来的道教，也有身国同构同治的观点和论述，追求"内以治身""外以治国"，治身作为治国的基础。在此作者不作过多的展开。吕有云.道教身体政治学论纲［J］.西南大学学报，2012（5）：18-23.

② 胡孚琛.道学通论［M］.北京：社会科学出版社，2004：25.

国"的基础。"昔者先圣王,成其身而天下成,治其身而天下治。"(《吕氏春秋·先己》),只有首先处理好自己的身体、管理好自己,才能管理好天下、治理好整个国家。"天下之要,不在于彼而在于我,不在于人而在于身。自得,则万物备矣。"(《淮南子·原道训》)治理天下的关键和根本点在于治理好自身,而不是约束、制服别人,统治者做到了自己悠然自得,天下万物就各归其位、自行运转,而无需外在的过多管理。《管子》也有很多关于身国互喻、同构同治的论述,"君之在国都也,若心之在身体也。""四肢六道,身之体也。四正五官,国之体也。四肢不通,六道不达,曰失。四正不正,五官不官,曰乱。"(《管子·君臣下》)"心之在体,君之位也;九窍之有职,官之分也。"(《管子·心术上》)这里非常明确地强调了心对于人的整个身体的统治地位,就像君主对国家的统治核心地位一样,人的四肢九窍、五脏六腑就像是承担不同功能的各种文武官职。所以,最后的结论就是《淮南子》所说的"治心":"心者,身之本也;身者,国之本也。"(《淮南子·泰族训》)"心安,是国安也;心治,是国治也。治也者,心也;安也者,心也。治心在于中,治言出于口,治事加于民,故功作而民从,则百姓治矣。"(《淮南子·泰族训》)

葛洪对身国同治做了更加全面详细的论述,他认为"一人之身,一国之象。胸腹之设,犹如宫室。四肢之列,犹郊境也;骨节之分,犹百官也;神,犹君也;血,犹臣也;气,犹民也。故知治身,则能治国也。夫爱其民所以安其国,养其气所以全其身。民散则国亡,气竭即身死。"(《抱朴子·内篇·地真》)这就深刻阐述了身国同构和同治的思想,一个人的身体在结构上就像是一个国家,胸腔和腹部好比是宫殿房屋,人的四肢就像是城郊边境,骨头和关节就像是国家设立的文武百官,精神就像是国君,血液好比是大臣,精气好比是百姓。君主只有懂得了休养自己的身体,才能治好一个国家,爱护百姓才能安定国家。人的精气枯竭就会死亡,百姓离散国家就会消亡。

道家的身国同治的思想在某种意义上可以说是"内圣外王",即"内以治身,外以为国"。按照由内及外的顺序展开,"内"就是个人的修身养性,"外"就是治理国家,参与管理国家事务。"内"是"外"的基础和出发点,如果能够将两者很好地结合在一起，将两者打成一片，那就是非常理想的内外统一，就是道家所追求的"至人"状态。"夫道者，内以治身，外以为国，能令七政遵度，二气告和，四时不失寒燠之节，风雨不为暴物之灾。"（《抱朴子·内篇·明本》）遵循天下之大道，就可以内以修身，外以治国，就会使日月星辰按照自己的轨道运行，就能使阴阳调和，一年四季风调雨顺，不会有太多的灾难。这种身国互喻的思想把个人的修身养性与国家政治结合起来，"个人的身体转换为政治、社会的宏大叙说，出现身体思维下的政治运作"。①不过，需要指出的是，身国同构同治并不能与内圣外王完全等同，二者有着各自不同的内涵。在道家和道教的历史发展中，其更加重视身国同构下的修身、养生，把个体的生命看得更加重要，治理国家等世俗事务只是修身之后的"绪余"罢了，"内圣外王"的思想没有得到充分的阐发。"从现代性的角度来看，'内圣外王'比'身国同构'具有更大的建构性"，"具有深刻的批判性、包容性、贯通性"。②

第四，除了道家思想渊源之外，身国同治还突出反映了儒家的政治伦理思想。对于古代的读书人而言，有范仲淹的"不为良相，便为良医"的说法，良相的价值追求是安民济世、造福百姓，而良医的价值追求是悬壶济世、救人性命，前者属于政治追求，后者属于医术追求，分别属于两个不同的领域，但是体现了读书人的责任与使命担当，二者的精神内核是相通的，那就是一种利他主义的救世救民思想。在读书人看来，从医是仅次于从政的理想价值选择，反映的是儒家知识分子胸怀天下的理想抱负。从医虽然没有从政当宰相那样的权力地位，但也可以实现"上以疗君亲之疾，下以救贫贱之厄，中以保身长全，以养其生"的理想追求，不失为很好的个人选择。

除了上述政治理想抱负和个人价值追求之外，儒家的身国同治思想还体现在"修齐治平"的价值序列之中。"修身齐家治国平天下"，在逻辑结

① 李刚.杜光庭《道德真经广圣义》"身国同治"的生命政治学［J］.宗教学研究，2007（1）：30-36.
② 阚红艳.道家视域下的"身国同构"与"内圣外王"［J］.江淮论坛，2018（3）：81-85.

构上从小到大，从自身推演至整个天下，贯穿的是身国同构的本源一致性。在此，儒家突出强调了治身和治国的内在道德关联，在"身"与"国"之间预设了一种道德形而上学，将个人的修身养性由内至外贯通起来，形成一条不可分割的关系之网，从而构成了儒家的"内圣外王"之道。

最后，需要明确指出的是，儒家的"身国同治"与"内圣外王"与道家存在着显著的区别。儒家和道家都是讲的修身，但儒家重点修的是个人道德品性，修的是孟子所说的"浩然之气"，是以道德为本位的；而道家重点修的是个人生命，修的是老庄的"自然无为"之"真气"。具体来说，这种区别主要有三点。[①]一是"德治"和"道治"的区别，儒家讲"德治"，强调"仁义礼智信""以孝治天下"等道德修养与教化；道家讲"道治"，强调"道法自然""虚静恬淡寂寞无为"。二是主动积极干预型政治与自然无为的自治型政治，儒家突出强调统治者的道德责任和使命担当，以一种积极入世的理念来实现"修齐治平"；道家突出强调统治者的"无为"，主张休养生息，不实施过多的干预来扰乱百姓生活，以实现"无为而无不为"。三是儒家的身国同治包含了一个重要的中间环节——家，而道家则不包含任何的中间环节，"家"对于儒家而言具有重要的社会基础和伦理道德意义，它不仅是个人生活生存的基本空间，也是个人修身养性、培养道德品质的重要场所，它携带的不仅是宗法血缘关系，而且是仁爱、孝道、忠诚等伦理规范。虽然老子的《道德经》第五十四章也有类似的表述："修之于身，其德乃真；修之于家，其德乃馀；修之于乡，其德乃长；修之于邦，其德乃丰；修之于天下，其德乃普。"但这里所说的并非是儒家意义上的修身、修家、修乡、修国、修天下，而是要按照道家的自然无为来修养自身，就能分别在不同的实践场域中得到相应的回报。这里的身、家、乡、邦、天下之间不存在儒家意义上的内在道德关联，它只是表明"道"的应用范围广泛、作用无穷无尽，从自然到社会人生，无所不包，无不适用于道法自然的基本准则。

---

① 唐少莲.道家身体哲学及其政治隐喻[J].广东石油化工学院学报，2018(5):1-4.

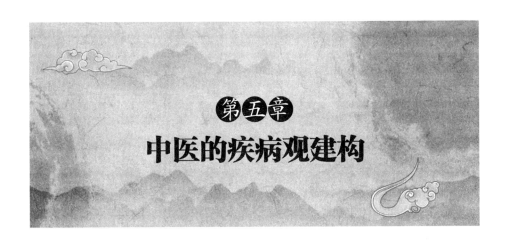

第五章
中医的疾病观建构

任何医学的基本目的都是为了治疗疾病，促进人的身体健康。正如古希腊哲学家所说，医学解决身体的疼痛，而哲学解除灵魂的烦恼。医学与哲学所要解决的对象虽然不一样，但它们之间有着某种内在的逻辑相关性，这就是要将人的身体或灵魂从一种不舒适、不自然、不正常的状态调整到舒适、自然、正常的状态之中。这种人所普遍追求的美好身体状态被称之为健康，它构成了人类生存发展的基本价值基础，也是一切人类幸福的核心内容和基石。既然无人自愿追求痛苦，那么健康的价值就是普遍的，医学解除身体疾病的意义便是永恒的。自医学诞生至今，这是它的一贯之道。任何一门不以解决疾病为目的的医学技术，都偏离了其基本的宗旨，都将走上一条异化的歧途。

然而，疾病的观念虽然为每个人所熟知，每个人都有这样或那样的生病体验，都对疾病有着某种或浅或深的认知，但它作为一个学术概念却并非那么清楚明白。在最基本的意义上，我们可以说每一种独特的、不同文化语境下诞生的医学都构建了一种独特的疾病观，形成了一套特别的疾病观念体系，而正是这种独特的疾病观造就了医学知识体系的巨大差异，而中医的独特性正在于此。要想完整地理解中医的知识结构与体系，就必须首先完整地呈现出中医的疾病观，就必须将中医对于"何为病"的深层认知展现出来。这样，我们就从世界观的宏观层次与生命观的中观层次进入到疾病观的微观层次了。这样一种层层递进的逻辑关系将表明，中医实际上是将宏观、中观与微观紧密地联系为一个整体贯通起来的，而非机械割裂的关系。

第一节　疾病的本质

究竟何为疾病？疾病究竟是一种实体性的存在，或者只是一种身体状态或功能的异常？如果疾病指向身体的某个具体实体，如某个具体的身体部位、器官、组织或基因，那么医学治疗的目的就是要拯救这个"生病"的实体。如果疾病指向的是身体的一种状态，那么我们首先要定义一种完好的健康状态，然后通过医学的治疗来恢复人的整体身体状态。医学治疗的对象究竟是这种实体呢，还是一种不佳的状态呢？这个根本性的问题，涉及我们对于医学本质的哲学理解，也触及中医与现代西医（现代医学）的根本性差异。

一、实体论

现代医学显然秉持的是实体论。所谓的实体，就是一定要在人体之中找到疾病病变的部位或具体的物质形态，这种物质形态随着现代医学科学知识的扩展而不断扩展，从最初的器官组织到细胞，从细胞到分子，从分子到原子、原子核，从原子到基因，现代生物医学延续的是它一贯的纵深、微观视角，不断将人体的基本物质元素引向最为细微的核心层次。在今天的生物医学话语体系中，占据主导地位的研究模式是基因，似乎一切的疾病都能够在基因层面进行精准解读，都能够在基因层面进行诊断和治疗。把握了基因，就可以说是把握了生命的奥秘。由此就产生了基因修饰、基因编辑、基因测序、基因诊断与咨询等新鲜花样，这些无不是建立在一种实体论哲学的基础之上的。现代医学的解剖学、生理学、病理学、细胞生物学等，无不是对身体的某个实体所进行的理论与实验研究，它们都是实体论哲学的活生生样本。

实体论的疾病观最终诉诸特定具体的病灶。所谓的病灶，是一个现代生物医学的概念，它是指处于非正常状态的、发生了病变的机体组织。比如，肝癌就是指病人的肝脏部位发生了癌症的病变，肝脏就是该疾病的物质组织载体，就是该疾病的病灶。再比如，如果病人的肺部被结核菌破坏，就会形成肺结核病灶。打个不恰当的比方，病灶就像土匪的巢穴一样，隐藏在人身体的某一个角落或部位，而里面就潜藏着引起疾病的致病的细菌或病原微生物。理论上，人体的任何一个部位或组织器官的病变都可能会形成病灶，进而威胁到该器官的正常功能，严重时甚至会影响或传染到其他的组织器官。病灶的扩散主要有两条路径，一是"水路运输"，即病原体通过血液及淋巴液，顺着血管和淋巴管"漂洋过海"，来到远隔的器官和组织，在那里"安营扎寨"，造成新的感染；二是"施放毒素"，病原体产生毒素及代谢产物，成为"抗原"，刺激人体产生相应的"抗体"，从而给人体带来严重的损害。

实体论的观念来自古希腊时期的原子论哲学。原子论属于自然哲学的范畴，前苏格拉底时期的哲学家主要的研究兴趣在于探索世界的本源和本体问题，为此他们提出了各种各样的理论，倾向于从自然界中寻找世界的本源，如水、气、火等，作为万物的"始基"。原子论正是在这种哲学框架内提出来的，最早提出原子论的是古希腊哲学家留基伯和德谟克里特，之后有伊壁鸠鲁、卢克莱修对原子论作了进一步的理论发展。马克思在1841年完成的博士论文《德谟克里特的自然哲学与伊壁鸠鲁的自然哲学的差别》中，对德谟克里特与伊壁鸠鲁的原子论思想进行深入的比较研究。德谟克里特对原子论进行了系统的理论建构。他认为，世界的本源是"原子"和"虚空"，原子是运动的，而虚空是原子运动的必要条件；原子在大小和数量上都是无限的，世界上的事物，包括水、火、气、土和灵魂，都是由原子构成的；原子在性质上没有差别，只有形状（形态）、次序（相互关系）

和方向（位置）的不同。①原子论哲学的提出，意味着，自然界的事物和现象复杂多样，从哲学上无法用"一"来统一"多"、说明"多"，因此只能深入到事物的内在结构、从宏观转向微观，才能够真正探索到世界的本质。

原子论哲学对近代自然科学理论体系的构建产生了深远的影响。原子的本来含义是指不可再分、不能再切割的物质微粒，具有广延性和不可入等属性。如果说古希腊哲学的原子论还停留在哲学的思辨阶段，那么近代化学和物理学的理论构建则从真正自然科学的角度发展了原子论的思想。近代化学家们在研究物质的基本元素时，他们不仅采用了原子论的还原论思维方式，而且用原子来思考和定义化学元素，道尔顿甚至直接用"原子"这一概念来称谓化学元素，认为化学元素就是古希腊原子论哲学家们所猜测的构成世界的最小微粒——原子，并以此为基础建立了化学中的原子—分子理论。牛顿的经典物理学也直接承继了原子论的实体观念，他将相互作用中的物体抽象为一个纯粹的"质点"，它只具有质量特征，是一种不会破碎的、刚性不变的"永久粒子"。由此，我们可以看到，近代物理学、化学等自然科学在性质上都不外乎是原子论哲学范式的科学版本，它们无一例外地都采用了原子论的实体论思维和还原论方法，并且将其贯彻到一切自然科学的研究活动之中，以此来对世界的终极图景进行描绘，对世界的终极原因和统一性做出科学上的说明和阐释。②

毫无疑问，现代生物医学正是沿着原子论和还原论的思维方式发展下去的。现代医学的基本模式是生物医学，将人的一切身体活动与要素归结为生物学意义上的存在，然后从生物学的角度来研究人体的组织结构与功能要素，并且采用还原论的方法，不断地从微观的角度来解释和揭示生命活动的本质。今天的医学不再是局限于原子和分子的层次，而是往前推进到更加精准、更加细微的基因层次，认为一切的生命现象都可以在基因层面进行解释和说明，一切的疾病都可以在基因的层面进行描述和诊断，于

① 林可济.马克思的博士论文和古希腊的原子论［J］.学术评论，2018（4）:4-10.
② 邬焜.从古希腊原子论哲学对科学的影响看哲学与科学的内在统一性［J］.自然辩证法研究，2013（11）:86-90.

是乎全世界的科学家都在着手进行一场耗资巨大的全球性工作，开展一场规模空前的人类基因图谱测序工程。无论是基因工程技术推进到什么层次，取得了什么样的突破性技术，宣称能够彻底解决哪些久攻不下的人类疾病，它都不应该陷入科学的胜利狂欢之中，而应该低头认真地审视一下科学的发展历程，认真地反思一下它所一贯的"理论作风"和思维方式，认真地检阅一下如此这般发展的生物医学会将人类带向何方。无论如何，坚持一种牢不可破的实体论观念，采用一种彻底的还原论方法，将一切复杂的事物和生命活动现象都简单化地归结为终极的基因层次，这种现代生物医学图景的理论构建无非是两千多年前古希腊原子论哲学范式的现代医学翻版。当人类陶醉于已有的医学成就之时，不应该忘记哲学家的智慧和理论贡献。

　　用实体论的观念来比照中医，我们会发现中医理论体系中有实体概念，但它的疾病观念却是非实体性的。通过前文对藏象理论的叙述，我们已经证明中医的藏象有着解剖学的形态基础，人体之内确实是存在五脏六腑等具体的器官组织，然而藏象理论所要揭示和证明的恰恰不是这种实体性组织，而是超越于这种实体之上的一种功能性联系，一种身体的动态平衡观。也就是说，中医有实体概念，却无实体论的哲学基础，更无实体论的疾病观念。很显然，"虚体的功能无法作为实验的对象"，但是中医界针对脏腑的实验实证研究中"出现了一些怪现象"，"一些人因为脏腑的某些方面在解剖组织学、生理学上找到了物质结构，于是喜形于色，赞叹古人的伟大，中医的科学；另一些人因为脏腑的某些方面找不到物质结构，于是妄自菲薄，甚至怒斥中医根本没有科学性。中医界成了理论思维最为混乱的领域之一"①。很显然，中医的五脏并不等于西医的五脏，它不是"脏器实体"，而是指五脏的功能系统，代表着"关系实体"。那么，中医的疾病观究竟是一种什么样的独特观念呢？

---

① 张其成.中医五行新探［M］.北京：中国中医药出版社，2017：151.

二、平衡论

中医的疾病观在本质上是一种平衡论。所谓的平衡实际上是人体的一种状态，一种阴阳五行各种要素的相互平衡，而一旦失去了这种平衡就会走向疾病，而疾病就是身体的失衡。

第一，中医建立了自身的独特"平人"理论，即"阴阳匀平以充其形，九候若一，命曰平人"。（《素问·调经论》）实现了身体的阴阳平衡，就是"平人"，就是正常健康之人，"平人者，不病也"。（《素问·平人气象论》）这就主张，一个人若是实现了阴阳平衡，就不会生病，就会保持身体的健康状态。这种平衡最基本的特点就是阴阳平衡，即"阴平阳秘，精神乃治，阴阳离决，精气乃绝"。（《素问·生气通天论》）这里的"平"和"秘"实际上都是平衡的意思，阴阳之间相互对抗制约，正反两种力量在事物的发展中达到动态的平衡关系，就是"阴平阳秘"。

阴阳平衡的思想在太极图中得到了清晰而生动的阐释，图中有阴阳黑白两种力量，一阴一阳谓之道，阴阳相生相克，阴中有阳，阳中有阴，阴阳之间的力量对比时刻都在发生着变化，有时候阳胜，有时候阴胜，正如正午的时候太阳光很强，属至阳；夜半时分阴气最盛，属至阴。但在至阳之时，阴气就开始增长；在至阴之时，阳气就开始增长，从而形成一个此消彼长的动态过程。世间的道理无外乎阴阳之道。任何一种力量都不可能持久旺盛下去，达到了顶点必定要开始衰落，走到了山顶人自然要走下坡路，正所谓盛极必衰。相反，一种力量也不可能一直衰落下去，到达了低谷必定要开始上升，人走出了低谷衰落期就会重见天日、重获阳光，正所谓绝处逢生。所以，读懂了太极图就读懂了宇宙人生之道，人生不过是潮起潮落之间，有光明之时，也有黑暗时刻；有高潮之欢愉，也有低谷之苦楚。盛衰之道，即乃阴阳平衡之道。

第二，除了阴阳平衡之外，还有金木水火土五行之间的平衡。中医不仅使用了阴阳的概念，更重要的是使用了五行相生相克、生克制化的关系，并且将人体的五脏六腑与五行建立起一一对应的关系。而一旦人的五脏、六腑、五官、五声、形体、情志等与五行建立对应的归类关系，就可以用五行之间的生克制化模式来进行病理学的推测、疾病的治疗了。五行之间的关系主要有相生、相克、制化、相乘、相侮、母子相及等关系模式，这里最重要的辩证关系是：没有生，就没有事物的发生和成长；而没有克，就不能维持事物之间稳定的平衡关系；有了生与克，事物就能维持动态的平衡关系。所有平衡关系的打破基本上都来自两种原因：太过与不及。太过意味着某一方面（五行中的某一行）过于亢盛，导致它所相克的一方面太过虚弱，例如如果木太旺，就会对土克制太过，导致土的严重不足。相反，不及意味着某一方面力量太过于弱小，难以抵御相对力量的侵犯，如土气不足，则难以承受木气的克制，木会乘虚侵袭，使得土更加虚弱。中医常讲的虚弱、虚证，就是指某一方面的体能很差，这要么是遭到外界力量的侵袭，要么是自身力量的衰弱所致。

第三，气血失和、失去平衡也会导致疾病的产生。"气血不和，百病乃变化而生。"按照中医理论，人的气血在全身运行，人的生存全靠那一点气，气顺则无病，气逆则病生。"气相得则和，不相得则病。""从其气则和，违其气则病，不当其位者病，迭移其位者病，失守其位者危，尺寸反者死，阴阳交者死。"（《素问·五运行大论》）理想的状态是"平气"，即无过与不及。"未至而至，此谓太过；至而不至，此谓不及。"（《素问·六节藏象论》）也就是说气血来得时机要恰当，该来的时候不来就是不及，不该来的时候来了就是太过。"气有余，则制己所胜而侮所不胜；其不及，则己所不胜侮而乘之，己所胜轻而侮之。侮反受邪。侮而受邪，寡于畏也。"（《素问·五运行大论》）这就是说，气太强盛了不仅会克制到自己克的气，而且会欺侮到克制自己的气，总之会打破原有的气的平衡状态，而一旦平衡态被打破，就会导致身体的疾病。

第四，中医的平衡观是一种身体内外两个维度的平衡，并且内外两种因素的平衡是相互影响的。身体一方面要保持自身内在的生理和心理平衡，另一方面要保持与外界的平衡，内在的平衡主要是身体和心理机能的自我平衡,外在的平衡主要是与自然界和社会的平衡。与自然界的平衡意味着人生活在自然之中,会受到自然界的风寒暑湿燥火等因素的影响,自然界的季节变化与气候状况都会影响到身体功能的自我调适,而一旦调适功能失败就会产生身体不适或疾病。与社会的平衡意味着人是一个社会性的存在,必然受到他人与社会的各个方面的影响,比如家庭关系、婚姻关系、工作压力、学业压力、工作环境、收入报酬等方面都会传递给个人,影响到个人的价值观和行为选择,通过情绪和心理渠道来给个人的身体健康造成影响。这里实际上涉及对疾病病因的理解,我们将在下文中进行分析和探讨。

第五,总的来说,中医实际上建立了一种平衡论的健康观,而所谓的疾病则是不健康。健康的人,就是"平人",在其身体之内各种物质和能量都是正常流动的,各种要素都是平衡的。当然,人身体之内流动的是气血津液,而不是我们现代科学所定义的"能量"概念;而提供"能量"的物质则是人饮食的五谷杂粮,它也是能够给人提供"气"的物质性存在。这种平衡论的健康观,是古人对于自然界和人自身的理性认知,认识到各种自然界的要素之间相互作用、相互制衡的关系,属于古代的自然哲学医学范式。不仅中国古人采取的是这种平衡模式,古希腊早期医学也坚持的是一种平衡论的健康观和疾病观,希波克拉底和盖伦都认为疾病就是人的四种体液之间失去了平衡。可见,平衡论在人类早期医学史上具有共通的特点。

人的正常身体平衡一旦被打破,失去正常的平衡状态,就会导致"疾病",也会在人的身体上表现出一系列的症状,这些症状被中医定义为"证候"或"证象"。而中医治病的主要手段就是区分和辨别这些不同的"证",通过藏象理论来建立"证象"与"脏腑"之间的内在关系,从而给出准确的诊断结论,然后根据中医阴阳五行平衡的基本理论,按照治法治则下定处方,这称之为"辨证论治"。

三、功能论

功能论的疾病定义是,身体组织器官的某个功能出现了障碍或失调,偏离了正常的功能轨道。这种对正常功能的偏离假设了每一个器官在没有疾病状态下的完好状态，而治疗疾病就意味着要恢复这种完好状态。这种定义实际上包含了两个部分：一是我们建立了什么是人类身体正常功能的概念，即首先要搞清楚身体究竟是如何运作的；二是就某个人的身体状况进行判断，观察它的表现是否与正常功能相吻合，如果有所偏离则意味着生病。① 很明显，中医和西医都采用了功能的概念来阐明身体组织的生理机能。但是仔细分析起来，就会发现二者对于功能的阐释和论证有着本质上完全不同的思路，而这种思路的不同导致了两者对疾病和健康本身的理解产生了进路上的差异。

首先，中医虽然承认五脏六腑等组织器官的功能，但是对该功能背后的那个实体却是淡化、虚化的。按照前述藏象理论，很多学者认为它重点在于对于脏器的功能性描述，而非对于该脏器的实体性描述。重要的是建构起身体五脏六腑的功能性表达以及彼此之间的关系，而非建构起作为解剖学实体脏器的生物学特征。这一点与现代医学存在着明显的差别。现代医学表明，功能性的描述一定是基于某种组织器官的描述，而非抽象的、悬空的表达；疾病所代表的功能失调一定是某个器官组织的功能失调，而非看不见、摸不着的"藏象"。人的疾病就好比一部汽车有了"毛病"或故障，而这个故障一定是某个实实在在的零部件出了"毛病"，我们要修理的是该零部件的故障，而非别的什么故障！脱离了具体的实体来谈论功能是没有意义的，正如我们不能脱离汽车的零部件来谈论汽车的功能！

其次，中医即便是使用了功能概念，但是对人体各个脏器的功能描述与西医是截然不同的，从而形成了两种不同范式的功能表达体系。比如，在经典的中医教科书中是这样来描述心脏的：主血脉，藏神，主通明，心气下降，在体合脉，其华在表，在窍为舌，在志为喜，在液为汗，与夏气相通应。其他的脏腑都是按照这种模式来描述的。这不仅意味着它在基本概念和

① Wakefield, J. C. 'Disorder as Harmful Dysfunction: Conceptual Critique of DSM-III-R's Definition of Mental Disorder'[J]. Psychological Review, 1992（2）：232-247.

理论体系上的不同，而且对某个具体的脏器的功能表述只有在中医的理论范式下才能得到理解，超出了这个范式是无法理解的。这种范式的不同意味着两种不同版本的医学模式，一种是前现代的古代自然哲学医学模式，一种是现代生物医学模式。既然范式不同，二者之间就是无法通约的，事实上也确实如此。试想：一个受过现代生物医学训练的医生，在其知识理论框架中如何能理解"气""经络""脉象"等中医独特的概念呢？中医按照取象比类的方法来定义五脏六腑的功能，运用阴阳五行理论来描述这些脏腑之间的彼此关系，这些看似有些奇怪的论证模式只有在中医自身的系统中才能自圆其说，它们在逻辑进路上是完全不融于现代医学的。

最后，中医的功能概念不是单一的，而是在脏腑之间形成了复杂的关系网络，构成了系统性的功能群。单一的脏腑很好理解，它的功能都是可以按照其生理功能进行藏象描述的，但是脏腑之间也会形成相互制约、相互资生、相互协调的关系。这种功能关系一方面是基于临床经验的总结判断，但更多的是基于阴阳五行和藏象理论的逻辑推测和概念演绎。脏与脏、脏与腑、腑与腑之间都存在着紧密的联系。比如，心与肺的关系是，一方面心主血脉，而肺朝百脉，辅心主血；另一方面肺的呼吸功能的正常发挥有赖于心主血脉。腑与腑之间的关系主要体现在食物的消化、吸收和排泄过程中的相互联系，六腑转化水谷，需要不断地受纳、消化、传导和排泄，虚实更替，宜通而不宜滞，一旦某一腑出现问题就会影响到其他腑的正常运转，如胃有实热，可致使大肠传导不利而见大便燥结。而脏与腑之间的关系是阴阳表里配合的关系，脏属阴、主里，而腑属阳主表，一阴一阳，一表一里，相互配合，组成了心与小肠、肺与大肠、脾与胃、肝与胆、肾与膀胱等脏腑之间的表里相合关系。这些关系的构建可以用来指导临床实践，比如脏病治腑、腑病治脏、脏腑同治等法。

四、价值论

无论是中医还是西医，都坚持了某种形式的功能论的疾病观，只是二者对于功能本身的描述有所差别而已，换句话说中医的功能话语体系不同于西医的话语体系。抛开这种话语体系之争，就功能本身而言，我们需要在现代哲学语境中提出一个更为基本的问题：功能论的疾病观是否只是一个纯粹客观的描述性定义？它究竟有没有包含主观性的成分？人的疾病究竟是一种纯粹客观的状况还是拥有主观的要素？在生物医学模式下，人们普遍认为疾病是对有机体正常功能的偏离，然而这里的"正常功能"究竟是什么？它到底有无价值负载？

当我们提出这样的问题之时，意味着我们是在现代哲学的语境中来反思医学。因为只有现代哲学才会将主观与客观、事实与价值做出相对明确的区分，在二元论的框架中思考身体与心灵的关系问题。建立在现代哲学基础上的现代自然科学，正是要坚持并捍卫一种普遍主义、客观主义的知识论与真理观，即真理意味着某种不以人的主观意志为转移的自然规律，知识即是对于客观世界做出真实的描述。知识总是关于外部世界的某种陈述，这种陈述能够判断真假，而科学研究的任务就是探索、发现那些真的知识，抛弃或反驳那些错误的知识。我们之所以用日心说取代地心说，就在于前者能够真实地反映地球与太阳之间的运动关系，这种运动关系既不是人的心灵构想出来的，也不是从上帝的存在属性或某种宗教观念中推演出来的，而是它们实实在在就是如此运转。

现代医学按照自然科学的模式来构建理论体系，这意味着它必然是一种客观主义医学，必然坚持和贯彻的是客观主义的疾病观。按照生物医学的基本观念，疾病无非是人的身休某个部位出现了异常表现，这种异常意味着有机体的结构或功能偏离了正常的生理功能，而一个健康的身体就是身体各个组织器官的功能运转正常，没有出现任何失常或反常的现象。这就好比一辆完好的汽车，它的各个机械零部件都能正常运转，而一旦某个零件出现了故障或损坏就需要进行修理或替换。人的身体也是如此，如果某个器官组织出现了问题，出现了功能紊乱，就需要进行修复、调理，使之恢复到正常的状态上来；若是器官组织出现了严重衰竭，光是修复无济于事，这时候就需要进行器官的移植了。用自然科学来定义医学，以客观主义的方式来处理人的身体和疾病，将人的身体和疾病纳入自然规律的范畴，用冷峻的眼光来审视人的身体、治疗疾病，这种理性主义的思维路径使得现代医学在自然科学的"康庄大道"上取得了一系列辉煌的成就，它的每一次新的进展、每一项重大的理论突破都无不闪耀着人类的理性之光，无不是向客观世界进军的伟大胜利。

然而，疾病本身并非像生物医学所描述的那样是一个纯粹的客观的研究对象，在功能论的定义中不可避免地包含甚至预设了某种规范性的含义和价值判断。对疾病和功能论的进一步分析将会揭示这种隐秘的存在论属性。

首先，在英文中有两个单词disease和illness表示"疾病"概念，仔细分析它们的含义差异就会确信疾病为何不只是一个单纯的客观对象。disease是指生理功能或结构出现的异常状态，这是生理学、生物医学所确认的那个"疾病"，它本身是客观存在的，能够通过医学检查手段来确认究竟是何种组织、何种器官出现了问题，能够精确地定位疾病所处的具体位置或部位，能够通过病理学详细地解释它产生病变的医学机制。而illness则与此不同，它所指向的不是疾病，而是病人，更确切地说，是指病人所遭受的病痛折磨和主观体验。对病人而言，他所真切感到、体验到的恰恰是illness而非disease，但是对医生而言，他们所要处理的却是disease而非illness，或者说医生的核心工作在于通过医学的技术手段来消灭disease，以恢复病人身体的正常身体功能。现代生物医学的秘密就在这里，它所遵循的科学范式、所使用的病理学解释模型、所采用的技术治疗手段，无不精确无疑地坚持着客观主义的立场和功能论的路径。

在理论上，disease的确是不以病人的主观感受和疾病痛苦体验为依据的。通常而言，病人有某种disease一般都会有与之相伴随的illness。例如，感冒会伴随咳嗽、流鼻涕、头痛、发烧等明显症状，这些都使得人的身体非常难受。然而，有些疾病并无相关的病痛体验却仍然被认为是一种疾病，如高血压一般并不会使人感到任何身体上的不适，但是它会对人的心血管系统造成潜在的损害，故而依然被认为是患了"疾病"。相反，有些人在生命的某个时刻会遭受身体折磨，但却常常不被认为是罹患疾病。对于产妇而言，虽然在生孩子的过程中会遭受极度剧烈的身体痛苦，并且在医疗条件不完善的情况下要冒着一定概率的死亡风险，但是我们并不认为产妇在生产之时就是患了某种疾病，因为怀孕和分娩属于女人正常的生理机制，生育过程的痛苦体验本身并不构成疾病的核心定义。

如果医学只是单纯的生物医学，那么人的疾病就像它所描述的那样是需要被攻克的客观存在之物。然而，医学之所以是医学，恰恰在于它并非是动物、植物的医学，而是人的医学。而凡是涉及人的问题，就无法采取彻底的还原论将它归结为某种单一的致病物质因素。当生物医学将目光聚焦于disease时，它所抛弃的是病人的主观感受，所获得的是对象化的物质性存在。这种模式是以疾病为中心，而不是以病人为中心；是以普遍化的医学科学知识为中心，而不是以人的生命为中心。①生物医学之被人诟病，正是在于它对病人的忽视，缺失了对病人主观感受和个体经验的整体性关照。而这正是生物—心理—社会医学模式出场的基本语境和理由所在。

在此，我们会越来越真切地感受到，为何现代医学表现得愈加科学、愈加理性，它就愈加远离、疏离甚至是异化了病人。当医学的目标只是精准地定位并消灭disease之时，病人的主观性体验就被无情地抛弃和扫荡了。进入到医疗场景之中的病人，已然失去了作为人所本该具有的那种主体性内容，一切人性的东西都被冷冰冰的机器粉碎殆尽，剩下的只是一具生物学意义的躯体，而这正是现代医生们所想要"看到"并"处理"的唯一"真实"对象。当科学的仪器设备运用于人的身体之上，身体的异化就不可避免地产生了：医患之间的关系不再是充满人性关怀的交流与对话，不再是医生对病人直接的触摸与观察，而是被各种各样的仪器设备强行介入，充当一个客观的冷冰冰的中介之物横亘在医患之间，它所度量的是病人的"躯体"而不是"身体"，它所昭示的是医生作为主体与病人作为客体的截然分明，在这个清楚明白的分界线上，医生所"看到"的不再是病人的"这个身体"，

---

① 李振良，孟建伟. 从身心二分到身心合一：论医学观的改变 [J]. 自然辩证法研究，2010（11）：88-92.

而是那些通过仪器检测出来的数据、图像、影像等抽象的符号。对医生而言，这些表征医学信息的符号才是有价值之物，而病人的身体不过是这些符号的载体，它们需要按照现行医学已然固定的方式来解读、分析和处理。

将医学的目光重新聚焦于病人的illness，这既是人文医学的核心主张，也是现代医学走向整全性的必由之路。病人的病痛体验一度占据了医学的重要位置，在现代化的仪器检测工具发明之前，医患之间的沟通对话常常是医学诊断的主要途径。医生对病人的询问，不仅涵盖了病人自身的经验性描述，而且还包括家庭病史等相关的信息。中医采用望闻问切的诊断方法，通过经验性的观察、听觉、询问与触摸的方式与病人进行近距离的交流对话，这种直接性使得病人能够感受到医生的关怀之心。一旦医生与病人的距离拉近了，病人就会主动向医生讲述、描述甚至是倾诉自己的病情、心理状态、过往历史、家庭病史乃至人生故事，而医生正是通过病人的主观描述，并结合诊断所获得的有关信息，做出全面综合的诊断结论，并在此基础上对症下药，开出处方。在此过程中，病人对自身illness的描述恰恰是不能被抛弃的"干扰信息"，而是需要医生高度重视、认真分析、综合把握的"有效信息""有价值的信息"。可以说，现代生物医学所拒斥的东西（illness）正是传统中医所要吸收和接纳的东西，或者说中医并没有西医所界定的那种disease概念，它所拥有的恰恰是一种主客尚未分离的"证"，而对于"证"的分析和把握则构成了中医临床辨证论治的关键所在。中医对于illness的肯定和接纳有其自然的合理性，正是这种合理性表明，疾病（disease）虽然可以被处理、被还原为生物医学的某种纯粹客观之物，但对于疾病本身的界定与叙事显然无法彻底抛弃病人对于illness的切身体验。现代医学所迷失之处正是中医生存与栖身的"澄明之境"。

其次，按照功能论来定义疾病，这实际上是不可能完全抛弃规范性的价值判断问题，疾病有着其社会、文化与价值因素。试图以一种绝对客观主义的立场来定义疾病，这种理论至少在人类社会中是不存在的。我们必须注意，疾病始终是人的疾病，而不是其他动物或植物的疾病。这里我们需要一番更加细致的分析。

按照功能论的定义，在生物医学的范畴内，疾病是生物有机体不能实现其正常的功能，或者说是对于正常生理功能的偏离，这种偏离往往给人带来身体或精神上的伤害。或者更明确地说是一种"伤害性功能性紊乱"，这种紊乱体现为一种病态，它包含有两个基本的要素条件：一是生物机体没有执行其自然的功能，二是它对病人主体造成了损害或伤害。要将一种身体的状态界定为疾病的病态，这实际上包含了两个逻辑判断：首先我们需要搞清楚究竟什么是人的机体的"自然"或"正常"状态；其次我们要准确地描述出某个人的机体状态，看它是否与"自然"状态或"正常"状态相吻合，如果不相符合就可以界定为疾病，这个人就是一个病人。[①]

以功能来界定有机体组织器官的生理能力，这原本没有什么问题。一件物品总有其功能作用，人的组织器官也是如此，眼睛的功能是用来看，耳朵的功能是用来听，这就是我们通常所说的视觉能力或听觉能力。而眼睛或耳朵的生理机能出现了问题，就会导致视觉或听觉能力的衰退或丧失。然而，问题在于什么是有机体的"正常功能"或"自然功能"？我们究竟该如何清楚明白地界定它？对此，通常的自然主义观点认为，人不过是自然性的动物，生存于自然界之中，受到自然规律的支配，而且人的身体演化成今天这副模样也是经过亿万年的自然选择和进化的结果。如此说来，人的身体是自然进化和决定的结果，在自然定律的支配之下，有机体的功能是否正常运作也是自然决定的，正常功能即是自然功能，而这种自然功能是有机体的一种客观事实。[②]

如果一切都按照自然主义的决定论发展，那么人无非是大自然和宇宙之中没有任何特殊地位的动物罢了。人被降格为一只动物、一株植物甚至是一颗石头那样盲目地遵循着自然法则，受着自然法则的支配，在自然法则的范

① Wakefield, J. C. Disorder as Harmful Dysfunction:Conceptual Critique of DSM-III-R's Definition of Mental Disorder'[J]. Psychological Review, 1992（2）: 232-247.

② 史习，盛晓明.客观主义疾病观之殇——论生物医学视野下的功能概念[J].自然辩证法研究，2016（3）: 137-143.

畴内生老病死。对很多人而言，这样的一种描述近似于无情而残酷，因为它将人类社会一切引以为傲的那些主体性与创造性之梦彻底击碎了。人类的生存价值无外乎宇宙之中的一粒渺小尘埃，无甚新奇与喜怒哀乐之情。

在客观主义的疾病框架内，医学被认为是一种研究人类身体疾病规律的自然科学。这无非是表明：人的身体是自然的产物，受自然规律的支配，这种规律是客观存在的、不以人的主观意志为转移，而医学的任务就在于发现并运用这种规律。这是现代医学的理想化情景设置，也是它之所以能够取得长足进步的理论前提假设。将人的主观体验和感受抛弃之后，医学便锁定了它所研究的唯一对象；将研究者的主观偏好和价值判断抛弃之后，医学研究与治疗便成了客观真实的实践活动。显然，失去了客观性，医学的科学性和有效性就难以保证。然而，一旦只是一味片面地强调医学的客观性，它又会变成人们在情感上无法接受的冰冷之物。感性与理性、主观和客观、事实与价值，这一切的对立冲突与矛盾悖论就像幽灵般地盘旋在现代医学的地盘之上，久久不能散去。

如果人类绝不愿意屈服于生老病死的自然法则，想要在大自然面前抒写人性的尊严，扬起高傲的头颅，那么对于疾病的自然主义、客观主义范式就应该予以理性的反思与批判。人是自然的存在物，但又不仅仅是自然的存在物；人的疾病是客观存在的事实性状态，但对于疾病的界定、描述和判断却并非是纯然客观的。在理性的范围内，没有人自愿将自己降低为一只动物，都想过上像人那样的生活，享有属于人的尊严和地位。至于医学，其基本的目的恰恰是要通过克服疾病的痛苦、解除身体的折磨，让人的身心处于一种安然舒适的状态，它所捍卫的恰恰是人的尊严。我们对于安乐死的伦理辩护，在其根本的意义上也是出于对人性尊严的考虑，因此称之为尊严死。

对疾病的客观主义立场进行批判，更进一步的理由在于对何为"正常功能"的质疑。功能本身虽然是客观存在的，但是冠以"正常"的属性判断就使得它变得复杂起来。将一种有机体的状态界定为"正常"的，将凡是不相符合的状态界定为"不正常"或"反常"，初看起来似乎并无大碍，并且我们长期以来一直在医学领域乃至日常生活中都是如此使用的。然而，细细想来，这种所谓的"正常状态"难道不是人为的主观设定吗？

无论如何，"正常"意味着一种判断标准，一种衡量是否罹患某种疾病的标尺。虽然标尺本身的刻度是量化的、客观的，但是划定何种阈值范围却是人为确立的。比如，对于血压、身高、体重、寿命的测量，这本身是客观的，但什么是正常的血压、身高、体重和寿命，却是人类自身制定的。高血压只有当人类有了血压计之后，我们才有了这种"疾病"。而正常的血压、身高、体重和寿命的范围值，它更多的是一个统计学概念，它所取的值往往是平均值，所反映的也仅仅只是群体的大多数人的状况。统计学上的平均值也许能够反映人群的总体健康情况，比如一个国家的人均预期寿命，但它不能反映某个具体个人的健康状况。对于那些没有达到平均水平的个人来说，往往遭受着来自社会的各种压力，例如在一个以瘦为美的社会，那些体重肥胖的人就往往需要花大量的时间和金钱来减肥，一些商家（如健身房）正是利用了人们的这种爱美心理来夸大宣传。而另外一些疾病本身则遭受了社会污名化，如那些感染性疾病、艾滋病的人往往会遭到社会的歧视。如此看来，所谓的"正常"状态一方面反映的是一种统计学平均指标，另一方面还要受到审美乃至社会伦理道德评价的影响。而"正常功能"不仅包含了事实性的要素，而且还是一个规范性、评价的标准，而任何标准的制定要么反映了标准制定者的价值判断，要么反映了整个社会的态度和价值观，它绝不是脱离人类社会的纯粹客观描述。

总之，对正常功能的理论分析表明，在事实判断与规范判断之间存在着明显的分裂和张力。这可以看作是休谟问题在医学领域中的反映，如果"是"不能够逻辑地推演出"应该"，那么对有机体的功能描述本身不能推导出何种功能是正常功能，何种表征是异常和反常症状。因为前者是事实性判断，而后者是价值性判断，它们分属于两种不同的命题。所谓的"正常功能"并非是纯粹的事实性知识，而是包含了个体的病痛体验、文化、社会、价值偏好等相关因素，而这些是无法被简化或囊括在单一的事实性知识之中的。"当我们认为某人罹患疾病时，我们是在做出一个判断，即此人遭到了某种特定的伤害，且这种伤害可以通过他自身的生理过程得到解释。在这里，此人的生理机制并非客观地功能失常，而是被我们判定为处于功能失常的状态，而这样一个判断的基础是我们所共有的——通常与文化相关的——关于人类本性的观念。"①

第二节　疾病的归因

　　按照前述分析，中医的疾病观是一种平衡论和功能论，而非实体论。这是它区别于现代生物医学的最根本特征。如果一种疾病并无相应的实体与之对应，那么我们该如何理解疾病的发病原因呢？在中医的理论框架中，它有一套与自身体系相适应的疾病归因理论。

一、先天与后天

　　先天和后天是一对常见的哲学概念。它也常用来描述疾病病因的时间性差异。在此给出的时间点是以出生为准，在此之前形成的疾病原因可以称之为先天病因，而出生之后造成的那些病因则可以称之为后天的病因。如此理解先天与后天显然不同于西方哲学中所使用的那种概念，比如康德所使用的先天知识概念。

　　中医既重视先天性的病因，又重视后天性的病因。对此，中医最重要的是提出了体质的概念。体质论是中医理论的一个鲜明特点，虽然西医并不完全拒斥体质的概念，但中医对体质因素的强调远胜于西医。按照中医的基本理论，体质是一个人在先天禀赋和后天获得的基础上形成的形态结

---

① Murphy, D. Concepts of Disease and Health, The Stanford Encyclopedia of Philosophy（Spring 2015 Edition）,Edward N. Zalta（ed.）[EB/OL]，URL = http://plato.stanford.edu/archives/spr2015/entries/health-disease/.

构、生理机能和心理状态等方面相对稳定的、综合性、固有特质。如此看来它是一个较为复杂的概念，它既包括先天的要素，又包括后天的要素；既有身体方面的特质，又有心理方面的特质。这种综合性的特点，使得体质的内涵较为丰富，很难用单一要素来理解和分析。体质的评价指标也是多元的，主要包括身体的形态结构状况（如体表形态、体格、体型等）、身体的机能水平（新陈代谢和各组织器官的机能）、身体素质和运动能力（速度、耐力、力量、灵敏性、协调性等）、心理水平（知情意、性格等）、适应能力（对环境的适应能力，抵抗、调控、修复能力）。

由于体质概念的内容复杂性，我们需要正确分析其中的先天要素和后天要素。体质是我们对人的身体素质的一个系统性概括，而人生病、感染某种疾病显然与体质密不可分。但是，体质只是生病的一个基础，是对生病主体的一个前提性描述，但它本身并非是致病因素。一个人的体质如何，既受到先天禀赋的决定性影响，又受到后天生活环境的影响。影响体质的要素主要有先天禀赋、年龄因素、性别差异、饮食因素、劳逸所伤、情志因素、地理因素、疾病针药等其他因素。在先天禀赋方面，主要是由父母带给我们的，特别是父母的遗传性病因（虽然中医并没有遗传的概念），以及在怀孕期间（如胎弱、胎毒）和分娩期间所形成的病因。先天禀赋之所以是先天性的，是由于该个体是无法自己控制的，一个人怎么能够选择自己的出生父母呢？在这个意义上，哲学家们给出的说法是，人是被抛之于世的。

体质概念重在强调个体身体素质和能力的差异性。体质特征因人而异，千变万化，呈现出多样化的特点。这主要是形态结构、生理机能和心理特征的差异性。承认每个人彼此各不相同，辨别每个病人的体质差异性是临床辨证论治的基础和前提。这一基本思路与现代医学的求同性、普遍性诉求形成了鲜明的对比。现代医学追求的是科学化、普遍化的思路，认为科学的东西必然是普遍适用的，对同一种疾病的治疗应该采取大致相同的标准化治疗，医学共同体的目标就是要给出专业性的判断，确立一个普遍的标准规范和操作流程。显然，中医并不致力于这种普遍化的诉求，相反是在承认个体的独立性、差异性，中医诊断的基本目标就是辨别出这些差异性，根据每个病人体质的特点给出有针对性的处方和治疗措施，在治法上强调注意药物的性味、用药剂量、针灸宜忌，这属于典型的因人施治、辨证论治。中医辨证的基础恰恰是体质，考虑个体的差异性，最终得出的结论常常是同病异治、异病同治，这在西医那里显然是行不通的、不可理解的。

体质差往往对疾病具有易感性，相对于其他体质好的人来说更容易生病，更容易成为易感人群。对于体质差的人来说，要避免生病的概率，就需要在后天的行为、生活环境和生活方式上格外注意，主动规避一些外部的风险因素，降低或消灭个人行为方面的风险因素，按照健康的生活方式来生活。体质既具有相对稳定性的特点，有些因素一旦形成不会轻易改变，特别是先天性的遗传缺陷；同时又具有后天可调性、动态可变性和连续可测性，可以采取有效的干预措施和诊疗手段来改善体质的偏颇，预防疾病发生，消灭风险性因素，减少个体的疾病易感性。

二、内因与外因

中医对病因类别的划分，最重要的是建立了外因和内因的概念。疾病产生的原因和致病因素有多种，有些是由于身体之外的原因导致的，有些是由于身体内在的原因导致的。区分内外，显然有利于更加科学地认识疾病，更加合理地判定疾病产生的具体原因种类，从而为中医的诊断、治疗、预防、养生提供科学的基础依据。

然而，何者为内？何者为外？中医普遍将六淫、疠气等称之为外因，而将七情内伤称之为内因，而将饮食失宜、劳逸失度、外伤、诸虫、药邪、医过等称之为外因。"千般疢难，不越三条：一者，经络受邪，入脏腑，为内所因也；二者，四肢九窍，血脉相传，壅塞不通，为外皮肤所中也；三者，房室、金刃、虫兽所伤。"（张机《金匮要略·脏腑经络先后病脉证》）张机在这里讲的"内"是指身体的脏腑，"外"是指身体的皮肤表层，这是中医所常用的内外概念，而宋朝的陈言在《三因极一病证方论》一书中则更加明确地提出了"三因说"。

"夫人禀天地阴阳而生者，盖天有六气，人以三阴三阳而上奉之；地有五行，人以五脏五腑而下应之。于是资生皮肉筋骨、精髓血脉、四肢九窍、毛发齿牙唇舌，总而成体，外则气血循环，流注经络，喜伤六淫；内则精神魂魄志意思，喜伤七情。六淫者，寒暑燥湿风热是；七情者，喜怒忧思悲恐惊是。若将护得宜，怡然安泰，役冒非理，百病生焉。病诊既成，须寻所自，故前哲示教，谓之病源。《经》不云乎，治之极于二者因得之，闭户塞牖，系之病者，数问其经，以从其意。是欲知致病之本也。然六淫，天之常气，冒之则先自经络流入，内合于脏腑，为外所因；七情，人之常性，动之则先自脏腑郁发，外形于肢体，为内所因；其如饮食饥饱，叫呼伤气，尽神度量，疲极筋力，阴阳违逆，乃至虎野狼毒虫，金疮踒折，疰忤附着，畏压缢溺，有背常理，为不内外因。《金匮》有言：千般疢难，不越三条，以此详之，病源都尽。如欲救疗，就中寻其类例，别其三因，或内外兼并，淫情交错；推其深浅，断其所因为病源，然后配合诸证，随因施治，药石针艾，无施不可。"

很明显，这里的外因是指六淫之气，即寒暑燥湿风热等六种淫邪之气；内因是七情，即喜怒忧思悲恐惊等七种心理活动；而除了这些之外的则被归为不内外因，主要包括饮食、起居、劳逸等生活方式问题，以及刀伤、虫伤、兽伤等外伤。可以看出，这里的内外之分实际上区分的是外在的自然气候与人的内在心理活动，而将自然气候与心理活动之外的其他致病因素都归为非内外因，足见中医理论对于自然气候与心理活动之重视。如果单纯从身体之内外来划分的话，那么属于外伤的刀伤、虫伤、兽伤也应该属于外感病因；而饮食起居、工作劳逸等生活方式不当造成的致病原因，属于主观行为方式，严格说来应该属于内因才对，因为生活方式所伤的是人的精力和体力，耗费的是人的内在精气神。因此，陈言的三因学说尽管初看起来符合我们的直觉，也满足中医的基本理论，但是在分类逻辑上并不严谨，其分类的标准前后不一致。

为了避开分类标准的问题，现行通行的教科书将病因分为六淫、疠气、七情内伤、饮食失宜、劳逸失度、病理产物、其他病因等几大类别。其中，六淫和疠气属于外感病因，七情内伤属于心理活动，饮食失宜、劳逸失度则属于生活方式问题，而病理产物则属于继发性病因。显而易见，这里的划分标准，只能说是一个大致的总结和分类，其中并无前后一致的逻辑。

然而，分类标准并不是在此要讨论的重点，我们的重点在于分析中医病因致病的逻辑，也就是说中医所界定的病因究竟是如何成为病因、引发疾病的。在此，我们重点研究六淫和七情，也就是内因和外因，它在中医病因理论中具有重要地位。

六淫即风寒暑湿燥火，这是自然界中的六种不同的气候或天气变化，实际上就是人生存的自然环境。自然环境究竟是如何成为致病因素的呢？其中的逻辑究竟是啥？六淫之气只是自然界的客观环境，环境恶劣显然会对人体造成伤害，但是有些人的环境适应能力强，有些人的适应能力弱，也就是体质强的人抵抗能力强，体质弱的人抵抗能力弱，在同样的环境中体质弱的人更容易生病。故而，气候变化是致病的一个必要条件，但并非是充分条件。

六淫致病有一些非常明显的特点，如外感性、季节性、地域性、相兼性。六淫之气通常是从人的肌肤、孔窍开始入侵的，如感冒通常是受风寒引起的。每个季节都有不同的发病特点，春季多风病，夏季多暑病，秋季多燥病，冬季多寒病，特别是在季节变换之时，气候反差大，气温变化幅度大，最容易发病。发病的地域性差异实际上还是跟当地的气候特点相关，如西北干旱少雨故多燥病，东北寒冷故多寒病，江南多雨水故多湿热病。[①]

六淫致病的逻辑在于取象比类与临床经验的归纳总结。这深刻地体现

---

① 六淫致病的相关论述有很多，如《素问·五运行大论》曰："燥以干之，暑以蒸之，风以动之，湿以润之，寒以坚之，火以温之。故风寒在下，燥热在上，湿气在中，火游行其间，寒暑六入，故令虚而生化也。故燥胜则地干，暑胜则地热，风胜则地动，湿胜则地泥，寒胜则地裂，火胜则地固矣。"《素问·气交变大论》曰："岁木太过，风气流行，脾土受邪……岁火太过，炎暑流行，金肺受邪……岁土太过，雨湿流行，肾水受邪……岁金太过，燥气流行，肝木受邪……岁水太过，寒气流行，邪害心火。"

在对六淫之气的性质和致病特点的描述上。以风邪为例，风是春季的主气，气基本特点是善动不居、变幻无常、轻扬开泄、无孔不入，是导致外感疾病的重要因素，故称之为"百病之始""百病之长"。很显然，关于风的这种特点是一种经验性的描述，是对自然界之风的取象模拟。对于寒邪、湿邪、燥邪、暑邪、火邪的描述都遵循这个特点和规律。

七情内伤是指由于情绪变化而引起的身体疾病，主要是由于损伤内脏精气，诱发情志病及身心疾病。这大概是中医对于心理疾病的理论贡献，属于现代中医心理学的研究范畴。七情是指喜怒忧思悲恐惊等七种心理活动，这些心理活动本属于正常，每个人都有心理活动，但是心理活动过度会伤及身心健康。

七情内伤的基本逻辑包括以下几个方面。首先，将七情与人的脏腑之间建立对应关系，具体说就是肝在志为怒，心在志为喜，脾在志为思，肺在志为忧，肾在志为恐。其次，七种情绪过度都会影响到相应的脏腑器官，如过喜伤心，过怒伤肝，过度思虑伤脾，过度悲伤伤肺，过度恐慌则伤肾。最后，七情过度则伤身体，其主要原因是伤害了脏腑气机，影响了脏腑之气的升降出入，故而生病。如怒则气上，使得肝气上逆，面红耳赤，急躁易怒；喜则气缓，心气涣散，少气无力，精神不集中；悲则气消，意志消沉，精神不振，乏力懒言；恐则气下，肾气失固，二便失禁；惊则气乱，心神不定，惊慌失措，甚至神志错乱；思则气结，脾气郁滞，失眠多梦，精神萎靡，倦怠乏力，腹胀便溏。①

---

① 相关的论述很多，仅举几例，如《素问·举痛论》曰："百病生于气也，怒则气上，喜则气缓，悲则气消，恐则气下，寒则气收，炅则气泄，惊则气乱，劳则气耗，思则气结。"《素问·疏五过论》曰："凡欲诊病者，必问饮食居处，暴乐暴苦，始乐后苦，皆伤精气，精气竭绝，形体毁沮。暴怒伤阴，暴喜伤阳，厥气上行，满脉去形。"《灵枢·本神》曰："是故怵惕思虑者，则伤神，神伤则恐惧流淫而不止。因哀悲动中者，竭绝而失生。喜乐者，神惮散而不藏。愁忧者，气闭塞而不行。盛怒者，迷惑而不治。恐惧者，神荡而不收。心怵惕思虑则伤神，神伤则恐惧自失。破䐃脱肉，毛悴色夭死于冬。脾忧愁而不解则伤意，意伤则悗乱，四肢不举，毛悴色夭死于春。肝悲哀动中则伤魂，魂伤则狂忘不精，不精则不正当人，阴缩而挛筋，两胁骨不举，毛悴色夭死于秋。肺喜乐无极则

三、正气与邪气

按照中医理论，对疾病的解释不单单是分析疾病的病因要素（内因、外因和不内外因），而且更重要的是要解释疾病的发病规律。有了某些客观病因的存在，并不一定能产生疾病，例如在天气炎热的夏天，有些人不堪忍受而中暑，有些人则安然无恙。为什么在同样的环境中产生的结果不一样呢？这就需要对疾病的发病途径、类型和规律进行研究，这就是中医的发病学说，它与西医的病理学说相对应，但其解释的路径完全不一样。

中医使用了正气和邪气这两个核心概念来解释发病规律。按照前述论证，中医在本体论上属于气本论，试图以"气"作为本体概念来构建中医的知识理论体系。同样，在疾病观中也完全贯彻了这一原则。在此，我们需要更加细致地分析正气和邪气究竟是什么，以及如何产生疾病的。

在中医看来，疾病的产生无非就是正气和邪气相互斗争的结果，更准确地说是正不胜邪的结果。这里有两个方面，一是在客观上有致病因素（病因）作用于人体，对身体构成伤害和威胁，对正常的生命活动造成破坏，相当于有外敌入侵，这个外敌就是"邪气"。二是在邪气入侵人体之时，人自身是否能建立起一支"防御部队"，这支部队就是"正气"。身体如果有足够强大的力量来阻止外敌的入侵，则会安然无恙；如果缺乏足够的抵抗能力，适应力、调节力、防御力低下，就会被邪气攻陷，导致疾病缠身。显然，这里的说法又是一个形象的比喻、取象比类而已。

然而，我们究竟该如何正确地理解"正气"呢？当我们说一个人正气很足时，究竟想表达的是什么意思呢？在通行的教科书中，正气往往被定义为"一类细微物质"，它具有"抗病、祛邪、调节、修复及对外环境适

伤魄，魄伤则狂，狂者意不存人，皮革焦，毛悴色夭死于夏。肾盛怒而不止则伤志，志伤则喜忘其前言，腰脊不可以俛仰屈伸，毛悴色夭死于季夏。恐惧而不解则伤精，精伤则骨酸痿厥，精时自下。"

应"等作用。① 在先前的论证中，我们已经质疑了"气"作为"精微物质"的存在，论证了"气"在根本上属于一种形而上的本体论假设。如此说来，正气也不能归之为"细微物质"，将一种东西界定为"细微物质"而不明确指出它的物质成分、形状大小、体积重量等物质属性，那就等于什么都没有说，就等于把一类子虚乌有的东西当作物质了，因为我们完全可以照此说"心灵是一种细微物质""上帝是一种细微物质""鬼是一种细微物质"。显然，这些说法是十分荒谬的。一种东西如果是物质，无论多么细微，我们都是可以在实验室条件下进行检测和确证的（比如基因是很细微的物质，是可检测的），而一旦无法证明其物质性存在，那就只能归为人们的一种想象和假设罢了。这么说来，恐怕很多热爱中医的人在情感上无法接受，但情感归情感，理性归理性，不能以情感来代替、模糊、误导理性的科学研究。

我们否认了"正气"的"物质说"，并不意味着要否认"正气"本身。恰恰相反，对物质说的否定是为了更好地重建一种真正的"正气"观，以便为更好地解释"正气"留出地盘和空间。为什么一定要戴上"物质"的"帽子"才能解释"气"呢？难道除了"物质"之外，就找不到别的解释路径了吗？当然不是。实际上，我们已然表明"气"在本质上是人身体的一种"功能"，用功能论来分析"气"具有更大的合理性。而"正气"无非就是人身体之内所具有的一种正向功能和能力，具体来说就是抗病、祛邪、调节、修复、适应环境等能力。一个人的"正气"很足，意思是他在这些方面的能力很强，身体很好，能够有效地抵御疾病的侵袭，适应相对恶劣的自然坏境。一个人若是"正气"不足，就是"正虚"，身体的功能会紊乱、代谢失调，抵抗能力、适应能力下降。"正气"的重点是"正"，与"邪"相对立，意指人身体之内的那种正面、积极、向上的功能与能力，即"正气存内，邪不可干"。"正气存内"的意思不是说有一种精微物质"正气"存在于人的身体之内，而是说正常健康之人的身体之内有抵抗疾病的防御能力。

---

① 孙广仁，郑洪新.中医基础理论［M］.北京：中国中医药出版社，2012：235.

正气分阴阳，有阴气和阳气之分，两者性质和作用不同。阴气具有凉润、宁静、抑制、沉降等作用，阳气具有温煦、推动、兴奋、升发等作用。阴气能抵抗阳邪，阳气能抵抗阴邪。阳气不足者（阳虚体质），则容易导致阴邪的入侵；而阴气不足者（阴虚体质），则容易导致阳邪的入侵。"易寒为病者，阳气素弱；易热为病者，阴气素衰。"（吴德汉《医理辑要·镜囊觉后编》）正气与邪气相斗争，更具体地说就是阳气与阴邪、阴气与阳邪之间的斗争。

"邪气"与"正气"相对，泛指各种对人身体有害的致病因素，简称为"邪"或"病邪"。前述各种病因，实际上就是这里所谓的"邪气"，包括六淫、疠气、外伤、虫兽伤、寄生虫、七情内伤、饮食失宜、痰饮、瘀血、结石等。邪气同样分阴阳，"夫邪之生也，或生于阴，或生于阳。其生于阳者，得之风雨寒暑；其生于阴者，得之饮食居处，阴阳喜怒"。（《素问·调经论》）邪气还有正、虚之分，四时不正之气乘虚而入，致病较重者，为虚邪；四时之气因人一时之虚而侵入，致病较浅者，为正邪。

邪气相当于外敌，是疾病形成的客观原因。它会侵犯身体，导致生理机能失常，造成脏腑组织器官的损害，改变人的体质类型。我们常说，要与疾病作斗争，实际上就是要保存身体之正气，积蓄力量，与致病的邪气作抗争，用正气来抵御邪气。而医学的作用就是当人的正气虚弱不足之时，通过药物、针灸、手术等技术手段来帮助病人恢复体能，战胜病魔。

四、阴阳与虚实

按照中医基本理论，人之所以生病的主要病机是阴阳失调，也就是人体内的阴阳两股力量处于不平衡的状态。而身体的平衡状态一旦被打破，疾病就产生了。这就是前述的平衡论。阴阳失调，就是阴阳在相互斗争的过程中所产生的不平衡状态，主要有阴阳偏胜、阴阳偏衰、阴阳互损、阴阳格拒、阴阳亡失等几种情况。

阴阳偏胜是指阴阳的某一方过于亢盛、占据上风，要么是阳偏胜，要么是阴偏胜。阳偏胜则机能亢奋、反应增强、热量过剩，以热、动、燥为特点；阴偏胜则机能受到抑制，热量损耗过多，以寒、静、湿为其特点。由于阴阳之间是对立统一关系，一方强盛必然制约另外一方，使之减弱，阳偏胜则阴虚，阴偏胜则阳虚，故"阴盛则阳病，阳胜则阴病。阳胜则热，阴胜则寒。重寒则热，重热则寒。寒伤形，热伤气；气伤痛，形伤肿。故先痛而后肿者，气伤形也；先肿而后痛者，形伤气也"。（《素问·阴阳应象大论》）可见，阴阳偏胜会造成寒热的差异，并且寒热之间也会相互转化，过寒则热，过热则寒，这就好比事物走向顶点或极端，必然会往相反的方向发展。而寒热则会伤及人体之气与形，进而导致肿与痛等临床症状。①

阴阳偏衰是指阴阳二气双方有一方出现虚弱不足的情况，一方不足则无力制约另一方的偏胜，从而导致"阳虚则阴盛""阳虚则寒"或"阴虚则阳亢""阴虚则热"的病理变化。阳偏衰即是阳虚，即阳气的功能衰弱，温煦、推动、兴奋作用减退，不足以抵抗阴气。阳虚的原因很多，先天不足、后天失养、劳倦内伤、久病损耗等都会伤阳。阳虚可发于五脏六腑，但以肾阳虚最为重要，因为肾阳是人身诸阳之本。阴偏衰即是阴虚，阴气不足，凉润、宁静、抑制作用减退，代谢相对加快，阴不制阳。阴虚的主要原因多是阳邪伤阴，五志过极，化火伤阴，或久病伤阴。阴虚可见于五脏六腑，但以肾阴亏虚为主。

阴阳互损是指在阴阳任何一方虚损的前提下，病变发展到另外一方，形成阴阳两虚的情况。有阴损及阳、阳损及阴两种情况，前者是阴气亏损，累及阳气生化不足，或阳气无所依附而耗散，从而导致阳虚；后者是阳气亏损，无阳则阴无以生，从而导致阴虚。由于肾阳肾阴是全身阴气、阳气的根本，所以"五脏之阴气，非此不能滋；五脏之阳气，非此不能发"。

阴阳格拒是指在阴阳偏盛的基础上，出现阴阳双方相互排斥的情况，

---

① 《素问·阴阳应象大论》对阴阳偏胜的临床症状进行了详细的描述："阳胜则身热，腠理闭，喘粗为之俯仰，汗不出而热，齿干以烦冤，腹满死，能冬不能夏。阴胜则身寒，汗出，身常清，数栗而寒，寒则厥，厥则腹满死，能夏不能冬。此阴阳更胜之变，病之形能也。"

包括阴盛格阳和阳盛格阴两种。前者是指阴气偏盛至极，寒盛于内，逼迫阳气浮越于外的情况。寒盛于内是疾病的本质，外热是假象，故称真寒假热证。后者是指阳气偏盛至极，深藏于里，热盛于内，排斥阴气于表，热盛于内是疾病的本质，而四肢厥冷是假寒之象，故称真热假寒之证。

阴阳亡失是指身体的阴气或阳气突然大量地亡失，导致生命垂危的情况。有亡阳和亡阴两种。亡阳多是由于邪气太盛，正不敌邪；或出汗过多，吐泻无度，阳气外脱；或素体阳虚，劳伤过度；或长期大量耗散阳气，致使阳气亏损殆尽。亡阴多是热邪炽盛，大量耗散阴气，或逼迫津液大量外泄，使阴气大量消耗，日久至亡阴。由于阴阳互根互用，亡阴可导致亡阳，亡阳也可导致亡阴，最终"阴阳离决，精气乃绝"。

除了阴阳的概念之外，中医还有非常重要的"虚实"概念。实主要是指邪气强盛，正气未衰，正气与邪气之间的斗争很激烈，反应明显，形成比较明显的、剧烈的临床表现，称之为实证，有外感病实证和内伤病实证。与实相反，虚主要是指人的正气不足，防御能力低下，但是邪气已退或较弱，难以出现正气与邪气相互斗争的激烈场面，临床上表现为虚弱、衰退、不足的症候，称之为虚证。

虚实之间相互对立，相互转化，形成较为复杂的关系。主要有虚实错杂、虚实转化和虚实真假。虚实错杂是邪盛和正虚同时存在的情况，要么是邪盛正伤，要么是虚中有实、实中夹虚。虚实转化是指病机性质发生由实转虚或由虚转实的变化。虚实真假是指在特殊情况下，疾病的临床表现与其实际的病机本质不符的假象，有真实假虚、真虚假实两种。

不仅正邪有虚实，而且人的精气血津液也有虚实。如精虚是指肾精和水谷之精不足，气虚是指一身之气不足，血虚是指血液不足而濡养功能减退。

总之，阴与阳、虚与实是相互对立、相互作用、相互转化、相辅相成的辩证统一关系。不能以静止的、绝对的观点来看待，而应该用动态的、相对的观点来具体分析和把握。必须别阴阳，辨真假，透过现象看本质，不为假象所迷惑，才能真正抓住疾病的阴阳虚实之本质。

第三节 病证关系

辨证论治是中医学的基本特点，是中医的核心诊治观念。特别是，它使用了中医独有的"证"概念，并且与"病""症"等概念相区别。在辨证和辨病之间，中医实际上贯穿了一种辩证逻辑思维和整体思维，这需要我们进行认真的分析，挖掘其中之奥秘。

一、证的本质

证的本质究竟是什么？这个问题可以说是众说纷纭、莫衷一是，自从中医有了"证"的概念之后便争论不已，成为中医知识研究中的一笔"糊涂账"。特别是在现代医学（西医）的强势话语和现代化医学技术的围攻之下，中医学人们愈发为这个核心概念操心不已、焦虑不已。如果不能确切地回答"证"的本质是什么，不能完满地回答辨证与辨病的区别，以及辨证论治的科学性、有效性，那么中医所宣称的辨证论治的核心优势将会被彻底攻陷、无情扫荡。可以说，对"证"概念的辩护关乎中医知识结构与体系的可靠性、完整性，甚至夸张地说事关"真正"中医（区别于改头换面的"假中医"）的生死存亡。任何想要捍卫中医合理性与合法性的学者，都必须严肃认真地对待"证"这个核心关键概念。

首先必须明确指出，以现代生物医学实验的模式来研究证的本质，这根本是一条歧路，甚至可以说是一条南辕北辙之路、异化之途，它不仅丝毫不能触摸到证的本质，而且制造了更多的麻烦与障碍，模糊了我们的视野。从上个世界50年代开始，中医界形成了声势浩大的证本质研究热潮，这些研究历时长达半个多世纪，主要采用现代生物医学实验手段，建立动物模型，采用机械还原论的方法，试图获取"神经系统、内分泌系统、免疫系统客观指标的异常，以及细胞分子紊乱"等，"研究的检测体系从单一指标过渡到不同层次、不同类别的多指标"。但遗憾的是，"每个证的变化指标几乎都遍及全身各个系统，但没有某一个或某几个指标和某个中医学证有特异性的联系关系。"这种研究无论在技术上多么先进（如最前沿的代谢组学技术、基因技术等），无论它在微观上推进到什么层次（如基因层次），显然都不会有任何实质性的进展，因为它的"指导思想存在问题"，"机械地将中医的'证'与西医的病理生理改变联系起来"，从方法论上"违背了中医的指导思想"，没有从整体观上研究中医，这种还原论的方法是一种线性思维，它只是片面地寻找微观层次的"金指标"，完全忽略了人的整体性、系统性。[①]

从哲学的观点来看，以生物医学实验的模式来研究"证"实际上陷入了"实体化"思维的陷阱之中，从而成为"中医现代化研究中的一块鸡肋"。这种模式首先预设了有一种特定"证"（如寒证、热证、肾虚证）的实体存在，然后采用技术化的手段来分析该"证"的特异指标，试图以此来证明"证"的存在，探寻"证"的本质属性。这实际上是"常识的实体观念对我们的影响太深刻了"，"当我们说某脏腑具有某种证时，仿佛就是说那个解剖结构发生了病变，才导致这个证候的，但常常并非如此。"这从根本上"混淆了证和解剖实体的关系"，二者之间并无明确的对应关系。比如，"一个肾阳虚患者，其解剖学的肾可能并没有多么严重的异常，相反其他解剖部位的异常可能更为明显"，同理，"一个真正的解剖学的肾的病变，如肾囊肿，如果他没有肾阳虚证全身的特定表现，我们也不可能说他是中医学'肾'的问题。"[②]邱鸿钟非常明确地断言，"证不是一个独立的实体"，对"任何一证的实验性研究都必然是劳而无功的"，当前学术界所开展的一些脾虚、肺虚等实验研究，都是相应脏腑疾病的病理研究，它们并非是真正意义上的中医研究，而只是打着"中医证"的名义所从事的现代医学研究而已。按照这种学理思路，学界投入了大量的人力、物力、财力来搞研究，但是

① 刘艳丽，韩金祥.证本质的研究现状及反思［J］.辽宁中医，2012（5）：809-811.
② 黄建华.中医"证"描述了非稳态负荷的类型——兼论病证关系（下）［J］.上海中医药，2017（4）：16-22.

"迄今为止尚未发现任何一个证具有所谓的特异性指标"，它们"必定是一种重复性的资源浪费"，可以说"证"是"一个在古代无人争讼的概念却被现代西化的研究者导向异化"，这不能不令人深思。①

既然"一切有关证本质的生物性研究都是令人失望的"，那么证的本质究竟是什么？这要求我们回归到"证"概念的原初意义上来，以现象学的方式来揭示其本来意义。在概念的内涵与外延尚未明确的情况下，就贸然开展所谓的实验检验研究，无疑是盲目的轻举妄动。"证"究竟是一个什么概念？一句话讲清楚，它只是一种"抽象思维的结果"，一种"观念性的存在"，而不是"纯粹的事实"。因为，在临床实践和诊断上，医生只能看到或体验到具体的舌象、脉象等身体症状，根本不可能看到抽象的表证、里证、寒证、热证、虚证、实证等，医生只能从具体的症状、症象中归纳判断出某种"证型"。由此可见，中医之证并不是"一种存在于机体的独立的自在之物"，而是"主体借藏象学说之光所发现的现象或构造的认识疾病的一种模型"，它是"主体意识中所形成的一种新的现象直观"，是"认识主体对某病的主诉、问诊、脉象、症状和体征等诸多可观察到的一种完型现象"。

如此说来，"证"只是中医认识主体所构建的一种综合性整体观念，是中医对各种身体症状、脉象、舌象等诸象的理性把握，也可以说是按照中医理论所作的一种归类性的本质判断，如将其分为不同的证型，且每一证型都有相应的鉴别要点、证候表现及相应的证候分析。"证"显然不是一种"病"，但它又不能脱离疾病而存在，它不是疾病之外的某种东西，而是与疾病有着某种关系。"证"也不是单纯的症候，而是对诸多症候的总括性判断。证有证候，即它在临床的表现症状，但这些证候与现代医学的生理指标、诊断指标有着本质的区别："中医之证所依据的是没有工具干扰下的'自然事实'，而西医诊断所依据的是借助仪器设备所获得的生化等特异指标的'科学事实'。前者是指对日常生活状况中活体身上诸症候组合关系的一种本质直观，而后者是指在显微镜等仪器设备干涉之下对机体内部状况

① 邱鸿钟.中医证本质的现象学分析［J］.中医研究，2010（7）：1-3.

之具体所见。"借用黑格尔的比喻说法，"证"就好比是那个我们不能吃到的抽象水果，能吃到的只是具体的苹果、梨子，我们不能拿抽象的水果来做实验，它并非是一个具体的实体，而只是一种抽象的观念。因此，只有把中医之证看作是"对症候与疾病之间关系的一种筹划"，"对症候观察之后反思的产物"，看作是"一种观念的符号"，而非一种实体，我们才能够从根本上消除在证问题上的无效的研究与无用的争执。

从批判哲学的角度，中医的证实际上跨越了物质世界和理念世界。中医的症状和体征、中医诊断的取象、中医的方剂治疗等都属于经验内容，发生于物质的现象与行为。但是，从这些东西中抽象出来的证却属于理念世界，它是一个纯粹的理念。中医诊治具有极为独特的思维，它"从病人身上所表现的症状，在无限心底作用下辨为某一种证，再根据证的机理决定治疗方案，这即所谓中医辨证论治的一般原理。"①这与西医的诊治思维是完全不同的，西医没有跨越物质世界和理念世界，它完全在物质世界中实现自身的逻辑思维过程："西医从病人身上所表现的症状，在有限心的作用下诊断为某一种病，再根据病的机理决定治疗方案。"很显然，这里的"症状""病""治疗"都属于物质世界的经验内容，都是有限存在的对象。这一思维过程可以用如下之图来进行形象描述。

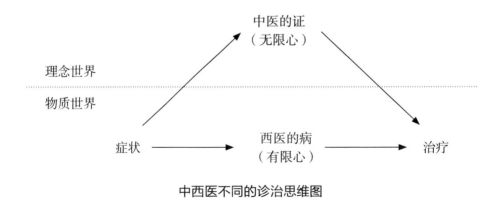

中西医不同的诊治思维图

① 甘泽林.基于批判哲学的证本质和辨证论治一般原理之分析［D］.南京中医药大学博士学位论文，2018：27.

二、病证关系

中医虽然强调辨证论治，但不排除辨病。虽然辨证是中医的特色，但辨病也是中医诊断的重要内容。甚至可以说，中医是辨证和辨病相结合。有些人以为中医是辨证，西医才辨病，这种说法是一种误解，其实在中医的辨病传统要早于辨证。《黄帝内经》记载的病名达100多种，《山海经》记载了疾病38种，《五十二病方》记载了病名103种。张仲景的《金匮要略》提出了160个病种，他的《伤寒杂病论》开创了辨证论治的成功范例。但他的提法是"辨某病脉证并治"，可见他是主张将辨病和辨证（主要是脉证）结合起来使用的，而不是单纯的辨病或辨证。一般认为，从宋代开始辨证论治才超越了辨病论治的传统，逐渐占据了中医的核心地位。[①]辨证传统衰落的原因有很多，主要是受哲学等意识形态思想的影响，宋代的理学兴起，主张探究自然、社会、人生的普遍之"理"，就中医而言，进行这种探究的最好方式莫过于通过辨证论治来知晓疾病和生命的本质性规律。

那么辨病和辨证究竟是什么关系？在通行版的教科书上这么认为，"病是疾病发展全过程的概括"，"证是疾病某一阶段病理状态的概括"，"病难以体现证的阶段性特点，证也不能包括病的全过程的基本矛盾。"[②]照此观点，证和病的关系是阶段性和全局性的关系，是部分和总体的关系。这里实际上暗含了两点信息，一是时间性，证在时间上是阶段性的表征，而病则是全过程、全阶段的表征；二是木质性，证和病都是对所观察经验的病理现象之理性概括与综合判断。承认病和证都是理性的抽象概括，这本没有什么问题。但是将它们断定为阶段和全局的关系，似乎存在理解上的困难。如果证是阶段的、局部的病理概括，而病是全部的、总体的病理概括，

---

① 黄建华.中医"证"描述了非稳态负荷的类型——兼论病证关系（下）[J].上海中医药，2017（4）：16-22.

② 李灿东.全国中医药行业高等教育"十三五"规划教材·中医诊断学［M].北京：中国中医药出版社，2016：203.

我们有什么理由去将诊断的重点放在辨证上而不是辨病上呢？放在总体上来诊断岂不是更全面一些吗？如果不能说明辨证更有优势一些，那么我们又如何去宣称辨证论治为中医诊断治疗的特色呢？因此，教科书上的这种观点并不能揭示辨证和辨病的本质性差异，也不能真正凸显出辨证的优势所在，相反它说明了辨证的非完整性的劣势所在。这无疑是为中医辩护的失败策略。

要想搞清楚辨病和辨证的关系，首先要破除"中医辨证，西医辨病"的错误观念。其次，要搞清楚中医的病和证的本质区别。前文已经表明，将辨证看作是中医的特色并确立为核心地位，并非是从中医诞生之时一开始就有的。中医既有辨病也有辨证，辨病和辨证同时并存并用。强调辨证既不能否认辨病，也不能说明中医的辨证要比西医的辨病更加优越。关键的问题的是：中医的病和证究竟是什么？中医的病和西医或现代医学的病概念究竟有什么本质的不同？这实际上是涉及较为深层次的疾病观的哲学问题。在第三章中，我们已经论证了中医的疾病观是一种功能性、平衡论的观念，与西医或现代医学的实体论的疾病观存在本质的不同。这就是说，中医并不认为疾病是一个实体，而只是人的身体所表现出来一种功能性的异常或失衡，医学治疗的目的并非是要从实体上去改变生理结构，而是要从整体功能上实现身体功能的优化调整。中医的病和证实际上是紧密结合在一起的，中医对疾病的分类与现代医学稍有不同，所以在教科书上才有"病有中西"的说法，这并不是说疾病本身有中西之分，而是说对疾病的命名有中西之别，中医的病名和西医的病名不能完全等同对应，例如中医的消渴不能等同于糖尿病，即便是同一个病名，中医的痢疾也不能等同于西医的痢疾。所以，病证结合不能理解为"西医的病加中医的辨证分型"，而应该是"中医的病和中医的证的结合"。

从哲学的角度分析，病证关系主要体现在以下几个方面。一是从本质和现象来说，病是证的本质，证是对病的现象的综合判断。证是从证候表现中抽象出来的观念，而证候无论怎么变化，都不能脱离疾病而存在，始终是疾病病理、病因的产物。没有疾病，就不会有相应的症状和体征，就谈不上什么证候和证型。二是从稳定性和多变性来说，某一种具体的疾病一旦形成就趋于相对稳定，但它的症状和体征则有阶段性的不同发展和表现，并且可能因人因时因地而异，这样不同阶段的证候表现则会被辨别为不同的证。三是从内隐和外显而言，疾病的病因和病理是内在于人体的，而证的证候表现则通常是外在的症状和体征，中医正是基于"有诸内必形诸外"的逻辑思维来进行辨证论治的。四是从决定和被决定的关系而言，病显然决定证。没有病，何证之有？同一疾病可以有不同的证，存在着不同的发展阶段，体现出不同的证候（症状和体征），并且即便是对于同一个证候表现，不同的医生往往判断为不同的证型，说明对证的判断依赖于医生的专业知识和辨别能力。五是，从方法与结果的关系来看，辨证是方法，辨病是结果，"证是病的组成单元"，"辨证必须以辨病为前提，证只有因病的存在才有自己的特殊性可言。"在这个意义上，"辨证与辨病的关系应该是一般与特殊的关系"。历史上那种过分强调辨证论治而忽视辨病的做法，实际上无视了辨病的最终目的，它在辨证的层次上就直接进入了治疗，"是一种以方法代替结果的方式"，"把方法与结果混为一谈"。历史上中医各家学说层出不穷、异说纷纭、莫衷一是，一个主要的原因就在于没有在辨病这个层次上进行深入研究和挖掘，而只是在辨证的层次上求新求变，发展出不同的辨证方法和理论，比如八纲辨证、六淫辨证、气血辨证、脏腑辨证、六经辨证、津液辨证、卫气营血辨证、三焦辨证、经络辨证等。这种辨证的方法不仅高度依赖于个人经验，而且有其背后的形而上学依据。最后，在临床实践上应该"先立病后分证"，应该"以病为纲""以证为目"，因为只有首先明确了是什么病，把握了该病本身的特异性之后才能把握"每一病理阶段的主要矛盾、虚实进退"。总之，"病统御证"，病是"全程""全体"，"证从属于病"，证是"局部""阶段"。①

　　从逻辑的角度看，中医的病证关系与治法结合，总共存在6种可能的情

---

① 蒋明.中医学发展有赖于对病证关系的再认识 [J].中医，2004（12）：889-891.

况：即同病同证同治、同病异证异治、同病异证同治、异病异证异治、异病同证同治、异病同证异治。辨病和辨证之间存在着这些不同的复杂交错关系，需要进行较为精细的研究。以往的相关研究"多强调同病异证异治、异病同证同治的问题，相对忽视了同病异证同治、异病同证异治的问题"[1]。有学者提出了"同病类证"的概念[2]，但它只不过是"同病异证同治的另一种表述"，很难说像专家所说的那样是一种"重要的理论创新"。从集合论的方法来看，证与病存在多种集合关系，即同一病与同一证、同一病与多症、同一证与多病、多证与多病等四种集合关系。在临床实践中，常见"一病种包含数证"，或"数病中同见一证"的情况。"从疾病发展的时间上来说，一'病'包含多'证'；如果从疾病发生的空间上来说，一'证'包含多'病'的时段。"[3]

从差异性与同一性关系来看，病证关系"会产生重合与分离的两种情况"，"病证重合时疗效就肯定，而病证分离时则疗效就会远离预期目标，这就是辨证论治疗效重复性差的客观原因。"辨证论治从本质上来说不是"对症治疗"，而是"对证治疗"，是"针对一组有机联系在一起的症状和体征的整体施治"，而不是"针对单一症状和体征施治。"[4]也就是说，"证"不是简单的"症状叠加"，而是对一系列的症状本身进行的理论建构与综合把握之后得出的抽象观念，是医家对疾病现象的一种理性认知，这种认知观念在中医看来是本质性的。但是，证不等于病，病也不等于证。两者之间既有可能是同一、重合的关系，也有可能是差异、分离的关系。而一旦两者之间发生分离，比如同病异治的情况下，"有的方剂虽然理论上针对了证候，但在实践上却偏离疾病，这时就不会产生预期效果；或者一方有

① 刑梦，邢玉瑞.中医病证关系研究评析［J］.中华中医药杂志，2018（12）：5290-5294.

② 王文健.同病类证——病证关系再审视［J］.中国中西医结合，2011（8）：1023-1024.

③ 贾春华.病证关系论［J］.亚太传统医药，2008（3）：15-18.

④ 常存库.病证关系及病证的重合与分离［J］.中医药信息，2009（1）：1-4.

效，另一方无效；或者两方都无效"。再比如异病同治的情况下，"如果不同疾病之间差异过大，超出了同一方剂治疗的范围，那就不会收到预想的效果"。这充分说明："辨证论治的效果或然性是明显的，而必然性是不足的。"目前，中医学界在病证关系上"仅仅强调'证'的医学模式体系，势必导致对不同病属相同证型之间差异性的研究完全不被重视。而因为病属不同，即便证型相同，其疗效与预后将会出现巨大的差异。"①

总之，从临床实践来说，辨证论治是中医的一种特色治疗方法，它的重点不过是通过治证来实现治病，"治证只是途径和环节，治病才是最后的目标。如果把病彻底治愈，那么一切证候都会消失"。但是反过来说，某一证候的消失并不意味着彻底治好了该疾病，很有可能还有其他的证候没有表现出来。在实践中，应该正确处理辨证和辨病的关系，不能过分强调辨证论治而忽视辨病。

第四节　疾病的诊治

中医治病有一套自己的治则治法，这些治则治法是受到了古代哲学的影响而产生的，其中蕴含着大量的辩证逻辑思想，值得深入探究。治则即治疗的基本原理，是指一套系统化的、具有普遍意义的治疗疾病的基本原则；治法则意味着治疗疾病的各种具体的不同治疗方法、手段或途径，如针刺、灸法、药物、导引、按摩、手术、食疗、精神疗法等。中医治则治法理论的历史发展轨迹"分为技术方法和理论总结两条路线"，其早期发展传承史"是理论与技术体系不断交汇、融合的历史"，并且"首先发生的是治疗的技术方法，也即治疗措施，随着对疾病的认识而不断积累，逐渐出

---

① 蒋明.中医学发展有赖于对病证关系的再认识［J］.中医，2004（12）：889-891.

现了治疗理法"①。治则是治法必须遵循的抽象指导原则，治法是治则的具体化、实践化、操作化，二者是紧密联系在一起的。用什么样的原理、原则和方法来治病，这恰恰体现了传统中医是如何看待人的生命、身体和疾病的。从根本上来说，治则治法涉及本体论的问题，它是在中医生命观、疾病观基础上形成的，是它们落实到具体疾病诊治之中的具体化、实践化，构成了中医理论体系的不可分割的重要组成部分。

一、标本兼治

最能体现中医辨证逻辑的治则是标本兼治。标本是中医提出来的独特概念，用它来解释很多的疾病现象和治疗原理，甚至有不少人在为中医辩护时常常说"中医治本""西医治标"，以此来论证中医比西医更好、更有优势。可见，标本问题不单纯地是一个治则治法问题，更是一个涉及中西医本质区别的医学本体论和认识论问题，因此应该引起足够的重视。

何为标本？标本关系若何？我们首先需要解决这个问题，才能更加深入地探讨中医究竟是否是治本、西医是否只是治标的争议性难题。抽象地谈论标本关系是没有实质意义的。在此，我们必须回到标本关系的原初意义上来澄清它最基本的原始意义，才有可能看清楚问题的本来面目。

从哲学的角度来看，标本关系反映的是事物的本质与现象、因与果、主要矛盾和次要矛盾、矛盾的主要方面和次要方面的关系，一句话就是主次关系。②在疾病现象的观察和诊断中，被确定为"本"的意味着能反映疾病的本质，它属于治疗需要解决的主要矛盾或矛盾的主要方面。而"标"则是疾病所表现的外在的征象，是需要解决的次要矛盾或矛盾的次要方面。以此看来，"本"是主，"标"是从，显然看病要抓主要的问题和矛盾，首

---

① 刘晓明.基于发生学的《黄帝内经》治法理论研究［D］.辽宁中医药大学博士学位论文，2017：6.
② 冯文林.《内经》治则治法学说的渊源与形成研究［D］.广州中医药大学博士学位论文，2007：29.

先解决那些棘手的突出问题，这就是《内经》所说的"治病必求于本"（《素问·阴阳应象大论》），"必伏其所主，先其所因"（《素问·至真要大论》）。这里的"本"和"主"在中医看来都是根本性的问题，具体地说就是要解决疾病发生的阴阳失衡、疾病产生的主要原因。

从实践认知来看，对于标本的认识和确定需要根据具体的情况和语境来判断。例如，在《内经》的运气学说中以风寒暑湿燥火六气为本，而以三阴三阳为标；在经络学说中以四肢部的起点经穴为本，而以头颈及背腋部的终点经穴为标；在医患关系中，以病人为本，而以医生为标（"病为本，工为标"）；在阴阳关系中，阳为本，阴为标；在正气与邪气上，正气为本，邪气为标；在辨证上以病机为本，症状为标。[1]由此可见，标本并非是固定不变的，而是依据具体的语境来确定的主次关系，反映了古人认识世间万事万物的朴素辩证法。

从临床治疗来看，究竟是采取治标还是治本的策略也需要根据具体的语境和病情来确定，不可一概而论，应该灵活地处理治疗中的标本先后主次关系。《素问·标本病传论》曰："有其在标而求之于标，有其在本而求之于本，有其在本而求之于标，有其在标而求之于本，故治有取标而得者，有取本而得者，有逆取而得者，有从取而得者。"这里实际上指出了标本关系的四种逻辑可能性：病在标而治标、病在本而治本、病在本而治标、病在标而治本。这四种可能性都可能会在实践中使用并产生相应的治疗效果，都会有所得，这种关系的不确定性就是所谓的"标本相移"。在实践中，治标还是治本主要考虑病情的轻重缓急和治疗的先后顺序，一般情况下急则治其标，缓则图其本，或者是采取标本兼治的办法。如果标急就先治标，本急就先治其本；标本俱急，则要依照具体情况来选择是先治标还是先治本；标本俱缓，则先治本或标本同治。[2]

---

① 孙磊.《伤寒杂病论》治则探析［D］.南京中医药大学博士学位论文，2011：8.
② 《素问·标本病传论》曰："先病而后逆者治其本，先逆而后病者治其本，先寒而后生病者治其本，先病而后生寒者治其本，先热而后生病者治其本，先热而后生中满者治其标，先病而后泄者治其本，先泄而后生他病者治其本，必且调之，

总之，掌握标本关系，灵活正确地运用标本之道来治病具有非常重要的实践意义。《素问·标本病传论》曰："夫阴阳逆从，标本之为道也，小而大，言一而知百病之害。少而多，浅而博，可以言一而知百也。以浅而知深，察近而知远，言标与本，易而勿及。"这就是说，标本之道看起来很小，临床应用的价值却很大；标本的道理很容易讲出来，但是在实践应用中却比较难。掌握标本之道，可以知道疾病的利害关系，可以由少到多、由简到繁、由浅入深地推断出很多事物的道理，也可以通过观察当前的疾病现象来推断过去和预知未来。

二、正治与反治

正治反治属于基本治法，与具体的治法有些不同。基本治法是介于治则与具体治法之间的、带有普遍指导意义的理念性的治疗方法。它的适用范围较广，一方面带有法则性的特点，另一方面又带有方法论的特点。

正治是指正常的一般的治疗方法。正治也称逆治，是指采取与疾病的本质和证候相反的方向来治疗，一般用于病情简单的常见疾病。《素问·至真要大论》指出："逆者正治，从者反治。"《景岳全书·传忠录上》说得更加明确："治法有逆从，以寒热有假真也……夫以寒治热，以热治寒，此正治也，正即逆也。以热治热，以寒治寒，此反治也，反即从也。"比如常见的正治法有：寒者热之，热者寒之，坚者削之，客者徐之，急者缓之，散者收之，温者清之，清者温之，上之下之，有余泻之，不足补之，等等。这类治法的共同点就是一种采用平衡论的方法，用相对相反的力量去改变事物"过与不及"的病理状态，贯穿的是阴阳平衡和五行相生相克的基本理念，属于哲学上的辩证逻辑。这种逻辑符合我们看待事物的一般观念，是我们所理解的"正治"或"逆治"。

乃治其他病，先病而后生中满者治其标，先中满而后烦心者治其本。人有客气，有同气。小大不利治其标，小大利治其本。病发而有余，本而标之，先治其本，后治其标；病发而不足，标而本之，先治其标，后治其本。"

反治与正治不同，它是指采用反常的、特殊的治疗方法，也即从治。为什么要采用反常的方法呢？因为疾病的病情多样且复杂，甚至有时候表现出一些假象，让人很难看清楚属于何种疾病或者证型。这时候就不能简单地根据疾病的表象来采取正治法，而是要透过假象看本质，采取反常的"从治法"。这就好比兵家的战术有常规战术和反常战术，面对具体的战场形势和敌我双方的力量对比，有时候出险招、奇招，是为兵不厌诈，正者奇之，奇者正之。反治法常适用于病情危重复杂的情形，需要医生认真地辨别证的真假，抛开假的证象，把握真的证象，采取相应的治法。如，热因热用（用于真寒假热证）、寒因寒用（用于真热假寒证）、通因通用（用于真实假虚证）、塞因塞用（用于真虚假实证）等。[①]反治的方法类型主要有三种：一是"时反"，"在发病与间歇时间上反向取时治疗，即发病时不治疗，不发病时抓紧治疗"，二是"针反"，"在针灸选穴上采取反位治疗，即上病取下，下病取上，左病刺右，右病刺左"，三是"药反"，"顺从病势，采取与证候性质相一致的方药进行治疗，即以寒治寒，以热治热，以攻为补，以补为泄"[②]。

正治反治虽为不同的治法，适用的病情不同，但其共同点都是要抓住疾病的本质，认真辨别证象和证型。且两者的临床适用都体现了朴素的辩证逻辑思想。其实强调反治的意义在于诊断辨证方面，"主要是强调辨证须仔细谨慎，不要被假象迷惑，要善于透过假象探寻到本质"。

三、求同与察异

任何知识都是追求普遍性和必然性的，中医也不例外。传统中医虽然没有明确地提出普遍性、必然性的概念，但是在其思想观念中也蕴含了相

① 冯文林.《内经》治则治法学说的渊源与形成研究 [D].广州中医药大学博士学位论文，2007：34.
② 孙磊.《伤寒杂病论》治则探析 [D].南京中医药大学博士学位论文，2011：42.

关的思想。《素问·阴阳应象大论》中出现了"智者察同，愚者察异，愚者不足，智者有余"的经典表述。虽然人们对于何为同、何为异有着不尽相同的各种解释①，但是能够意识到同与异的区分，阐释二者之间逻辑关系，这本身就足以说明古人与医学知识的普遍性与特殊性、疾病的普遍性与个体的差异性等问题已经有了相当深入的思考和认知。

那么，中医究竟是察同还是察异的知识学问？按照上述引文的说法必定是属于"察同"的"智者"学问。也就是说，真正有智慧的人能够从纷繁复杂的现象世界中找到事物的共同点，而那些没有智慧的愚蠢之人则只能看到个别事物的表面差异。按照杨上善《黄帝内经太素》的解释是"智者反物观道，愚者反道观物"，张介宾《类经》的解释是："智者所见皆合于道，故察同；愚者闻道而笑，而各是其是，故察异。"可见各家解释的一个核心点是：智者是从道与同一性的观点来看待万事万物的，而愚者是从物与差异性的观点来看待万事万物的，故而"以道观之"则"万物一体"，"以物观之"则"万物殊异"。那么在中医的语境中，如何才算是"以道观之"？简单地说，就是要"别阴阳""法阴阳"，懂得"一阴一阳谓之道"，因为阴阳是"治病之本"，"天地之道也，万物之纲纪，变化之父母，生杀之本始，神明之府"（《素问·阴阳应象大论》）。阴阳之道是最普遍的规律，是万物之所同，是人体生命活动之根本与基本形式，是医学临床诊断与治疗的基本遵循，"其知道者，法于阴阳，和于术数"（《素问·上古天真论》）。因此，有学者总结认为中国传统学术包括传统中医的一个"重要特色是求同"，"探寻自然事物共同具有的气阴阳规律"，而"气阴阳规律是所有传统学术的基本规律"。②

既然传统中医强调"求同"，追求阴阳的根本之道，那么这是否意味着

---

① 戚团结通过上下文的考察，认为"同"是"人之阴阳与天地阴阳相统一"，"异"是"人之阴阳与天地阴阳相异"。参见：戚团结."智者察同 愚者察异"经义发微[J].医古文知识，2001（4）：25.

② 严火其.智者察同 愚者察异：对东西方科学的一种哲学解读[J].江海学刊，2002（6）：50-56.

中医完全否定或放弃了"察异"的路径呢？如果我们单纯从《素问·阴阳应象大论》的表述来看似乎是这样的，并且它在"求同"与"察异"之间划定了一个"智者"和"愚者"的价值等级序列。然而，如果我们更进一步地考察整个传统中医的发展史就会发现事情远没有这么简单。我们既不能像有些学者那样简单地断定西方科学的特点是"察异"，而中国科学的特点是"求同"①，也不能按照《内经》的说法天然认为"察异"是愚人的行为，而"求同"是智者的做法。实事求是地说，传统中医既有"求同"的一面，也有"察异"的一面，以"求同"来否定"察异"是典型的只知其一、不知其二的片面性思维。事实上，在"同"与"异"的关系上，存在着较为复杂的辩证逻辑关系，结合现代医学的相关知识，我们可以更加清晰地认知中医的"求同"与"察异"的思维体现于何处，更加系统地考察中医的知识结构与本质。

（一）个体性与群体性。从医学的个体与群体之间的关系，可以看出中医的求同与察异思维。很显然，中医诊治病人所面对的都是个体化的病人，所采取的治疗策略是辨证论治。事实上，所有的医生治病看的都是个体的病人，西医也不例外。但关键在于中医处理疾病的方式和路径是完全有别于西医或现代医学的。中医治病依赖于个体经验的积累，老中医看的病人越多就越有经验，也就是通常所说的"越老越值钱"。这意味着中医并非是排斥感性经验的，并非是完全按照气—阴阳—五行的规律来看病的，而是要将这些抽象的哲学理念与具体的感性经验相结合。自然现象是复杂的、多变的，单靠阴阳五行基本原理是远远不够的，即便是"最高的普遍的自然规律必然要用对个别的具体感性和实践经验加以补充"。我们已经表明，传统医学中有很多经验性的成分，并且有着其独特的经验逻辑和归纳逻辑，"这些不可能是纯粹的气阴阳规律的演绎或指导，而只能是感性经验的概括

---

① 例如严火其就是这么断定的，参见：严火其.智者察同 愚者察异：对东西方科学的一种哲学解读［J］.江海学刊，2002（6）：50-56.甚至他更进一步地认为中医学的本质在于察同。参见：王炜，严火其.智者察同——从SARS诊治看中医学的本质［J］.江苏中医药，2004（9）：8-11.

和总结"。由此可见，中医并不排斥感性，甚至可以说感性经验是中医不可或缺的重要组成部分。

虽然中医重视临床诊治经验，但是这种经验是个体化的，与现代医学的面向群体的大规模样本是有显著区别的。临床经验都是个体化的，中医知识也是在这个基础上的总结和概括。有限的个案虽然不能从理论上说明某个普遍必然的规律，但是以个案化的方式来诊治病人却能够最大限度地关照到病人的个体化差异，中医正是以辨证论治、体质学说、三因制宜（因时因地因人而异）等理论为基础来展开个体化治疗的。中医从根本上认为每个人都存在着差异性，特别是每个人的体质情况、心理状态、生活方式（饮食、睡眠、嗜好等）、生活环境、工作职业等因素都不一样，由此而造成的结果是没有一个固定不变、包治百病的"良方"的，而只能根据具体的病人、具体的病情来酌情处理，按照理法方药的模式随证裁方、加减用药。反观西医治病，其模式较为简单，就是通过招募受试者来做实验研究，检验所研发的药物的疗效、药理作用、毒副作用，一旦被检验有效之后，就会被相关部门批准上市，成为治疗某种疾病的对症药物。而一旦确立了该药物的效果，它就成为一个普遍的"良方"。也就是说，西药的逻辑是建立在群体性的实验数据之上的，而中医方剂的逻辑是建立在个体化的辨证分型的经验判断之上的。一个是基于群体化的实验检验之后得出的治疗手段，一个是基于个体化的经验积累而得出的治疗方法。其间的本质区别在于群体化的实验数据是"求同"的思维结果，而个体化的经验治疗是"察异"的思维结果，二者的关系是共性与个性的关系。在这个意义上，我们可以说，西医或现代医学不完全是求异的结果，它也有求同的一面；而中医也不完全是求同的结果，它也有求异的一面。甚至很多学者认为，中医讲究辨证论治、体质学说、三因制宜，根据具体情况来调整治疗方案和策略，这些恰恰是中医在尊重个体差异的基础上察异的结果。

（二）差异性与同一性。求同与察异的思维差异实际反映了哲学上的同一性与差异性问题。这不仅是一个本体论问题，而且是一个深刻的认识论问题。这里我们暂时不讨论同一性的本体论问题，而重点讨论其中的认识论问题。

求同与察异属于哲学上的普遍性与特殊性关系问题。追求普遍必然性是科学知识发展的基本特征。"普遍性"在其原初的意义上是一种知识的属性。按照亚里士多德的说法经验是个别化的知识，因为每个人的经验性都是有差异的。而关于原因、原理的知识是普遍的知识，而哲学就是要研究事物的本质、原理和原因，所以它是最为普遍的知识。[1]个别化的经验是知识形成的基础，但依然不足以建构其科学知识的体系。个别化的知识从形式上看是零散的，从结构上看是碎片化的，从适用范围上看是局部的、狭隘的。要打破这种局限性，就必须构建系统的、体系的、全面的、整体的知识大厦，以一种逻辑化、结构化的方式来呈现知识的面貌。这大概是西方哲学家们不遗余力地追求可普遍化的知识的基本动机，甚至是像康德那样想将这种普遍必然性从自然领域扩展到人类的道德领域。事物虽然脱离了个别特殊性就"没有什么可以存在"，但是个别事物总是在数量无穷尽的，"那么这又怎能于无尽数的个别事物获取认识？实际上总是因为事物有某些相同而普遍的性质，我们才得以认识一切事物"[2]。这就是说，一个具体的事物总是既有特殊性的一面，又有普遍性的一面，正如白马的特殊性在于它的颜色是白的，普遍性在于它是一匹马，而人的认识活动既要辨别它是一匹马而不是一头驴，又要辨别它的颜色是白色的而不是黑色的。这两种属性虽然是不同性质的，但都统一于某一个具体的马。同样，临床中一个具体的病人也是这种普遍性和特殊性的统一，作为人他必定具有人所共同具有的那些本质属性，但同时作为一个个别化的病人也必定具有其自身的特殊性、差异性。就一个具体的事物而言，普遍性和特殊性并非是分离的，而是统一的，万物就其相同点而言是齐一、同一的，就其不同点而言是个别的、差异的。我们既不能因为普遍性而否定特殊性，也不能过度强调特殊性而忽略了事物的普遍性。普遍和特殊实际上是一种辩证的逻辑

---

① 俞宣孟.论普遍主义 [J].学术月刊，2008（11）：42-50.
② [古希腊] 亚里士多德.形而上学 [M].吴寿彭，译.北京：商务印书馆，1959：46.

关系。

从知识的扩展角度而言，以求异的方式开展的研究在知识上是累积性的、积少成多的，并且常常是随着知识的快速扩张而呈现出指数式的增长的。西医或现代医学就表现出这方面极强的扩展性倾向，它基本上是"攻城拔寨型"的，每打下一个"山寨"、攻下一座"堡垒"，就会变成自己的坚强"据点"，以此为中心它开始建立自己的"根据地"，不断地扩大自己的广阔"地盘"。这也就是为什么现代生物医学取得突飞猛进、日新月异发展的根本原因。相比之下，传统中医则是"相对静止的，发展缓慢的"，它并未像现代生物医学那样呈现出线性、指数型的增长。为什么中医知识两千多年来很难有重大的理论突破呢？有人认为根本的原因是中医所采取的"察同"的思维方式和路径，而不是采取西方科学的"察异"方式，体现了"东西方科学的本质差异"。①这种解释有一定的道理，但仍然是不全面的，没有抓住问题的实质。事实上，中医并不缺乏"察异"的方式，在中医诊断和治疗中，古代中医们甚至是将望闻问切等经验技能发挥到了超乎寻常的水平，那种出神入化的脉诊、舌诊，即便是在有着现代化高科技仪器设备武装起来的现代医生看来，也依然令人感到惊叹不已。如果连最细微、精微乃至妙不可识的脉象都能做到"胸中了了"，并且以如此高度形象化的传神语言描述出来，我们怎么能责备传统中医没有"察异"呢？难道我们不应该说古人"察异"的本领远胜于今人，并且将这种不依赖仪器设备的纯粹"裸体的""感性经验技术"发挥到了极致呢？因此，中医知识两千年没有取得关键性的实质性的突破性发展，根本原因不在于"求同"还是"察异"的方式区别，而在于其封闭的知识体系，在于从《黄帝内经》一开始就已然确定规定好了的知识结构和思维方式。一句话，两千年来中医的知识范式没有发生根本改变，造成了它只能在这种封闭的范式中进行小修小补、查缺补漏、错误更正。关于这一点，在下文中我们还将继续展开深入的分析。

---

① 严火其.智者察同 愚者察异：对东西方科学的一种哲学解读 [J].江海学刊，2002（6）：50-56.

对中医知识的本体论基础进行详细的阐述和论证，是一项重要的基础性、前提性工作。在这项工作中，我们已相继阐述了中医独具特色的世界观、生命观和疾病观，这些根本性的观念是中医形成和发展的理论基石。世界观、生命观和疾病观大致可以对应于宏观、中观和微观三种不同的层次，从而形成一个完整的理论阐释体系。这样一种论证方式似乎已然完备，思路已然清晰。然而，在这种论证的背后却隐藏着一个至关重要的观念线索，它不仅关涉到整个中国哲学乃至中国文化的核心特质，而且深刻地影响到整个中医理论知识体系的建构与发展。这个重要的观念就是天人合一的思想。

天人合一观在中国文化中的独特地位和重要性毋庸置疑。按照国学大师钱穆的说法，天人合一观念是"整个中国传统文化思想之归宿处"，"中国文化过去最伟大的贡献，在于对'天''人'关系的研究"，"天人合一论是中国文化对人类最大的贡献"。在他看来，"现代人如果要想写一部讨论中国古代文化思想的书，莫如先写一本中国古代人的天文观，或写一部中国古代人的天文学或人文学"。钱穆实际上从两个方面论证了天人合一观的重要性，一是它作为中国传统文化思想之最终归宿的核心地位，二是它对人类文明的独特贡献，中国文化"屡仆屡起""绵延数千年不断"的原因在于中国传统文化精神"不违背天命，不违背自然，且又能与天命自然融为一体"。相反，西方文化则"近于衰落"，"一衰不易再兴"，"不能再为世界文化向往之宗主",钱穆甚至自信地断言"世界文化之归趋,恐必将以中国传统文化为宗主"[①]。

毫无疑问,钱穆对中国传统文化是高度自信的,而这种自信的根基在于天人合一观。中国文化究竟能否取代西方文化成为世界文化发展之宗主,这很难说。以著者之见,这不是一个理论命题,而是一个事实问题。时至今日,我们仍然是处在中华民族伟大复兴的前进道路上,中国的崛起已经遭到了美国等西方强国的"敌视"和"围剿",中国文明想要成为世界文明的"宗主",这在当前的世界格局中绝非易事。树立对中国传统文化的自信和信心是必要的,但绝不可犯下盲目自信的错误妄想症。在此,我们的重点不是去探讨文化自信,而是要认真地审视和反思作为中国文化核心特质的"天人合一"观究竟所指何物,它对于中医理论和知识体系的构建究竟有哪些重要的意义。

第一节　天人合一的理念阐释

天人合一首先是作为一种哲学观念提出来的。无论是中国的儒家还是道家都讲天人合一,都以天人和谐为其思想宗旨。但天人合一究竟是何意?何为天?何为人?天与人又如何相合而为一?天人合一的观念在中国哲学的漫长历史过程中,经历了非常复杂的历史演变和发展过程,在每一个发展阶段呈现出不同的理论命题、表述方式和论证方式,甚至每一个哲学家都有着自己对于天人关系的独特理解。要想完整地展开天人关系的探究,势必要写成一本中国古代天人关系思想史。思想史的研究非常重要,却不是这里的重点。我们的任务是要初步勾勒出天人合一论的基本内容和解释路径,以为中医天人合一观的论证奠定基础。

---

① 钱穆.中国文化对人类未来可有的贡献 [J].中国文化,1991(4):93-96.

一、宗教化解释

天人合一的本来目的是要打通天与人之间的关系，建立天与人之间的正常沟通方式和普遍联系。如何理解天人合一，有不同的思想路径和诠释方式。这里给出的第一种解释路径是宗教的视角。从宗教的观点来看，天人关系实际上是神人关系，而非我们现代人所理解的自然与人的关系。解读"天人合一"要放在特定历史语境中进行，不能望文生义。从历史渊源来说，"天人合一"讲的是古代观念中人与神的关系，是一种宗教意识。它在历史上经历了三种理论形态，即殷周"天命"观念、汉代"天人感应"观念以及宋明"天理"观念。[①]

首先，从历史起源上来说，天人合一的思想观念来自宗教，体现的是一种朴素的古代宗教意识。有学者给出了较为准确的判断，认为它来自周代宗教。[②]现代著名古文字学家、考古学家陈梦家认为："西周时代开始有了'天'的观念，代替了殷人的上帝。""殷代的帝是上帝，和上下的'上'不同。卜辞的'天'没有作'上天'之义的。'天'之观念是周人提出来的。"[③]从文字学的角度来看，"天"字是一个正立人形的象形字，本义是指人头顶上方的苍穹空间，有双重的含义，一是作为宗教崇拜的对象，将头顶之天作为至上神来崇拜；一是对人的特征的描绘，对人的头部的强调和智慧的重视，如"刑天舞干戚"之"天"。[④]当然，这里的宗教是较为原始的古代宗教，而不是我们现代人所理解的基于理性信仰的宗教。这种原始的古代宗教更多的是一种自然宗教，相信某种自然神灵的存在，影响并决定着人类的命运和人类社会的基本政治秩序。其突出特点是自然神和人格神的统

---

① 申波.天人合一与宗教意识［J］.广西社会科学，2003（5）：49-51.
② 张文路."天人合一"思想起源于周代宗教［N］.中国社会科学报，2015-06-01.
③ 陈梦家.殷墟卜辞综述［M］.北京：中华书局，1992：562、581.
④ 朱良志.原始宗教与"天人合一"文化意识的产生［J］.中州学刊，1988（3）：
　　43-46.

一，其发展轨迹经历了从多神到无神、从崇拜到顺应、从宗教精神到道德精神的历史转变。就中国古代宗教而言，它更多地体现在巫术、卜筮、星占、祭祀等活动之中，并在此活动仪式中建立了天帝、上帝、鬼神、妖怪、天道等精神观念。

其次，天人合一的宗教观念突出地体现在商周时期的"天帝"观与"天命"观。按照王国维的说法，周代是我国政治与文化发生剧烈变革的时期，这种变革更主要地反映在宗教信仰层面，"信仰对象由殷商之帝逐渐转换为周人之天"，"天"和"帝"只是用字上的差异，实际上都是指至上神。信仰对象从"帝"到"天"，不只是文字上的简单改变，而在于为信仰注入了新的内容和理解。陈梦家断言，商人的帝是生产生活的主宰（主宰农业生产的呼风唤雨、除祟灭灾），而周人的天为政治的主宰（辅佐王政、安抚下民）。[①]这种新的思想就是要在周武王灭殷之后，为新生的政权寻找合法性辩护，即在周王和天（至上神）之间建立直接的交通关系。

"天命"观思想的内核实际上阐述的是一种王朝更迭的历史观。"历史的发展是由天命决定的。历史上夏王朝的建立是由于接受了天命，后来天命转移，殷革夏命，于是夏王朝灭亡，殷王朝兴起。现在天命又转移到周人身上了，所以殷王朝灭亡，周王朝兴起。夏殷周三代的历史发展完全是受天命转移这个根本原因支配的。"[②]这就是说，"天惟时求民主"（《尚书·多方》），是上天的意志来决定由谁来做人民的君主。《尚书》中屡次出现"天命"概念，无非是表明周王朝的政权获得是来自于上天的意志，具有合理性。而随后在康王时期出土的器物铭文上出现了"天子"字样，更是进一步昭示了周王作为最高统治者与天神之间的明确关系，以及其身份的正式化和明晰化。

毫无疑问，从"天"来论证统治者王权的合法性，这是一种政治性宗教或宗教信仰的政治化过程。如果仅仅从统治者的政权合法性来理解天人合一的关系，那么这还显得过于狭窄，因为"天"就是"天神""上帝"，"人"

---

① 陈梦家."古文字中的商周祭祀"[J].燕京学报，1936（19）：149.
② 申波.天人合一与宗教意识[J].广西社会科学，2003（5）：49-51.

只是那个最高统治者"天子"，只有"天子"才有与天建立密切联系的特权。①
随着时代的发展，"天人合一"之"人"开始出现了扩大化的解释空间，它
不再局限于统治者阶级，而是扩展到社会各个阶层的普通人。"天生烝民，
有物有则。民之秉彝，好是懿德。天监有周，昭假于下。保兹天子，生仲
山甫。"（《诗经·大雅·烝民》）天下黎明百姓都是天给予生存的，为他
们提供赖以生存的物质资料，规定基本的社会制度法则。

第三，汉儒董仲舒系统性地发展了天人合一的政治神学解释，提出了天
人感应的具体哲学论证。他首先把天塑造为至高无上的神，"天者，百神之
君也，王者之所最尊也。"（《春秋繁露·郊义》）这里的"百神"包括人
们所信仰的自然界中各种各样的神灵，山神、水神、土地神、祖先神等，而
天则是统管这一切神灵的最高神，从而把天的地位拔高到至高无上的地位。
天是宇宙万物的创造者和统御者，有意志与喜怒哀乐之情，但没有任何的形
象，这一点使得天具有人格神的特点，但又缺少具体的人格形象。天像是上
帝一样是全知全能的，对人世间的一切都了如指掌，不仅能决定社会的政治
秩序，而且能够赏善罚恶，其具体表现就是自然界的瑞祥灾异现象。

董仲舒以天人感应说和天谴说来论证自己的观点。天人感应的核心思
想是天与人之间存在着直接的感性联系和沟通关系。这种感性的连接建立在
天人相类的基础上，"以类合之，天人一也。"（《春秋繁露·阴阳义》）天
人在本质上是同类的，而非异质的；不仅如此，人在某种意义上只是天的副
本、摹本而已，称之为"人副天数"。这种副本式的同类关系主要体现在以
下几个方面。一是在人体的结构上，身体组织器官与大的年、月、春夏秋冬
四时、阴阳等在数量上是一致的，即便是无法用数量来衡量的，也是在类别
上是相同的，"人之形体，化天数而成"。（《春秋繁露·为人者天》）"天地
之符，阴阳之副，常设于身，身犹天也。……天以终岁之数成人之身，故小
节三百六十六，副日数也。大节十二分，副月数也。内有五藏，副五行数也，

① 如"夫鬼神之所及，非其族类，则绍其同位，是故天子祀上帝，公侯祀百辟，自
卿以下，不过其族"。（《国语·晋语八》）

外有四肢，副四时数也。乍视乍瞑，副昼夜也。乍刚乍柔，副冬夏也。乍哀乍乐，副阴阳也。……于其可数也，副数；不可数者，副类。皆当同而副天，一也。"(《春秋繁露·人副天数》)二是人的喜怒哀乐、好恶等心理活动与情感意识都是来自天的，如喜怒来自天之寒暑，好恶来自天之暖清。"人之好恶，化天之暖清。人之喜怒，化天之寒暑。人之受命，化天之四时。人生有喜怒哀乐之答，春夏秋冬之类也……天之副在乎人，人之性情有由天者矣。"(《春秋繁露·为人者天》)三是"天"与人具有血缘伦理关系，即天是人的祖先。"天地者……万物之本，先祖之所出也。"(《春秋繁露·观德》)"为生不能为人，为人者天也，人之为人本于天，天亦人之曾祖父也。"(《春秋繁露·为人者天》)既然人来自天，那么人的伦理道德也是来自天的。"人之血气，化天志而仁。人之德行，化天理而义。"(《春秋繁露·为人者天》)四是天与人在阴阳方面是同类的，天人感应正是通过阴阳之气保持密切沟通联系的，"天有阴阳，人亦有阴阳。天地之阴气起，而人之阴气应之而起；人之阴气起，而人之阴气亦宜应之而起，其道一也"。(《春秋繁露·同类相动》)五是天会对统治者的错误施政行为进行灾害警告，若是统治者肆意妄为就会受到天的惩罚。"国家将有失道之败，而天乃先出灾害以谴告之；不知自省，又出怪异以警惧之；尚不知变，而伤败乃至。"(《汉书·董仲舒传》)

很显然，董仲舒的论证是出于政治需要的神学论证，具体的论证方式和内容无疑是牵强附会甚至是极其荒谬的。但是在封建统治时代，科学技术尚不昌明，这种论证无疑成为统治者执政合法性和仁政要求的最佳辩护。这种辩护策略实际上是中国古代版的"君权神授"，只是这个"神"是"天神""天命""天意"，可以称之为"君权天授"。我们也会发现，董仲舒的"天"有三层含义与结构：神灵之天、道德之天和自然之天，其中神灵之天是"天论"的思想形式，自然之天是"天论"的哲学基础，道德之天是"天论"的伦理核心，共同形成了一种有机结构。[①]

---

① 韩星.天人感应与天人合———从宗教与哲学视角看董仲舒天人关系思想［J］.宗教与哲学，2014（3）：40-63.

第四，以朱熹为代表的宋明理学重新构造并论证了天人关系，将天人合一思想推向新的高度。理学家们所认识的天不再是一个具体的感性的天，而是一个抽象的、理性的天，更具体地说天即理。"天者，理而已矣。大之事小，小之事大，皆理之当然也。自然合理，故曰天。不敢违理，故曰畏天。"（《孟子集注·梁惠王下》）"天之所以为天者，理而已。天非有此道理，不能为天，故苍苍者即此道理之天。"（《朱子语类》卷二十五）这就非常清楚地表明，天之所以为天的根本规定性正在于理，在于自然合理性。把天定义为理，合而言之为天理，这意味着理学家们开始抛弃天的神秘性因素，探讨天中蕴含的不易之则，用现代的话就是要研究宇宙社会人生之必然规律。将天定义为理，在理论解释力上具有非常明显的优势，它能够将天理贯彻到宇宙社会人生的每一个角落，进而把天人合一落实到生活的方方面面、每一个具体环节。

朱熹构造天人关系的核心论证是理一分殊，以此来打通天心和人心。朱熹认为，天也是有心的，只是它以生物为心，这个心实际上与人的心是一致的。"天地以生物为心者也。而人物之生，又各得夫天地之心以为心者也。故语心之德，虽其总摄贯通，无所不备，然一言以蔽之，则曰：仁而已矣。"（《仁说》）说白了，天与人都具有仁心仁德，天的仁心是生长自然万物，人的仁心是彼此仁爱互助。"天地以此心普及万物，人得之遂为人之心，物得之遂为物之心，草木禽兽接着遂为草木禽兽之心，只是一个天地之心尔。今须要知得他有心处，又要见得他无心处，只凭定说不得。"（《朱子语类》卷一）这就是说，人得到了天的心就成为人心，草木禽兽得到了它就成为草木禽兽之心。很明显，这里的心就是理，人同此心，心同此理。由此看来，天、理、心实际上是同一个本体概念，它所表达的无非是宇宙社会人生中那个最终的依据和存在。

二、科学化解释

天人合一的第二种解释进路是现代科学。虽然严格意义的科学概念是近代才由西方传入中国的，但这并不意味着中国古代就没有科学。基于对科学精神的理解，天人合一观念的科学解读应该从以下几个方面展开。

首先，以理性化的精神来对待天人关系，反对将天人关系神秘化。科学精神的实质是理性精神，是高扬人的知识理性，相信逻辑和真理的力量，反对超逻辑的神秘事物，反对将不可言说的神秘力量和非理性情感引入到知识体系的建构之中。那么，天人合一究竟是何意？显然，天只是一个自然性的天空，或者通俗意义上的自然界，除此之外，天没有任何其他的属性和特征。以这种方式来理解天，必然与人和人类社会严格区分开来，人生存于宇宙时空之中，生活于苍穹之下，依靠自然界的各种事物繁衍生息。按照科学的解释，天人首先是相分的，"天是自然之天，人是进化之人，天自天，人自人，各有各的演化路径和运行规律；如果相合，那也只是外在的、两个事物之间的关系，即人与自然环境之间的关系"①。承认天人分离，将人作为科学认知的主体，将自然界作为认知的对象和客体，将天人关系纳入主客二分的逻辑框架之中，这是人类科学知识取得进步与发展的基本理论前提。在这种科学体系中，它无法容纳自然科学之外的任何其他神秘化的文化性解释，"无论是汉儒的'天人感应'之说，还是宋儒的'天人合一'理境，均失去了立足的支撑点，传统的天人观逐渐被科学的人与自然关系的新范式所取代"。

其次，以祛魅化的方式来对待天人关系，反对将天人关系宗教化。祛魅是人的理性能力的展现，是对事物的本质性洞见和认知的过程。就天人关系而言，就是祛除附着在"天"之上的一切宗教化、神秘化、人格化的特征和属性，将"天"还原为"天"本身。在宇宙科学、天文学尚不发达的古代，人们对于"天"充满了各种各样的神秘想象，赋予了天太多的神秘属性。无论是天帝、天神、天命、天运，还是天子、天道、天理、天经地义，都是人类对于"天"的初级认知，都是人类无法掌控自身命运、无法洞悉宇宙奥秘的生动说明。"天"一旦被宗教化，就被赋予鬼神般的力量，它可以

---

① 景海峰．"天人合一"观念的三种诠释模式［J］.哲学研究，2014（9）：33-39.

笼罩、统治人间秩序，一切政治、社会、伦理道德的存在合理性都需要以"天"作为最终的解释依据。这样的"天"已然不是现代科学所理解的自然界，而是一种超自然的、宗教化的、政治化的、道德化的最高价值原则。

第三，以生物进化论的视角对待天人关系，质疑天人合一的可能性。生物进化论颠覆了人类对自身的认知，改变了人类对世界的基本看法。它深刻地揭示了人的自然属性，清楚有力地阐释了"人从哪里来"这个基本的哲学命题。人类首先是有历史的，并且这种历史是漫长演化的历史；其次，人类是从动物进化而来的生物有机体，既非西方宗教所言是上帝创造出来的，也非如中国哲学所言的合天地阴阳之气而产生的。人之存在，在整个宇宙之中如此渺小，以至于不值一提。"人只不过是宇宙洪荒、天地演化、万物流变过程之中的瞬间存有和沧海一粟而已"，人的身体也不过是由一堆细胞构成的生物序列式构建而已。人是一种生物，是从自然界中产生、进化发展而来的。既然天只不过是宇宙苍穹和自然界，那么天人合一就只能解释为人与自然界的合一。但人与自然该如何合一呢？人本身就是来自自然界的，本就属于自然界的一部分，现在又讲"合一"，岂不意味着天与人根本就是分离的？如此看来，天人合一在根本上不属于科学假设，它只不过是"意识活动的假设和浮游无据的精神想象而已"。除非我们另辟蹊径，真正讲清楚人与天究竟是怎么"合一"的，否则我们在本质上无法理解天人合一，而这恰恰为中医理论提供了解释空间。

第四，以生态学的视角对待天人关系，进而反思人类的生活方式和生产方式。生态文明建设是当今中国乃至世界范围内的时代主题。推进生态文明建设，打造美丽中国，是党和政府着力推进的"五位一体"的重大任务之一。为生态文明建设寻找思想资源和理论论证，学者们很容易追溯到传统哲学的天人合一观。于是乎，天人合一的理论阐释发生了深刻的"生态哲学转向"，这与当今时代人类生存的环境危机息息相关，与人类的生产生活方式密不可分。以现实世界的实践问题为导向，这是马克思主义哲学的基本要求，天人合一的生态哲学转向正是契合了这一要求和方向。然而，古人"天人合一"的观念中究竟有没有这种生态哲学、环境保护的思想，则是一个存在巨大疑问的难题。事实上，古人并没有现代意义上的生态科学，对自然环境的认知仍然处于非常浅薄粗陋的阶段，也不大可能建立起现代人的那种环保意识。即便是在面临环境灾难之时，他们的解释策略仍然不过是"天灾论""天谴论"，要么是将它归结为超越人类控制范围的神秘自然力量，要么是将它归结为"上天"对统治者施政错误的警告和处罚。可见，从生态学的视角来分析"天人合一"，这不过是当代人基于生态危机和环境保护的一种理论投射，是引用古人之思想来论证今人之现实需求合理性的理论行为。

三、哲学化解释

天人合一说到底是一个哲学命题，是一个哲学思想的解释问题，属于哲学诠释学的范畴。显然，对于自然科学而言，并不存在什么天与人如何相合的问题，只有当我们进入到哲学观念领域，这一问题的实质才开始显现出来。

首先，天人合一表达的是主客不分、主客合一的哲学观念。无论我们怎么理解天与人，天在最原初的意义上就是指作为客体的自然界，即便是蕴含有某种宗教化、人格化、拟人化特征的自然，而人就是作为社会行为活动的那个主体。于是天人合一就变成了主体与客体之间同一性关系。对此，金岳霖阐释得尤为清楚，"这'天人合一'说确是一种无所不包的学说，最高、最广意义的'天人合一'，就是主体融入客体，或者客体融入主体，坚持根本同一，泯除一切显著差别，从而达到个人与宇宙不二的状态"[①]。由此可见，天人合一不是简单地彼此交融、相互共存，而是要从本体论上消除天与人之间的差别和对立关系，达到一种类似于庄子所说的"道通为一"的最高状态。如果说西方哲学坚持的是天人相分、主客二分，那么中国哲学恰恰相反坚持的是天人不分、主客合一。这实际上代表的是中西方两种

---

① 金岳霖.金岳霖学术论文选［M］.北京：中国社会科学出版社，1990：355.

迥异的思维模式和思想类型。张世英总结道："西方哲学史上占统治地位的旧传统是'主客二分'式，中国传统哲学的主导思想是'天人合一'式。"①

主客不分的天人合一既有其优点，也有其劣势。优点是它克服了西方哲学中那种强烈的二元对立观念，劣势是它作为"未分"之概念具有原始的素朴性、模糊性。素朴意味着是未经过加工和雕琢的浑朴，表现出很强的意象性、境界性乃至审美性，但同时不可否认的事实是，"由于缺乏认识论和逻辑学，中国古代哲学那种'天人合一'的形上思想总是模糊的、混沌的，缺少逻辑清晰的分疏"②。

其次，天人合一将宇宙论与人生论合而为一，体现了中国哲学的基本精神。这种解释以现代新儒家为代表。新儒家开山鼻祖熊十力认为，西方哲学将宇宙人生割裂，天与人是始终相分的，宇宙和人生没有关系，所以他主张"体用不二"，将"本体论、宇宙论、人生融成一片"，打通宇宙论和人生论的区分与割裂。③宇宙论和人生论如何融合为一呢？这就涉及对于"天"的根本性理解。按照唐君毅的说法，中国哲学中的天或天地，"乃一具形上之精神生命性之绝对实在"，中国人祭祀天地，并非是祭祀作为物质世界的天地和有生命的自然界，而是祭祀一种"形上之精神实在"。④如果"天"成为一种"精神实在"，那么它实际上就是与人的本质合而为一了，或者说，人将自身的本质投射到客观之"天"中，这"天"便与人的精神融会贯通起来了。

将宇宙论和人生论贯通起来，这种解释虽然比较圆融地阐释了天人合一的哲学意义，但它在根本上仍然无法弥合天人之间、宇宙与人生之间的张力和矛盾关系。宇宙论的对象是天，是自然界，研究的是自然规律问题；而人生论的对象是人，探讨的是生命意义与价值问题。冯友兰在《人生哲学》中明确指出，"宇宙论，目的在求一对于世界之道理"，"人生论，目的

① 张世英.天人之际——中西哲学的困惑与选择［M］.北京：人民出版社，1995：5.
② 康中乾.中国古代哲学的本体论［M］.北京：人民出版社，2016：793.
③ 熊十力.熊十力全集（第五卷）［M］.武汉：湖北教育出版社，2001：539.
④ 唐君毅.中国文化之精神价值［M］.台北：台湾正中书局，1953：454-455.

在求一对于人生之道理。""宇宙论与人生论，相即不相离，有密切之关系。一哲学之人生论，皆根据于其宇宙论。""诸哲学之人生论不同，正因其宇宙论不同。"①尽管宇宙论与人生论存在这样紧密的关系，但这两者之间是不能画上等号的，它们之间的区别是不容否认的，它们之间的差异性也是显而易见的，它们之间的矛盾与冲突关系在人类的生产生活方式中也是触目皆是、甚至触目惊心的。我们只有在天人相分的基础上才能谈论天人合一，才能寻求天人关系的和谐之道。

最后，天人合一观中最重要的是灌注了儒家的伦理道德精神。这是中国传统文化最鲜明的特色。对天人关系的理解发生根本性转变是在商周之际，陈来对此做了非常准确的判断："商周世界观的根本区别，是商人对'帝'或'天'的信仰中并无伦理的内容在其中，总体上还不能达到伦理宗教的水平。而周人的理解中，'天'与'天命'已经有了确定的道德内涵，这种道德内涵是以'敬德'和'保民'为主要特征的。天的神性的渐趋淡化和'人'与'民'的相对于'神'的地位的上升，是周代思想发展的方向。"②可以说，中国文化的发展在西周时期完成了一个巨大转折，就像是卡西尔所说的成熟宗教必须完成的最大奇迹。③陈来认为，完成这一奇迹的代表人物是周公旦，他是"中国文明史上第一个克里斯玛式的人物，他的地位只有孔子可以相比"。周公作《康诰》，告诉康叔如何治理卫国，提出了"明德慎罚"的理念，提醒执政者对法律判决要慎之又慎，要贯彻"行天之罚"的观念，使民众意识到一切刑罚都是来自上天的旨意，以保证子民心悦诚服。周公还作《酒诰》，将天命与人的德行联系在一起，殷人自取灭亡，完全是由于自己的乱德导致罪祸。以周公为代表的西周思想基本上可以概括为三点："第一，天命无常；第二，天命惟德；第三天意在民。"

---

① 冯友兰.人生哲学［M］.北京：中国国际广播出版社，2016：8-10.
② 陈来.古代宗教与伦理：儒家思想的根源［M］.北京：生活·读书·新知三联书店，2009：183.
③［德］恩斯特·卡西尔.人论［M］.甘阳，译.上海：上海人民出版社，1986：128.

第二节　天人合一的理论建构

天人合一作为一种哲学理念要贯穿到中医理论体系之中，还需要相应的理论建构与阐释。天人合一观深刻地影响到中医知识的构建，影响了中医理论的发生和演变，其基本观点是天地与人之间存在着同源、同构、同道（包括同序、同律）的关系，即常说的"人身小宇宙，宇宙大人身"。具体来说主要有以下三个方面。

一、天人同源

在中医知识理论体系中建构天人合一观，首先就是要有天人同源的思想。按照邢玉瑞的说法，天人同源是中医理论体系构建的基元。[①]那么这个基元究竟是啥？天人同源究竟同的是哪一个源头？很多人以为这个源头是指发源、历史起源的意思，这种想法实际上是一种假想、错误的想象而已。宣称天人同源，无非是要表达并论证两个基本的观点：气是构成天地万物的质料；气是传递物质相互作用的中介。也就是说，天人同源实际上同的是气。我们在第二章的气本论一节中已经详细论证了关于气的本体论问题。显然，从宇宙起源论来说，气是不可能产生出天和人出来的，主张这种观点只是一种朴素的唯物论观点而已，但它却是一种不符合现代科学的错误观念，是需要予以抛弃的。如果起源论不可信，那么天人同源无非就是想从本体论上论证天与人的本质是一致的，都是以气为基础，从而形成了一

---

① 邢玉瑞.中国古代天人关系理论与中医学研究［M］.北京：中国中医药出版社，2017：106.

幅完整的天人之学的知识图像。

天人同源的第一个哲学主张是：气是天地万物的基本质料。这个论证的逻辑是：天的质料是气，人的质料也是气，所以天和人在质料上是同一的。显然，这个逻辑结论的正确性与否取决于其前提的正确与否，那么它的前提究竟是否正确呢？

说天的质料是气，这个说法基本正确。按照自然科学的基本知识，作为我们头顶的天空，它确实充斥的是某种成分的空气，只是随着海拔高度的不同，空气会变得稀薄而已，这就是王夫之说的"凡虚空皆气"。但问题是天不等同于空气和气体，我们头顶的天空实际上是宇宙空间，在这个空间中活跃的是各种气体与星体。按照《左传》的说法，"天有六气"，"六气曰阴、阳、风、雨、晦、明"，这是对于天之气的基本解释，这种解释实际上说的是六种天气现象：阴天、晴天、风天、雨天、黑夜、白天。天气表达的是自然现象，而六气实际上是六种常见的自然现象。由此，我们可以看到作为自然物理性的天，它在其本质上应该属于一种宇宙空间，在这个空间中充斥的是气体以及由气体运动而形成的各种自然现象，这些现象称之为天气。

说人的质料也是气，这一论断在现代科学产生之前也许是对的，但是现代科学尤其是现代医学产生之后，就基本上是错误的了。在前科学阶段，人们对人体生命的认识还主要停留在哲学的假设与论证的阶段，停留在经验医学的素朴观察和认识阶段。这里以庄子的观点为典型代表，在他看来"通天下一气耳"，天底下各个空间和角度充满的都是气，不仅如此，"人之生也，气之聚也，聚则为生，散则为死"。(《庄子·知北游》)人的生命无非就是一团气聚在一起，气消散了也就意味着人死了。以气来看生命，这显然是来自基本的呼吸经验与死亡经验，人一呼一吸之间是气息，死人临终的阶段是断气，这种直观道德经验现象观察使得古人将气看作是生命最重要的东西了。毫无疑问，人是依靠呼吸空气来维持生命的，但事实不能就此止步，否则现代医学就无发展进步的空间了。人依靠呼吸生存，这一事实并不能证明人的质料就是气，它只能说明空气是人赖以生存的基本物质条件之一，它既不是唯一的物质条件，也不能构成生命的唯一质料。

现代医学知识告诉我们，人的身体构建的基本单元是基因、细胞，这些基因、细胞构成了人的各个组织器官。将气看作是人体生命的质料，这只能是一种哲学的本体论假设，绝不是一种科学的论断。总之，将气看作是天地万物的质料，这只是一种朴素的哲学本体论假设，它并不具有科学上的正确性和意义。所以，从这一点来论证天人合一基本上是不成立的。

天人合一的第二个哲学主张是：气是传递物质相互作用的中介。按照普遍联系的哲学观点，各种事物之间是相互作用、相互联系的，但这种联系和作用不是无缘无故的，两个相距遥远的事物之间要产生联系必须依靠一个中介物，而这个中介物就是气。之所以认为气是这种中介，是由气的特性决定的，即气具有弥散性和透达性，能够渗透到各种有形物质之中，能够参与到物质的运动、升降出入、凝聚发散等活动之中，从而成为宇宙万物之间各种信息传递的载体。[1]

气的物质中介作用在感应观念中得到了鲜明的表达。感应即交感，指天地万物之间存在相互影响、相互作用的关系，"先者为感，后者为应"，也就是说，"感"起主动作用，表示能够使得事物产生内在变化的作用；"应"起被动作用，表示受到外部影响之后产生变化。感应现象普遍存在于自然界之中，相关的论述也存在于各种典籍文本之中。如《周易·文言传》有"同声相应，同气相求"，《庄子·渔父》篇有"同类相从，同声相应，固天之理"。《吕氏春秋·召类》篇有"类同相召，气同则合，声比则应"。《二程遗书》更是指出"天地间只有一个感应而已，更有甚事"。这里的"相从""相应""相求""相召"其实表达的都是一个意思，那就是同类的事物之间通过某个中介能够发生联系和作用，而这个中介就是气。

古人以感应观念既解释自然现象，也解释人体生命活动现象。自然的感应现象很多，如阳燧取火、乐器共鸣、磁石吸铁、潮汐现象等，对于这些现象古人都是用气的作用来进行解释的。用气来解释这些现象，很显然

① 邢玉瑞.中国古代天人关系理论与中医学研究［M］.北京：中国中医药出版社，2017：118.

是前现代科学阶段的解释，尽管表面上看起来有那么几分道理与合理性，但细细研究发现很明显与现代自然科学知识是完全相悖的，因而是完全错误的解释。如《淮南子》对阳燧取火的解释是"阳燧取火于日，方诸取水于月……引类于太极之上，而水火可立致者，阴阳同气相动也"。阳燧实际上是一个铜制的凹面镜，其取火的原理是利用凹面的聚光作用，将太阳光线聚焦于某一点上形成较高的温度从而将物体点燃，这是我们今天人们所熟知的常识，但是古人的解释却是日月水火阴阳之气相互作用产生的结果，这无疑是古人的一种想象和哲学猜测，绝不是什么科学的论断。同理，乐器共鸣是声波的共振作用，磁石吸铁是因为有磁场的作用，潮汐现象是在天体（太阳和月亮）的引潮力的作用下产生的周期性现象，这些自然界的物理现象跟气的感应实际上是没有关系的，实际上也不存在气的中介作用。古人用气来解释这些自然现象，只能说明古人对物理现象的本质认识还不够深刻，也不科学。这些作用绝不是什么阴气和阳气的相互作用，在地球和月亮之间是天体之间的引力作用，绝不是因为月亮是"群阴之本"，也不是因为地球上的"群阴化乎渊"（《淮南子·天文训》）。古人只是朴素地经验观察到"涛之起也，随月盛衰，大小满损不齐同"（《论衡·书虚》）的自然现象，但不能够科学地解释这些现象产生的真正原因，只能诉诸气的感应推动作用。这顶多只能算是哲学的想象和猜测，而不是科学的解释和证明。

感应观念最重要的是解释人与自然界诸事物之间的关系。按照中医的理论，人的"九窍、五脏、十二节，皆通乎天气"（《素问·生气通天论》），"人之气与天地之气常相接无间断也"（《朱子语类》卷三）。这就是说，人与天之间存在明显的感应关系，沟通这种关系的是气，这实际上是天人感应在医学领域中的表达和运用。人体的生理和病理都是与天之气息息相关的，"天将阴雨，人之病故为之先动，是阴相应而起也。天将欲阴雨，又使人欲睡卧者，阴气也。有忧亦使人卧者，是阴相求也；有喜者使人不欲卧者，是阳相索也。"（《吕氏春秋·同类相动》）这就是说，使人产生睡眠、躺卧意愿的是阴气的作用，使人不想睡觉、想运动的是阳气的作用。中医讲"五脏应四时"，表达的也是人体之气与春夏秋冬的季节特点之间的相互感应关系，并以此来建构阴阳五行与人体脏腑之间的配位关系。总的来说，人与自然界的关系是"人与天地相参也，与日月相应也"（《灵枢·岁露论》）。

对此中医的天人感应观念需要做较为细致的评论。准确地说，中医的天人感应是人与自然环境之间的感应关系，进一步地说，是人体的生命活动、身体指征、生理活动、疾病起因都与自然界的现象密不可分，深受自然环境、饮食起居、季节变换、时间节律的影响。从这个方面来说，中医的说法无疑是具有科学性的，因为人作为自然的存在物，必然受到自然规律的制约和影响，必然受到所生存的外部环境的影响。但是，如果将自然对人生命活动的影响途径与中介简单地归结为是气的作用，那么又显然是错误的。人在夜间时分想要睡觉，其原因并非是"日落而息"，并非是因为阴气使得人想要睡觉，而是因为在白天工作和劳累之后，人体需要在夜间休息以调整生命状态。月有阴晴圆缺，这跟人的心灵活动之间本无必然的关系，只是人们通过诗歌的描述之后才会有那种心灵的微妙变化，才会将人的心理情感投射到对象之上，而月亮还是那个月亮，动的是人的心，而非作为遥远之外的天体。显然，月亮的盈亏变化与人的心理活动之间并不存在什么气的传递作用。人的生理活动表现出时间节律、季节变换的特点，这只是一种自然现象，这一现象的存在并不能证明人与天之间、人与自然事物之间存在什么气的感应作用，以感应学说来解释这些现象无疑是朴素的、初级的、不符合现代科学观念的，也是需要予以扬弃的。

二、天人同构

天人合一理论建构的第二种方式是天人同构，这意味着天和人在结构上存在着相同或类似的关系。《素问·离合真邪论》论曰："夫圣人之起度数，必应于天地；故天有宿度，地有经水，人有经脉。天地温和，则经水安静；天寒地冻，则经水凝泣；天暑地热，则经水沸溢，卒风暴起，则经水波涌而陇起。"天人同构实际上就是人"必应于天地"，具体来说，有以下几个方面。

　　第一，数术上的同构关系。简单来说，就是人体的结构与天的结构在数目上的相同。这一点不仅在中医理论中存在，而且在道家（如《淮南子》）和儒家著作（如董仲舒《春秋繁露》）中都以某种形式存在。《灵枢·邪客》中的一段话最为典型和全面："黄帝问于伯高曰：愿闻人之肢节以应天地奈何？伯高答曰：天圆地方，人头圆足方以应之。天有日月，人有两目；地有九州，人有九窍；天有风雨，人有喜怒；天有雷电，人有声音；天有四时，人有四肢；天有五音，人有五脏；天有六律，人有六腑；天有冬夏，人有寒热；天有十日，人有手十指；辰有十二，人有足十指，茎垂以应之，女子不足二节，以抱人形；天有阴阳，人有夫妻；岁有三百六十五日，人有三百六十五节；地有高山，人有肩膝；地有深谷，人有腋腘；地有十二经水，人有十二经脉；地有泉脉，人有卫气；地有草蓂，人有毫毛；天有昼夜，人有卧起；天有列星，人有牙齿；地有小山，人有小节；地有山石，人有高骨；地有林木，人有募筋；地有聚邑，人有䐃肉；岁有十二月，人有十二节；地有四时不生草，人有无子。此人与天地相应者也。"这种数目上的类比在秦汉时期是一种较为普遍的方法，从我们今天来看存在明显的机械性和牵强性，其中并没有任何的科学逻辑依据。比如说，天之日月跟人的双眼之间并没有任何的相关性，人的十根手指跟十个天体之间也没有任何关系，天上的星星跟人的牙齿之间更是没有相关性，等等，这些只是古人的一种类比和想象，或者只是某种原始的信念而已。

　　第二，阴阳性质上的同构。阴阳是中国哲学和中医中通用的基本概念，"阴阳者，天地之大道也，万物之纲纪。"（《素问·阴阳应象大论》）阴阳是世界上最根本的道理，是万事万物存在的基本纲领和运行规律，一切事物的发生发展都要遵循阴阳之大道。阴阳本身并非事物，而是事物之道，事物的根本规律与属性，是中国哲学用来解释宇宙发生模式的基本框架，是中医解释自然现象和疾病现象的基本范式，也是对事物进行分类的基本标准。在中医中，阴阳最重要的是代表两种相反的事物属性，凡是运动的、外向的、上升的、温热的、明亮的、无形的、兴奋的等都属于阳性，而静止的、内向的、下降的、寒凉的、晦暗的、有形的、抑制的等都属于阴性。

阳性的以火为代表，阴性的以水为代表，它们比较准确地反映了阴阳的属性特征，故"水火者，阴阳之征兆也"（《素问·阴阳应象大论》）。中医经典著作中关于人体阴阳的论述举不胜举，这无非是想表达人与天地相参，在结构上具有阴阳的特点。此处略举《素问·金匮真言论》中的一例："故人亦应之，夫言人之阴阳，则外为阳，内为阴。言人身之阴阳，则背为阳，腹为阴。言人身之脏腑中阴阳，则脏者为阴，腑者为阳。肝、心、脾、肺、肾，五脏皆为阴，胆、胃、大肠、小肠、膀胱、三焦，六腑皆为阳。所以欲知阴中之阴，阳中之阳者，何也？为冬病在阴，夏病在阳，春病在阴，秋病在阳，皆视其所在，为施针石也。故背为阳，阳中之阳，心也；背为阳，阳中之阴，肺也；腹为阴，阴中之阴，肾也，阴中之阳，肝也；腹为阴，阴中之至阴，脾也。此皆阴阳表里，内外雌雄，相输应也。故以应天之阴阳也。"人的五脏六腑，身体的内外各组织结构都有阴阳的属性，这些都与天存在相互对应的关系。

　　第三，天地人三才模式的同构。中国文化对数字"三"有着深深的迷恋，"三"不是一个简单的数字，而是人们认识世界的一种思维模式。这种模式简单地说就是"一分为三"，与西方哲学的"一分为二"形成了鲜明的对比，构成了中国传统文化的基础和核心，成为中国传统文化的特色、精髓和主线。我们不应该简单地从数字的角度来理解"三"，而应该从道的高度来认识"三"，"道生一，一生二，二生三，三生万物。"（《道德经》第四十二章）"三者，天地之数。"（《左传·昭公三十二年》）"三，天地人之道也。"（《说文解字》）"天道莫不成于三。"（《白虎通·封公侯》）《周易》建立了天地人三才的思维模式[1]，中医在其理论体系的建构中也贯穿了这一模式，主要体现在两个方面，一是用天地人三才模式来构建中医脉诊体系，二是建立了三阴三阳的理论模式。中医的治则治法、方剂配伍、诊疗措施、养生保健等都与天地人三才模式有紧密的关系，比如三因制宜、三才汤、三

---

[1] 《周易·说卦》云："昔者圣人之作易也，将以顺性命之理。是以立天之道，曰阴与阳；立地之道，曰柔与刚；立人之道，曰仁与义。兼三才而两之，故易六画而成卦。分阴分阳，迭用柔刚，故易六位而成章。"

仁汤、三才穴、药物上中下三品等都是其明显的体现。①

　　具体来说，中医将人体脉诊部位一分为三，每一部分再细分为天地人三部分，以诊断不同部位的病证，形成了"三部九候"理论。②《难经》更加具体地提出了寸口诊脉的三部九候方法，形成了比较独特的脉诊体系。③《素问·六节藏象论》还依据三才模式提出了"九脏"的说法，完全不同于五脏六腑。④更重要的是，《内经》将阴阳三分，形成太阴、少阴、厥阴和太阳、少阳、阳明，并以此来命名十二经脉、十二经别。张仲景以三阴三阳为纲领，创立了六经辨证论治体系。三阴三阳的划分是以阴阳之气的数量多少来划分的⑤，这种划分的主要目的是在于疾病的辨证论治，即"气有多少，异用也。"（《素问·至真要大论》）三阴三阳之名不难理解，其中太阳、少阳、太阴、少阴在《周易》中已有出现，唯独阳明和厥阴的概念是中医所独有，可见这两个概念是医家自己创立出来的。⑥阳明、厥阴究竟是何意？《素问·至真要大论》的解释是"两阳合明"为阳明，"两阴交尽"为厥阴。但也有学者考证，阳明一经取象于卦象，而厥阴的本义与阴器相关，止于前阴，且主治前阴病的脉称之为厥阴。⑦有学者认为，三阴三阳很可能来自后天八卦，受到"长""次""少"的启发而来，反映的是由乾至坤、由坤至乾的阴阳多少的变化。

---

① 邢玉瑞.中国古代天人关系理论与中医学研究［M］.北京：中国中医药出版社，2017：152-153.

② 张介宾《类经》曰："以天地人言上中下，谓之三才。以人身而言上中下，谓之三部。于三部中而各分其三，谓之三候。三而三之，是谓三部九候。"

③《难经·十八难》曰："脉有三部九候，各何主之？然：三部者，寸、关、尺也。九候者，浮、中、沉也。上部法天，主胸上至头之有疾也；中部法人，主膈以下至脐之有疾也；下部法地，主脐以下至足之有疾也。审而刺之者也。"

④ 原文："故其生五，其气三。三而成天，三而成地，三而成人，三而三之，合则为九。九分为九野，九野为九脏；故形脏四，神脏五，合为九脏以应之也。"

⑤《素问·天元纪大论》："阴阳之气各有多少，故曰三阴三阳也。"

⑥ 日本著名汉学家丹波元简《医膡》："以阳明、厥阴合称三阴三阳者，医家之言也。"

⑦ 邢玉瑞.中国古代天人关系理论与中医学研究［M］.北京：中国中医药出版社，2017：148.

第四，天人五行的同构。五行是中国哲学和中医学的最重要的基础理论学说，它表达了中国人对于宇宙系统的某种信念或信仰。关于五行的起源，有各种不同的说法，不管怎么说，它都跟人们的日常生活经验和周遭世界息息相关，它所表达的也是古人一种较为原始的思维方式，体现为主客不分、时空混同。五行的应用是极其广泛的，举凡天文历法、天气气候、农业生产、地理堪舆、人性修养、吉凶祸福、国家制度、政治决策等，都受到五行的深刻影响。五行虽然源自经验性的认识，但它的应用扩展则远远超越了经验的范畴，朝着抽象化、模型化的方向发展。特别是到了战国中后期五行成为一种世界观，作为认识世界的基本思维模式，用来解释宇宙社会人生的基本规律。五行的范围囊括一切，统摄自然与人事、历史与政治，构造出一套无所不包的五行大系来。这种五行大系体现的是一种天人合一，人在天中，天在人中，你中有我，我中有你，五行正是这样形象地将天人关系以形象化、图式化的方式生动地展现出来。

五行图式在中医中的应用本质上是一种分类方法。这种分类方式不是依据物质的构成元素，而是以事物的功能属性作为基本依据，来对世界的万事万物做一个类别划分。这种归类方法概括来说主要有特征同一、功能同一、聚合同一、关联同一等方式。中医正是以五行作为基本方法，在注重自然事物之间差异的同时寻找联系性和共性，分类的对象也跨越了动物与植物、有机物与无机物、物质与精神、天体与人体等界限。五行分类存在异级同构，"五行之中，复有五行"，这就得出五行互藏，揭示了事物无限多的层次和无穷可分的特点，说明五行所描述的宇宙和人体结构多层次的复杂性特点。

第五，天人七数同构。"七"在世界各民族的文化中是一个很神秘的数字，中国文化也不例外。按照卡西尔的说法，神秘数字的起源基础是神话的空间感、时间感和自我意识。①数字"七"首先可以来自空间方位的认识，现实空间有前后左右上下六个维度，而中间的位置则是"七"。另外一个来

---

① ［德］恩斯特·卡西尔.神话思维［M］.黄龙保，周振选，译.北京：中国社会科学出版社，1992：165.

源是人们对天体的认识与崇拜，古人将日、月与木、火、土、金、水五大行星一起称之为"七曜"。①关于天体，古人还有北斗七星和二十八星宿的认知描述，北斗七星在古人眼里是非常神圣的星体，像皇帝一样能够总管世间万物，在某种意义上决定着人间的社会政治。②除了天象崇拜之外，另外一个重要的来源是对生命之数的认识，如七窍、七情、七尺之躯，女子的生长发育以七为生命周期，临床用药以七为剂量标准，药物研制、临床疗效以七为时间单位等。③总之，"七"数字的神秘性来自人类对宇宙空间、天体运行、人体生命节律等方面的认知探索，体现了古人对于时、空、数、人一体的整体认知特征，成为一种规制数字模式，影响到王权架构、祭祀礼仪、文化现象以及中医的理论建构和临床实践等。

第六，天人九宫同构。九宫图即洛书图，它的产生起源于古代建筑的明堂建制有关，其实质是天子在一年四季要轮流居住九室的礼制，而九室代表的是九个不同方位的居住空间（房间），是四方五位图的扩大版而已。④九宫图实际上就是八卦方位图，并配以中宫之数五，其中坎离震兑四卦分别位于东南西北四个正位，即四正；乾坤巽艮四卦分别位于西南、西北、东南、东北四个角，即四维。⑤古人认为太一是北辰（北斗）神名，是主气之神，它位居九宫的中宫，并且按照一定的次序运行于其他八宫（八卦）之间，从而指定八方，建定八节，这就是所谓的太一下行九宫。太一的运行次序是按照坎宫一、坤宫二、震宫三、巽宫四、中宫五、乾宫六、兑宫七、

---

① 《素问·五运行大论》："夫变化之用，天垂象，地成形，七曜维虚，五行丽地。"

② 《史记·天官书》："北斗七星，所谓璇玑玉衡，以齐七政……斗为帝车，运于中央，临制四乡。分阴阳，建四时，均五行，移节度，定诸纪，皆系于斗。"

③ 相关的例证很多，如《灵枢·九针》："七以法星""星者人之七窍。"《华佗神方》载用药物：瓜蒂二七枚，赤小豆二七枚，秫米二七粒。张仲景《伤寒论》："发于阳，七日愈；发于阴，六日愈。以阳数七、阴数六故也。"

④ 邢玉瑞.中国古代天人关系理论与中医学研究［M］.北京：中国中医药出版社，2017：161.

⑤ 《黄帝九宫经》曰："戴九履一，左三右七，二四为肩，六八为足，五居中宫，总御得失。其数，则坎一，坤二，震三，巽四，中宫五，乾六，兑七，艮八，离九。太一行九宫，从一始，以少之多，则其数也。"

艮宫八、离宫九的顺序。

九宫思想对中医理论的构建产生了深刻的影响。一是九宫八风说。九宫八风是依据太一行九宫的原理，以八风为占的数术。①古人以二分二至为标志将太阳年分作八节，太一在移宫之日，即冬至、立春、春分等八节，"天必应之以风雨，以其日风雨则吉，岁美民安少病矣。先之则多雨，后之则多汗（旱）"。八风的虚实邪正根据太一居宫期间的风向来判断，"风从其所居之乡来为实风，主生长，长养万物。从其冲后来为虚风，伤人者也，主杀，主害者"。（《灵枢·九宫八风》）二是身形应九野说。《灵枢·九针论》提出了身形应九宫之说，论述了身体部位、节气与方位三者之间的对应关系，形象地表现为人的两臂、两腿张开之后、头朝南脚朝北之俯卧平面图。②人身九部与天之九野相应，天上的太一按八节顺移九宫，人身之"太一"也如此顺移。当太一为天之贵神，不可触犯，人身之"太一"也不可触犯，其所对应的人体部位就不可施行针刺，即便有痈肿也需要治疗。三是九脏九候说。《内经》根据天之九野，将人之身体器官分为九脏，其中"形

---

① 《灵枢·九宫八风》："是故太一入徙立于中宫，乃朝八风，以占吉凶也。风从南方来，名曰大弱风，其伤人也，内舍于心，外在于脉，气主热。风从西南方来，名曰谋风，其伤人也，内舍于脾，外在于肌，其气主为弱。风从西方来，名曰刚风，其伤人也，内舍于肺，外在于皮肤，其气主为燥。风从西北方来，名曰折风，其伤人也，内舍于小肠，外在于手太阳脉，脉绝则溢，脉闭则结不通，善暴死。风从北方来，名曰大刚风，其伤人也，内舍于肾，外在于骨与肩背之膂筋，其气主为寒也。风从东北方来，名曰凶风，其伤人也，内舍于大肠，外在于两胁腋骨下及肢节。风从东方来，名曰婴儿风，其伤人也，内舍于肝，外在于筋纽，其气主为身湿。风从东南方来，名曰弱风，其伤人也，内舍于胃，外在肌肉，其气主体重。此八风皆从其虚之乡来，乃能病人。"

② 《灵枢·九针论》："黄帝曰：愿闻身形，应九野，奈何？岐伯曰：请言身形之应九野也。左足应立春，其日戊寅己丑。左胁应春分，其日乙卯。左手应立夏，其日戊辰己巳。膺喉首头应夏至，其日丙午。右手应立秋，其中戊申己未。右胁应秋分，其日辛酉。右足应立冬，其日戊戌己亥。腰尻下窍应冬至，其日壬子。六腑膈下三脏应中州，其大禁，大禁太一所在之日，及诸戊己。凡此九者，善候八正所在之处。所主左右上下身体有痈肿者，欲治之，无以其所直之日溃治之，是谓天忌日也。"

脏四，神脏五"。①这是一种明显的数术式的身体观，历代对"神脏五"的解释基本一致，认为是五脏藏五神（"肝藏魂，心藏神，脾藏意，肺藏魄，肾藏志"），但是对于"形脏四"则有多种不同的解释。《内经》还根据天地人三才的思想提出了三部九候论，认为人有上中下三个部分，每个部分又有三候对应，"三而三之，合则为九。"②四是九九制会说。《素问·六节藏象论》提出了"天以六六为节，地以九九制会"的思想，人的身体结构、生命活动都以9数为单位来构造。如经脉长16丈2尺，经脉左右各一，每一侧长度8.1丈，恰为九九之数；《灵枢·五十营》认为正常人的呼吸次数是13500次，其中一息气行0.6尺，气行一周270息，合于三九之数，气行50周，则"凡行八百一十丈"（$16.2 \times 50 = 810$），正合九九之数。五是九针说。针灸所使用的针具制作也受到九数的影响，人身取法于自然之象，而九针与之相应。每一个针取一个名称，都有相应的数术类比、具体的针形与功能，以及人体与天地自然相应的结构性描述。③

----

① 《素问·六节藏象论》："故其生五，其气三。三而成天，三而成地，三而成人，三而三之，合则为九。九分为九野，九野为九脏；故形脏四，神脏五，合为九脏以应之也。"

② 《素问·三部九候》："帝曰：愿闻天地之至数，合于人形血气，通决死生，为之奈何？岐伯曰：天地之至数始于一，终于九焉。一者天，二者地，三者人，因而三之，三三者九，以应九野。故人有三部，部有三候，以决死生，以处百病，以调虚实，而除邪疾。帝曰：何谓三部？岐伯曰：有下部、有中部、有上部，部各有三候。三候者，有天、有地、有人也。必指而导之，乃以为真。上部天，两额之动脉；上部地，两颊之动脉；上部人，耳前之动脉。中部天，手太阴也；中部地，手阳明也；中部人，手少阴也。下部天，足厥阴也；下部地，足少阴也；下部人，足太阴也。故下部之天以候肝，地以候肾，人以候脾胃之气。帝曰：中部之候奈何？岐伯曰：亦有天，亦有地，亦有人，天以候肺，地以候胸中之气，人以候心。帝曰：上部以何候之？岐伯曰：亦有天，亦有地，亦有人。天以候头角之气，地以候口齿之气，人以候耳目之气。"

③ 《素问·针解》："帝曰：余闻九针上应天地四时阴阳，愿闻其方，令可传于后世以为常也。岐伯曰：夫一天、二地、三人、四时、五音、六律、七星、八风、九野，身形亦应之，针各有所宜，故曰九针。人皮应天，人肉应地，人脉应人，人筋应时，人声应音，人阴阳合气应律，人齿面目应星，人出入气应风，人九窍三百六十五络应野。故一针皮、二针肉、三针脉、四针筋、五针骨、六针调阴阳、七针益精、八针除风、九针通九窍、除三百六十五节气。此之谓各有所主也。"

三、天人同道

天人合一的理论建构最根本的是天人同道。只有在"道"的层面实现同一性、一致性，才是真正的天人合一。"道"在中国文化中是一个基本概念、核心概念，各家学派实际上都是在讨论"道"，而不只是道家在讨论"道"。古人往往推天道以明人事，将天道作为论证的起点，以此来推演出人事的规律规则。人事既包含社会性的政治、经济、军事、文化、伦理道德等，也包含自然性的生命。很显然，各家各派所论之"道"有些差别，所关注的重点不尽相同，所讨论的对象也有所不同。比如，儒家更多的关注社会政治与伦理道德，兵家关注的是战争与军事，法家关注的是国家法律制度和君主统治，而道家则在总的层次来论述世界规律的一般之"道"，并重点关注和研究了长生不老的成仙之道。而本文所论之"道"乃医家之"道"，简单地说，是古代中医对于生命本质规律的认识和把握，对疾病认知、诊断和治疗的系统性构建。

首先，天人同道最核心的论证是道法自然。道法自然虽然是由道家老子提出来的，但是它对于中医仍然是深度契合与适用的，中医的核心理念受到了道家思想的深刻影响。在中医的领域中谈论"道法自然"，重点是要讲清楚生命与自然的关系。这里有两个方面，一是生命的本源既来自道，也来自自然。道不是独立于自然万物之上的主宰者或实体性的存在，而是根植于自然之中的生命力，根植丁宇宙大化流行之中的生生不已的创生力，其本质特征就是自然性，正所谓道法自然、道性自然、道贵自然。其实，道与自然是一而二、二而一的关系，可以说道即自然。如果道是万物的本源，那么生命的本源也是道，也是自然。生命既根植于道，也根植于自然，离开了自然，生命便失去了存在的根本。二是生命的本质也是自然。道的本质是自然，那么由道所产生的生命，其本质也只能是自然。这个自然，不是指作为客体的自然界，而是指生命的本性应该是自然天成，不加人为修饰的。每个人与生俱来的生命都是从自然而来，向着自然而去，在人有限的一生中应该遵守自然之道，顺应自然，保护人的自然天性。生命与自然处在一种天然的联系之中，生命离不开自然，违背自然天性的人生都是异化的人生。所以，庄子将生命与自然本质的同一性理解为"人与天一"，这就是指生命应该合于天、合于自然、合于道（其实都是那个"一"），达到天人浑然不分的自然状态，强调人与自然的亲和性、共生共荣性。

其次，天人同道在世界观上的突出体现是循环变易之道。古人在长期的生产生活实践中，通过对自然现象的观察、思考和总结，形成了天道循环论的观念，认为世界是按照循环演化的方式来运动发展变化的。前文所述循环时间观恰是这种循环论的具体表现。这种观念在各家各派的著作中都有相关的论述，《吕氏春秋》将循环变易的观念称之为"圜道观"，昼夜变换、星宿运行、四季交替、万物生长、云气西行、水泉东流等一切自然现象都表现出循环往复的特点，天地就好像装有一个车轮一样在不停地作周而复始的环周运动，人体九窍如果有一个闭塞，另外八个就会生病，八窍病得厉害、时间久了就会导致人的死亡。①循环变易观最集中地体现在《周易》中，"周易"之名本身就含有循环变易之义，六十四卦从乾坤开始到既济未济结束，所体现的就是天道运行的循环往复，其中还有大量的卦辞解释都有此之意。②

循环变易观集中体现在中医对气血循环和经脉循环的认识上。这种认识是建立在天人合一、天道循环变易和取象比类的思维方式的基础上，由此建构了中医独特的气血循环和经脉循环理论。古人在对江河湖海、日月星辰、

---

① 《吕氏春秋·圜道》曰："日夜一周，圜道也。月躔二十八宿，轸与角属，圜道也。精行四时，一上一下，各与遇，圜道也。物动则萌，萌而生，生而长，长而大，大而成，成乃衰，衰乃杀，杀乃藏，圜道也。云气西行，云云然，冬夏不辍；水泉东流，日夜不休。上不竭，下不满，小为大，重为轻，圜道也。黄帝曰：'帝无常处也，有处者乃无处也。'以言不刑蹇，圜道也。人之窍九，一有所居则八虚，八虚甚久则身毙。故唯而听，唯止；听而视，听止：以言说一。一不欲留，留运为败，圜道也。一也齐至贵，莫知其原，莫知其端，莫知其始，莫知其终，而万物以为宗。圣王法之，以令其性，以定其正，以出号令。"《吕氏春秋·大乐》曰："浑浑沌沌，离则复合，合则复离，是谓天常。天地车轮，终则复始，极则复反，莫不咸当。"
② 比如，《周易·泰卦》"无平不陂，无往不复"，《周易·复卦》"反复其道，七日来复"。

大气运动等自然现象的观察知识基础上，推论出人体的经脉气血也是循环运行的。关于气血经脉的循环运行的论述在中医经典著作中的论述很多，以《黄帝内经》最为突出。①虽然关于经脉的循环理论，《黄帝内经》中有不同的具体学说，但不论这些学说的具体内容有何不同，它们都是建立在天人合一观与取象比类思维方式上，都深刻地体现了《周易》的循环变易观。有学者认为古代的经脉循环理论分为三个阶段、四种学说，即阴阳表里循环论与经水云雨式循环学说，阴出阳入循环学说，以及十二经首尾衔接循环学说。以经水云雨式循环学说为例，它将人身比作小宇宙，与天地大宇宙相呼应，以大地上的经水（大江大河）来比喻人身的经脉，以地气上腾为云、下降为雨、水流汇集于江河湖海的过程来比拟气血经脉的循环。②至于十二经首尾衔接更是将人的经脉视作一个整体的循环系统来看待。虽然经脉的走行方向，《内经》中存在着全向心和首尾衔接循环两种模式，这种模式的差别一方面反映了古人认知演变的历史发展，另一方面也说明人们在认知对象的差别，向心性经脉走行方面最初与临床经验相关，而循环走行模式则主要是说明营气卫气的循环运行。《内经》明确指出，"营卫之行也，上下相贯，如环之无端"，其运行周期是一日一夜在全身运行50周次。

最后，天人同道还具体地落实到中医的治则治法和临床实践之中。无论是在中医防治、中医诊断、临床治疗中，还是在养生保健方面都很自然地贯彻了天人合一的基本理念。如中医诊断讲究三因制宜，要因时、因地、因人而异，根据时令、地域和病人的具体情况制定适宜的治疗方法。其中因时制宜就是要把握疾病节律、脉象节律，对病因、病位、病性作出准确

---

① 如《灵枢·脉度》曰："气之不得无行也，如水之流，如日月之行不休，故阴脉荣其脏，阳脉荣其腑，如环之无端，莫知其纪，终而复始，其流溢之气，内溉脏腑，外濡腠理。"《灵枢·痈疽》曰："经脉留行不止，与天同度，与地合纪……夫血脉营卫，周流不休，上应星宿，下应经数。"《灵枢·动输》曰："营卫之行也，上下相贯，如环之无端……故络绝则径通，四末解则气从合，相输如环……此所谓如环无端，莫知其纪，终而复始，此之谓也。"

② 邢玉瑞.中国古代天人关系理论与中医学研究[M].北京：中国中医药出版社，2017：191.

的判断，在处方上要因时选方、因时加减方，用药上要顺应四时之气升降沉浮的特点，做到顺性而治，"无失天信，无逆气宜，无翼其胜，无赞其复，是谓至治"（《素问·六元正纪大论》）。因地制宜主要是考虑地理环境的影响，特别是气候、水质、土壤、地形等要素都会成为影响疾病健康的重要因素，在诊断、处方和用药时都要予以权衡，这就要求医生"上知天文，下知地理，中知人事"。

总之，中医的理法方药最理想的终极目标就是要达到中和之道。中医认为中和是生命健康的稳定和谐状态，就是要人与自然保持有机和谐。这种和谐就是"上合于天，下合于地，中合于人事"（《灵枢·逆顺肥瘦》），这种"三合"对应于天地人三才。人作为自然生命，当然最重要的是与天地自然相合，所以要"法天则地""和于阴阳""顺四时而顺寒暑""合人形以法四时五行而治"。这一点显然深受道家思想影响，在《素问》首篇中作了极为经典的论述："上古之人，其知道者，法于阴阳，和于术数，食饮有节，起居有常，不妄作劳，故能形与神俱，而尽终其天年，度百岁乃去。今时之人不然也，以酒为浆，以妄为常，醉以入房，以欲竭其精，以耗散其真，不知持满，不时御神，务快其心，逆于生乐，起居无节，故半百而衰也。夫上古圣人之教下也，皆谓之虚邪贼风，避之有时，恬淡虚无，真气从之，精神内守，病安从来。是以志闲而少欲，心安而不惧，形劳而不倦，气从以顺，各从其欲，皆得所愿。故美其食，任其服，乐其俗，高下不相慕，其民故曰朴。是以嗜欲不能劳其目，淫邪不能惑其心，愚智贤不肖不惧于物，故合于道。所以能年皆度百岁，而动作不衰者，以其德全不危也。"通过对真人、至人、圣人、贤人的养生方法及结果的描述，表达了生命修养实践所能达到的不同境界。其核心思想是崇尚自然和自由，主张回归自然、走向自然，达到人与自然的和谐统一，主张打破时空、主客、物我、天人之间的各种界限，超越世俗观念的束缚，摆脱外在压力的影响，以实现精神的绝对自由，做到"独立守神""游行天地之间，视听八达之外""举不欲观于俗"。

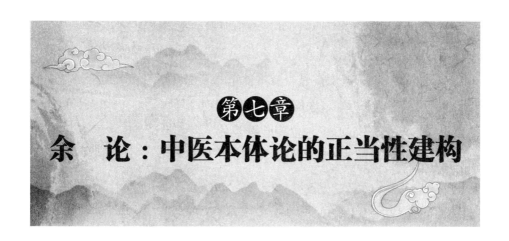

第七章
余 论：中医本体论的正当性建构

中医本体论，作为一种中国哲学的建构，面临着话语体系的转换问题，而潜藏在这背后更加深刻的是所谓正当性、合法性问题。不可否认，本体论的思想肇始于西方哲学，中国哲学和中医之中是否存在本体论，是否构成恰当的本体论论域，或者往大里说，中国哲学是否能成为真正的哲学，这是自德国哲学家黑格尔以来就成为一个无法回避、争论不休的先行问题。虽然我们已然详细展示和论证了中医本体论的基本概念、具体内容、内在结构、逻辑关联，并且以一种现象学的方式进行了深入的"解蔽"，但仍然面临着一些基本的疑问或诘难。在最后一章中，我希望进一步地阐述和论证中医本体论的正当性、合法性问题，以回应可能存在的争论，以此敞开一种真正的存在论、生存论视域。

第一节　西方哲学本体论
只是本体论的一种形式

问题的提法首先发端于黑格尔。黑格尔在其《哲学史讲演录》中将包括中国哲学在内的东方思想排除在他的哲学史之外，认为在东方思想中"找不到哲学知识"。换言之，中国并没有他所谓的真正哲学，用梯利的说法，中国人的理论"主要是神话和伦理学说"。黑格尔判断是否属于哲学的标准主要有两条，其中一条便是是否有本体论，其二便是"哲学切不可从宗教开始"。按照这两条标准，中国显然不会有西方那种哲学，以儒家为主的思想形态"充其量只不过是一种伦理道德学说"。①如果说儒家主要是伦理学，这基本正确，并无曲解，那么由此判断说中国思想中并没有哲学，没有本体论，那就有点言过其实、以偏概全了。儒家虽然是中国哲学的主干，但并不等于中国哲学的全部。如果哲学本身被看成是唯一的一种样式、范式，那么大概西方哲学内容也会存在范式之争论。事实上，中国哲学不仅存在，而且是作为"另一种"范式的存在有其独特的历史和文化史意义，不能以西方中心论的观点来审视中国哲学、审视中国哲学中的本体论思想。在此，我们必须纠偏解蔽，敞开中国哲学为一种独特的思想范式。同时必须重申我们的基本立场：西方哲学本体论只是本体论的一种形式，但并不是唯一形式，中国哲学的本体论是本体论的多样形态之一，不仅丰富和发展了本体论的内容，而且贡献了独特的思维方式。

一、西方哲学本体论的基本形态

纵观西方哲学史，本体论呈现出不同的形态。本体论在西方哲学中并非是铁板一块的，而是在不同的历史时期有不同的提法、概念范畴、命题、论证形式等。比如，西方哲学诞生于古希腊时期，哲学的最初形态和基本问题就是本体论问题，这个时期的理论形态主要是"宇宙本原论"，泰勒斯因为提出"水是万物之原"这个命题而成为古希腊第一个哲学家。在中世纪的神学时期主要是关于上帝存在的"本体论证明"，而对于马克思哲学而言就是"实践本体论"，对于现象学大师海德格尔而言就是此在的"存在论""生存论"了。虽然近代哲学自笛卡尔以来，有一个知识论的转向问题，

---

① 曾振宇.中国气论哲学研究［M］.济南：山东大学出版社，2001：388-389.

但是即便是纯粹知识论、认识论的研究依然存在一个"本体论承诺"的问题。在此，限于篇幅和主题集中考虑的原因，我们忽略西方哲学史上漫长的本体论研究史，只专注于对古希腊时期的本体论作一个简要的概括和描述，以亚里士多德的观点和论证为核心，展开本体论的原始含义和原初形态，揭示本体论的基本内核，以为中医本体论的正当性辩护做一个基础性的奠基工作。

古希腊的哲学本体论形态，最初是自然哲学家的始基论、本原论。所谓始基就是原始的基体，与本原同义。"初期哲学家大都认为万物唯一的原理就在物质本性"，"万物始所从来，与其终所从入者，其属性变化不已，而本体常如，他们因而称之为元素，并以元素为万物原理"。比如，第一个哲学家泰勒斯说"水为万物之原"，阿那克西美尼以气为万物的本原，赫拉克利特则认为火为本原，恩培多克勒则认为是水、气、火、土四种元素。这些自然哲学家的最初研究还是处于较为初级的阶段，亚里士多德评议说，"这些思想还未足以阐明万物的创生"，不能简单地、径直地以水、火、土这些元素为事物存在的根本原因，并且"宇宙也不曾照这些思想家的想法而演化"。①

按照亚里士多德的观点，"本体亦即怎是"，而本体论则专门研究"实是之所以为实是，以及实是由于本性所应有的禀赋"。哲学家的任务就是研究"本体之学"，就是"去捉摸本体的原理和原因"，"寻求事物所依据的基本"。"有些事物被称为'是者'，因为它们是本体，有的因为是本体的演变，有的因为是完成本体的过程，或是本体的灭坏或缺失或是质，或是本体的制造或创生，或是与本体相关系的事物，又或是对这些事物的否定，以及对本体自身的否定。"据此，"研究事物之所以称为事物者也应该是学术工作的一门"，这就是哲学家的本体论探究。"如果这不是哲学家的事业，将有谁来研究这些问题：苏格拉底与坐着的苏格拉底是否同为一物？或者

---

① ［古希腊］亚里士多德.形而上学［M］.吴寿彭，译.北京：商务印书馆，2007：8-9.

各事物是否各有一个对成？或者何谓对成，或者这有多少命意？以及类似的其他问题。"于是很明显，"这一门学术（哲学）的任务是在考察实是之所以为实是和作为实是所应有的诸质性"，也就是"对于通则的探索"。

但是，关于"怎是"，或"实体实是"，"没有人做过清楚的说明。"而巴门尼德则在这方面有所思考。他说，"是以外便无非是"，"存在之为存在者必一，这就不会有不存在者存在"。亚里士多德对巴门尼德的"存在论"表示赞赏，认为他在很多方面"颇有精义"。这种"精义"到底体现在何处？很显然，巴门尼德的"是""存在"概念范畴已经超越了"以物质为世间第一原理"的运思方式了，超越了自然哲学家的"水""火"等自然现象的物质始基论，从而进入到一种较为高级的本体论范畴，进入到纯粹逻辑和思辨的话语体系之中，这就是"触摸"到本体论的内核了。

亚里士多德在《形而上学》一书中对本体做了清楚的区分和定义。他认为构成本体的主要有三种：（1）"单纯物体"，如水、火、土等单纯物体组成的事物，这些物体称为本体是因为它们是"不为别的主题作云谓，而别的事物却为它们作云谓"。（2）"内在的事物"，即使得事物成为"实是"的原因，例如魂是动物成为"实是"的原因。（3）"事物中所存在的部分"，这些事物作为"范限"与"标记"使事物才得以成为独立个体，而"这些事物若毁灭，那些事物也全毁灭"，例如毕达哥拉斯学派和柏拉图认为，"失其面则体不立"，"失其线则面不成"，也就是说在几何学上"面"是"体"的"范限"，"线"是"面"的"范限"。在此基础之上，亚里士多德对"本体"所下的定义有二义：一是"凡属于最底层而无由再以别一事物来为之说明的"，二是"那些既然成为一个'这个'，也就可以分离而独立的。"实际上，本体就是使事物成为事物的终极原因所在，就是他所说的"通式"。

然而，"有多少类别的本体，哲学也就有多少分支，所以在这门学术中必然有第一义与其相从的各义"。对于不同的研究对象和研究类别有不同的本体，也就是各个不同的学科都有其本体论。在今天学科划分十分烦琐细致的情况下，仅在知网上所见的论文就有各种不同的本体论概念，如：诗学本体论、文艺本体论、颜色本体论、社会本体论、劳动本体论、实践本体论、电影本体论、历史本体论，等等。由此可见，本体论研究已经不断深化细化到各个领域之中，古希腊原初的本体论形态已经不再是唯一的模板和范式。

二、本体论是否适用于中国哲学？

本体和本体论的概念都属于西方哲学的概念，这些概念范畴随着哲学学科被翻译介绍到中国之后，就形成了文化上的语符转换问题。当我们将西方的形而上学翻译成本体论之时，就意味着我们已然接受了某种相似相近的文化概念。但是这种翻译不是凭空创造，必然有新的文化适应性问题。于是，对接中国传统思想，就产生了本体论是否适用于中国哲学的问题，当然前提是我们必须有中国哲学。中国传统中是否有哲学，以及是否存在着某种形式的本体论，这两个问题在本质上是同一的，因为黑格尔把是否有本体论当作是否有哲学的判断标准。

我们要探讨的是：本体论是否适合中国哲学的问题，或者换个问题的提法，中国哲学有本体论吗？如果有，究竟是什么样的本体论？它跟西方哲学的本体论究竟有哪些不同？本质性差异在何处？只有先行回答了这些问题，我们才能进入到中医本体论的合法性问题探讨。显然，我们不能将西方哲学的本体论当作是唯一的形态，当作是"放之四海而皆准"的普遍性概念，从而陷入了西方中心论的狭隘思维圈套之中。我们更不能"将西方哲学概念强行套用在异质形态的中国哲学与文化领域"，使得中国哲学在形式上全盘"西化"，迫使中国文化的强行"就范"。①我们的基本态度和观点是：中国哲学有其独特的本体论形态，而且这种形态与西方本体论存在着很大的差异性，其根源在于独特的思维方式和政治社会文化环境使然。

首先，从概念范畴上来讲，中国哲学是有本体论的。并非是只有西方哲学才探索世界的本源问题，中国哲学也一样追求宇宙起源、宇宙本原之

---

① 曾振宇.中国气论哲学研究［M］.济南：山东大学出版社，2001：1.

问。这是全世界所有高级文明形态都会追问的问题。中国哲学对此问题的探讨是以"道"的形式来追问的，最明显的是老子的道论。《道德经》开篇第一章便讲"道可道，非常道；名可名，非常名。无名，天地之始；有名，万物之母"。对天地万物的开端进行发问，以道、有、无等三个概念来进行哲学的追问，使之"玄之又玄"，这难道不是本体论吗？在道的层次上来探索天地万物之始，从有到无的辩证法展开"玄思"，这难道不是比古希腊第一个哲学家泰勒斯喊出的"万物本原是水"更加富有哲学精神和意蕴吗？以有和无开始发问，不落入具体的水、火、土、气，相比古希腊早期哲学而言更加具有哲学思辨的纯粹性。我们知道，古希腊哲学本体论从泰勒斯的"水"、阿拉克西莫尼的"气"、毕达哥拉斯的"数"、赫拉克利特的"火"到巴门尼德的"存在"，经历了一个漫长的过程。从本质上说，世界上各种文明早期关于世界本原的论断基本上都处于思辨和推测的阶段，不可能像我们今天一样有高度发展的自然科学。"在科学尚未能达到的地方，哲学便去填补人类认识的空白"，因此，探讨世界本体、本原问题，不是某个文明形态的专利，而是一个"世界性的、普遍性的、古老的哲学命题"。

除了道、有、无等概念之外，中国哲学还有本、本根、一、元等表征本体论的核心概念范畴。以庄子为例，他对道作出了极其精彩的论述，如《大宗师》篇说："夫道有情有信，无为无形；可传而不可受，可得而不可见；自本自根，未有天地，自古以固存；神鬼神帝，生天生地；在太极之先而不为高，在六极之下而不为深，先天地生而不为久，长于上古而不为老。"道作为"自本自根"之物，不正是西方哲学所追问的本体吗？它超越了感官直觉经验与时间性的特性不正是西方哲学中那永恒的存在与本体吗？可见，中国哲学的本体论从老庄开始就已经达到了很高的哲学思辨水平。那种妄自菲薄或者"看轻"中国哲学的学者（包括黑格尔在内）要么是存在知识的盲区而形成了天然的浅见和陋见，要么是出于故意"视之而不见"的傲慢与轻狂。无论哪种，都是为庄子所嘲笑的没有见过世面的"蜩与学鸠"，正如"朝菌不知晦朔""蟪蛄不知春秋""夏虫不可语冰""井蛙不可语海"，无非是"井底之蛙"罢了。完全有理由推测，黑格尔对中国哲学的了解是极其片面的，根本没有接触过老庄哲学、宋明理学、禅宗等，完全停留在少数译文和摘要的阶段，并没有获取第一手的原始文献资料，否则他也不至于做出如此狭隘的、近乎妄见的断语。晚年黑格尔是在其哲学思想完全成熟、哲学体系已经建构完成的情况下，用自己的一套确定的、特有的概念系统来评价中国哲学的，就像拿着一把剪刀四处衡量裁剪，这种戴着"有色眼镜"的肯定是有失公允的。

其次，从思想内容的实质上来讲，中国哲学有其独特的本体论思想内容，但是与西方本体论存在根本差异性。西方本体论只是本体论的一种形态，但绝不是唯一的理论形态。某些西方哲学家的固执偏见认为，中国哲学只存在比较完善的伦理学内容，这种以"伦理学"来定义中国哲学的观点犯了"以偏概全"的错误。除了儒家之外，中国哲学中还有道家、佛教、兵家、阴阳家、法家、医家等不同的思想流派。这些多样化的思想流派提供了完全不同于儒家的哲学思想，其中不乏关于本体论的深刻内容，比如先秦名家就从纯粹逻辑的角度提出了"白马非马"这种命题，就十分接近于西方本体论的研究了。退一万步讲，即便是儒家以伦理道德为中心，伦理学也构成了哲学的一个不可分割的重要内容之一。儒家的伦理学说构成了伦理本体论，它也有其独立自存的本体论思想。

真正重要的问题是：不是中国哲学没有本体论，而是没有如此这般的西方本体论。西方本体论深受二元论的影响，从柏拉图开始便把现象世界与本体世界做了一个二元对立的划分，认为本体世界（或理念世界）与经验世界相分离，或者认为本体先于经验而独立存在。对这个独立于经验的世界显然不能采取经验研究的方法，而只能采取纯粹逻辑的研究方法，主要是形式逻辑和辩证逻辑。于是，本体论作为关于"是"的哲学，成为关于研究最高、最普遍的逻辑规定性的概念。本体论是对于ontology的翻译，这个译名不一定准确，其所指的核心内容是以研究"是""存在"为中心的"逻辑推论出来的范畴体系"。

与西方哲学的这种纯粹本体论相比，我们不难发现，中国传统哲学中并不存在这种与经验世界相分离的、形而上的独立本体，也不存在单纯研究"是""存在"的纯逻辑学问，但不能由此否认中国哲学中是存在本体论思想的。在中国哲学形态中，逻辑世界与经验世界、本体世界与现象世界是相互交融、彼此共存于一体的，正所谓"道不离器""理在气中"。如果按照西方本体论思想，道与器是相互分离的，理也不存在于气中。但这种思想并不符合中国哲学的和谐思维、圆融精神。如果说在名家公孙龙那里还保存了一点纯粹的逻辑思辨的话，那么这点纯逻辑的精神很快便要消失在儒家的人文视野与伦理精神之中了。中国人向来秉持着一种实用主义的价值理性，对那种看起来毫无用处的空谈怪论（如"离坚白""白马非马"）往往嗤之以鼻，并嘲笑为谬论怪谈。如果先秦名家的逻辑学在中国得到深入发展的话，也许就会产生西方那种纯粹的形而上学本体论了。然而，这种可能性是没有任何现实土壤的。

因此，本体论虽然产生于西方，但并非是西方哲学的专利，中国哲学和中医也有自己的独特本体论。中国哲学的本体论不仅有其独特的概念，如道、理、气、有、无、心等，而且有着迥异于西方的本体论思想。西方哲学的本体论往往依靠概念自身的逻辑演绎，"中国传统哲学中从来就没有出现一个纯粹依赖概念思辨的哲学领域"，道论、理论、气论，这些"都不是西方哲学意义上的那种在现象世界之外独立存在的逻辑世界"。中国哲学虽然以"气本论"作为本体论的主要形态，特别是在中医中体现得尤为明显，但是还存在"理本论""心本论""仁本论""伦理本体论"等不同的概念范畴和理论形态。对于中医本体论的构建来说，我们主要是以气本论为核心来展开详细论证的。很多专家质疑中医本体论的合法性、正当性，认为本体论不适用、不适合中医，我认为这种论调是不能成立的。作为一本成体系的学术专著，我相信在本书中已经对中医本体论的丰富内涵进行了充分的现象学意义上的展示。在此，我们无需过多赘述。

第二节　中医本体论是本体论的创造性发展

中医本体论是哲学发展的分支，是本体论的丰富和发展，是在中医领域的本体论研究部门。正如先前已经揭示的，不同学科领域基本上都存在这种"根本性"的问题，都需要进行这种极其艰难晦涩的研究。具体学科的工作基本上都不从事这些"费力不讨好"的事情，只有把这些"烧脑"的工作交给哲学家去干了。中医本体论就是要去干中医医师们不曾做、也不愿意去做的这些基础性工作。虽然我们在高等中医药院校本科教育中开设有"中医基础"这门课程，但是其研究相对肤浅，很多论述缺乏相应的证明。毫无疑问，中医本体论是本体论的创造性发展，需要我们进行深入研究。

一、中医本体论的创新与发展

运用现象学的方法，我们已经详细展开了中医本体论的丰富内容，已经完成了中医本体论的基本理论建构工作。这些内容具有"根本性"的特点，直面事情本身，挖掘事物本来真实面目，使得它得以"敞开"在此。任何一种"敞开"都是一种"去蔽"和"解蔽"，都是真理得以"现身"的一种方式。中医本体论在此具有原初意义上的存在论、生存论维度，因为唯有将中医的内在奥秘揭示出来、将其原初的"无遮蔽"状态"显露"出来，才能"触摸"其真正的本体之所在，否则只能"盲人摸象"不得要领了。

据此，中医本体论的内容不可拘束于纯粹"本体"的范畴。基本的面向是，不能延续西方哲学关于"是"与"是者"的纯粹思辨研究，而是要深入到中医本身的隐秘基地，着眼于中医的"是"和"是者"：中医究竟"是"什么？或"不是"什么？中医之"是"究竟有什么样的独特性？一般性的"是"只能作为一种逻辑线索、提示语而"先行在手"，但不可以之为思维之"框定"与"缰绳"。中医之本体与一般意义上的本体存在着个别与一般的辩证关系，如此之个别乃是真正"照亮"中医的独特"密码"。在此意义上，中医本体论乃是一般本体论的丰富和发展，体现出其独特的文化魅力和创造性。

首先，这是一种思维方式的创新。本体论的提法虽不是什么新鲜事，但是中医本体论的提法却显得有点陌生。在学术界中，中国哲学的本体论问题研究较多，但是专门针对中医的本体论研究却并不多见。造成这种局面的原因或许在于，一方面本体论研究在哲学界并非热点，人们"忙于"钻研其他问题去了，而根本无暇光顾极为冷门的中医本体问题，光是那些"应接不暇"的当下热点就够人忙活的了。另一方面的原因或许是在中医学术圈，中医本体问题基本上"框定"在"中医基础"这门课程之中，人们是以之为"基础"问题而非哲学意义上的"本体"问题，即便是大学里开设了"中医哲学"这门课程，其教材的写法也尚未体现出"本体论"的内容和方法。于是乎，中医本体论被"悬搁"起来"隐而不现"了。中医本体论落入到这种被"遮蔽"的状态，其由来有自，却更需我们去"解蔽"，去敞开它自身的存在。中医本体论是中医的"基础性"问题，是"基础"之中的"基础"，但并非是"中医基础"教材中的全部。以一种"集中力量"的方式，将中医的基础问题"聚集"起来，"收拢"起来，形成一种引人注目的"现象"，这是中医本体论的原初语境。这不只是一种问题提法的改变，而是一种思维方式的彻底"扭转"，即要从泛泛而论的"基础"问题"杂堆""集合"中"跳脱"出来、"解放"出来，构建一块相对"纯粹"的"自由"领地，以现象学的方式致思之、解构之、建构之。不得不说，这样一种方式乃是纯粹思维的"自我解放"，也是流俗意义上的"创新"之举。

其次，这是一种研究方法的创新。对中医基础问题的探究，往往很容易沦入"玄谈""空论"之中，中医本体的研究尤其更甚。中医，作为"国医""国粹""祖国医学"，往往容易陷入一种"狭隘"的民族主义情结之中，形成一种自我封闭的僵化思维，不太容易接受外来之物的"批评"与"解构"。有什么样的固守思维和狭隘心态，就有什么样的僵化单一方法与之对应。时至今日，中医尚未找到属于自身的有效研究方法，常常面临着进退两难的尴尬境地，它"进"不能像实验科学那样搞起实验研究来，"退"也不能落入纯粹的哲学思辨方法之中。于是就只能基本上停留在经验方法里面"打转转"，沉沦于个体经验的临床诊疗，这种"原地踏步"的方法实属一种"故步自封"，因为没有哪一个学科能够完全依靠"爬行经验主义"取得胜利。关于中医的研究方法，或者一般的认识论问题，完全需要另外一本书来研究，而作者已于2024年1月先行出版了专著《中医认识论的当代建构》，对这些问题做了一个系统性的详细论证，故而在此无需过多赘述。我想说的是，无论采取何种研究方法，都必须直面事情本身，都需要运用现象学的方法来"解蔽"，去"敞开"中医自身的"庐山真面目"。现象学的方法，在本书中得到了系统性的贯彻和运用，特别是对气本论、藏象学说、身体观等核心理论上坚决执行了这一视角和方法，这种"做法"乃是一种"结合"或曰现象学的"视域融合"，也是一种理念方法的"创新"。现象学的方法虽然来自西方哲学，虽然并不为中医圈内人士所熟悉，甚至对他们很多人来说闻所未闻，但正是这样一种"未有所闻"的方法能为我们所用，能有效地"照亮"中医自身的本体与"此在"。

最后，这是基于习近平文化思想的创新引领。"习近平文化思想，是新时代党领导文化建设实践经验的理论总结，是对马克思主义文化理论的丰富和发展，是习近平新时代中国特色社会主义思想的文化篇。"习近平总书记指出，在新的征程上，我们必须"坚持把马克思主义基本原理同中国具体实际相结合、同中华优秀传统文化相结合"，"如果没有中华五千年文明，哪里有什么中国特色？"中医就属于中华优秀传统文化的核心内容之一，是在中华文明漫长的历史中逐渐形成的一套独具特色的医学理论知识体系。那么对于中医如何坚持"两个结合"呢？显然，"结合"不是"拼盘"，不是搞"大杂烩""一锅粥"，不是简单的"物理反应"，而是在两个或多个事物之间产生深度的"化学反应"，凝聚或产生新的有机体、文化生命体。[1]"结

---

① 曲青山.深入学习领会习近平文化思想［N］.学习时报，2023-10-23：A1.

合"突破了传统的单一思维模式，打开了思维的创新空间，它本身就是理论与实践的创新。我们必须从传统中医的狭隘思维范式中解放出来，在世界文化的广阔空间中探索理论知识体系和临床实践的制度创新。中医是一个宝库，对中医浩如烟海的典籍要进行系统梳理、研究和发掘，要让"书写在古籍里的文字都活起来"，不能停留在简单的"博物馆展示"阶段。中医理论知识如果不进行创新，就会在现代文明的夹缝中寻求生存空间，就会面临着各方面的质疑和诘难，就会在现有的地盘上"自说自话""自娱自乐"，就会悄无声息地进入可怕的"安乐死"境地。如果不想让真正的中医"躺死"在古代"典籍"之中，就需要对它们进行认真的清理和研究，就需要对其中的本体论问题进行系统研究。这不只是指导思想的"政治正确"，更是"中医人"应该勇敢担负的时代使命和责任。

二、中医本体论的未来展望

中医本体论作为一个既传统又前沿的研究领域，虽非什么"新鲜"问题，但却是一个往往容易被人忽视的边缘课题。把这项课题当作学术工作来认真对待，是这本专著的基本出发点和初衷所在。本书的写作是我近年来长期思考的结果，也是我学习中医的一个基本"尝试"。无论如何，中医对我的学术工作来说是一种挑战，它改变了我长久以来的纯哲学、纯伦理研究思维方式。把中医当作研究对象，可以产生很多研究问题，中医本体论是其中之一。本书作为中医本体论的当代建构，其成效如何，需要认真检验，并期待未来研究之路越走越广。

中医本体论研究着眼于中医自身的存在问题，具有鲜明的中国传统哲学和文化特色。中医本体的一个显著特色就是打破了西方本体论的二元对立的思维框架，不再是将主观世界和客观世界截然对立起来，也不再是将主体与客体作为彼此的"绝缘体"，而是一而二、二而一的相互依存"关系性"本体、"境遇性"本体、"意象性"本体。在此，"关系性"意味着中医是在一种主客体的关系中建构起来的，是在医生与病人的互动关系中"照亮"本体的存在，通过望闻问切的诊断方式，医生与病人进行直接的身体接触，直接触摸到病人作为气、疾病、藏象、经络的本体"载体"，这既是一种"境遇化"的方式，又是一种"意象化"的方式。"境遇化"意味着一种存在论的场域、一种生存论的空间，在这个空间中病人的身体和疾病得以走向前来、"显示"自身。病人的身体作为被医生直接触摸的对象，是有温度的存在，是被关怀的对象，而不是被机器冷冰冰地"检视""透视""化验"的异在他物。病人在此是一个完整意义上的人，而不是被检验、被化验的客观标本。这种"主客未分"的状态恰恰是存在论意义上的本然状态，恰恰是现象学意义上的真理现身。而一旦我们将技术物作为客观存在"横亘"在医生与病人之间，这种原初的"境遇化""意象化"生存属性就被割裂和打破了，本体也就失去了它的本然意义，也就"逃遁"离我们而去了。正是在这个意义上，中医的本体需要通过"意象化"的思维方式来把握，需要在"境遇化"的空间中展现，需要通过现象学的方式来"绽出"事情本身。

中医本体论研究作为"反思性"的研究，也需要反思自身。作为传统文化的重要分支，其起源和发展的论域是受到一定时空关系的限制的，这本身就是本体论所要揭示的内容之一。问题不在于本体论，而在于中医，在于中医自身的本体论基础未曾得到如此这般清晰的阐释和现象学描述。用流俗的话来讲就是，其中必然存在一些"陈旧过时"或"糟粕性"的东西，需要我们"去粗取精""去伪存真"。然而，真正的问题不是中医在特定时空条件下必然形成的局限性、狭隘性，而是如此这般的局限性如何成为一种可能的中医存在方式，得以成为中医自身的构成部分的。在面对古老的岐黄之术时，我们往往采取了一种极为功利化的态度，常常宣称要坚持"古为今用、推陈出新"。作为一门纯粹的技术应用学科，这种态度无可厚非，但是对于文化性的存在，这种态度就值得商榷了。文化不是那种可以随意抛弃就可以抛弃的外在物，它也很难被定义为一种过时的陈旧之物，而是你接受它、喜欢它，它就存在、就可以发扬光大的文明产物。中医作为历史悠久的传统文化，在当今时代焕发出新的生命力，与中国人的日常生活息息相关。它不只是作为一种治病救人的技术才存在，而是贯注到我们的日常生活之中，特别是以药食同源的方式体现在生活的方方面面。不可否认，受特定时代的限制，中医之中的确存在一些需要"扬弃"的东西。中医作为一种认识世界的方式、看待生命的方式，是在遥远的古代长期积累形成的，这样一种世界观、时间观、价值观肯定受到当时的认识水平、时代条件、社会制度的局限性制约和影响，肯定存在一些不合时宜、不科学的内容。对于这些内容，我们要辩证地看待，不可囫囵吞枣、照搬照抄。我们既不能"厚古薄今""以古非今"，也不能"厚今薄古""以今非古"。盲目地崇拜古人是不对的，以经典医书为绝对真理，反对与时俱进的做法显然是故步自封的保守派、守旧派；而盲目地崇拜现代医学也是不对的，以今天的医学成就来否定古人的智慧和成绩，这种藐视前人的做法是历史虚无主义的表现。我们要抛弃这两种极端思维，站在真正客观公正的立场上来审视中医的历史性成就和中医本体论的发展史、建构史。任何偏于一隅的做派都是偏颇的。

站在新的历史起点上，中医本体论需要实现创造性转化、创新性发展。文化的生命力在于创新，没有创新就没有活力。创新的理念既是价值导向，又是行动指南。创新不是一句空洞的口号，而是需要付诸具体的实践。中医本体论研究，作为一种学术活动也需要响应这种创新的需求。学术的生命力在于不是简单地推陈出新，而是要创造出真正有价值、有影响力的学术作品。创新作品的魅力在于其生命力的持久性，在于它是否能推动整个学科的建设和发展。一味地求"新"求"变"不是它的本质要求，"新"的东西如果没有价值，只是一时的时髦，也只能成为过眼云烟的"流行歌曲"，而不是成为真正的"经典歌曲"。创新正是要追求经典，创造经典，拒绝庸俗化的"大路货"。这是中医本体论研究应该努力求索的方向，也是每一个学界同仁应该坚守的初心使命。而本书在这方面的积极探索也希望得到更多有识之士的指导。展望未来，中医本体论之路漫漫，吾将上下而求索！

参考文献

一、著 作

［1］［北宋］苏轼.东坡志林［M］.王松龄，译.北京：中华书局，1981.

［2］中华国学文库·庄子注疏［M］.郭象，注，成玄英，疏.曹础基，黄兰发，点校.北京：中华书局，2011.

［3］中华经典名著全本全注全释丛书·吕氏春秋［M］.陆玖，译注.北京：中华书局，2011.

［4］中华经典名著全本全注全释丛书·淮南子［M］.陆广忠，译注.北京：中华书局，2012.

［5］中华经典名著全本全注全释丛书·黄帝内经［M］.姚春鹏，译注.北京：中华书局，2010.

［6］中华经典名著全本全注全释丛书·抱朴子外篇［M］.张松辉，张景，译注.北京：中华书局，2013.

［7］中华经典名著全本全注全释丛书·列子［M］.叶蓓卿，译注.北京：中华书局，2011.

［8］周易译注［M］.周振甫，译注.北京：中华书局,2008.

［9］许慎.说文解字注［M］.段玉裁，注.上海：上海古籍出版社，1981.

［10］倪梁康.现象学的观念［M］.上海：上海译文出版社，1986.

［11］邱鸿钟.中医的科学思维与认识论［M］.北京：科学出版社，2011.

［12］张其成.中医哲学基础［M］.北京：中国中医药出版社，2016.

［13］张其成.中医生命哲学［M］.北京：中国中医药出版社，2016.

［14］张其成.中医象数思维［M］.北京：中国中医药出版社，2016.

［15］张其成.中医文化精神［M］.北京：中国中医药出版社，2016.

［16］欧阳康.社会认识论导论［M］.北京：北京师范大学出版社，2017.

［17］张其成.中医五行新探［M］.北京：中国中医药出版社，2017.

［18］王正山，张其成.中医阴阳新论［M］.北京：中国中医药出版社，2017.

［19］张其成.中医五行新探［M］.北京：中国中医药出版社，2017.

［20］石里克.普通认识论［M］.李步楼，译.北京：商务印书馆，2012.

［21］齐振海.认识论探索［M］.北京：北京师范大学出版社，2008.

［22］方舟子.批评中医［M］.北京：中国协和医科大学出版社，2007.

［23］钱穆.中国文化导论［M］.北京：商务印书馆，1998.

［24］饶宗颐.符号·初文与字母：汉字树［M］.香港：商务印书馆（香港）有限公司，1998.

［25］余云岫，恽铁樵.运斤斫垩：余云岫、恽铁樵学术论争集［M］.北京：学苑出版社，2019.

［26］滕国兴，许锬.医学形式逻辑学［M］.北京：科学出版社，2017.

［27］邢玉瑞，等.中医哲学思维方法研究进展［M］.北京：中国中医药出版社，2017.

［28］邢玉瑞.中医学概念问题研究［M］.北京：中国中医药出版社，2017.

［29］邢玉瑞.中国古代天人关系理论与中医学研究［M］.北京：中国中医药出版社，2017.

［30］郑开.庄子哲学讲记［M］.南宁：广西人民出版社，2016.

［31］张登本.《黄帝内经》十二论［M］.北京：中国中医药出版社，2017.

［32］孙广仁，郑洪新.中医基础理论［M］.北京：中国中医药出版社，2012.

［33］黄海.中医今释：从生物医学与科学哲学角度看中医［M］.北京：求真出版社，2016.

［34］周东浩.中医：祛魅与返魅［M］.桂林：广西师范大学出版社，2008.

［35］胡孚琛.道学通论［M］.北京：社会科学出版社，2004.

［36］陈梦家.殷墟卜辞综述［M］.北京：中华书局，1992.

［37］金岳霖.金岳霖学术论文选［M］.北京：中国社会科学出版社，1990.

［38］张世英.天人之际：中西哲学的困惑与选择［M］.北京：人民出版社，1995.

［39］熊十力.熊十力全集（第五卷）［M］.武汉：湖北教育出版社，2001.

［40］唐君毅.中国文化之精神价值［M］.台北：台湾正中书局，1953.

［41］冯友兰.人生哲学［M］.北京：中国国际广播出版社，2016.

［42］陈来.古代宗教与伦理：儒家思想的根源［M］.北京：生活·读书·新知

三联书店，2009.

［43］金岳霖.金岳霖选集［M］.长春：吉林人民出版社，2005.

［44］张东荪.认识论［M］.北京：商务印书馆，2011.

［45］李开复.AI·未来［M］.杭州：浙江人民出版社，2018.

［46］熊继柏.中医创造奇迹：熊继柏诊治疑难危急病症经验集［M］.长沙：湖南科学技术出版社，2015.

［47］李灿东.全国中医药行业高等教育"十三五"规划教材·中医诊断学［M］.北京：中国中医药出版社，2016.

［48］李时珍.本草纲目（白话手绘彩图典藏本）［M］.倪泰一，李智谋，编译.南京：江苏人民出版社，2011.

［49］廖育群.繁露下的岐黄春秋：宫廷医学与生生之政［M］.上海：上海交通大学出版社，2012.

［50］中共中央马克思恩格斯列宁斯大林著作编译局.马克思恩格斯选集（第1卷）［M］.北京：人民出版社，1995.

［51］中共中央马克思恩格斯列宁斯大林著作编译局.马克思恩格斯全集（第3卷）（第42卷）［M］.北京：人民出版社，1960、1979.

［52］中共中央马克思恩格斯列宁斯大林著作编译局.列宁选集（第2卷）［M］.北京：人民出版社，1995.

［53］中共中央马克思恩格斯列宁斯大林著作编译局.列宁全集（第38卷）［M］.北京：人民出版社，1960.

［54］［古希腊］亚里士多德.形而上学［M］.吴寿彭，译.北京：商务印书馆，2007.

［55］［俄］列夫·维果茨基.思维与语言［M］.李维，译.杭州：浙江教育出版社，1997.

［56］［英］李约瑟.中国科学技术史（第三卷）［M］.北京：科学出版社，1975.

［57］［英］波普尔.波普尔思想自述［M］.上海：上海译文出版社，1988.

［58］［英］波普尔.猜想与反驳［M］.上海：上海译文出版社，1986.

［59］［美］阿尔伯特·爱因斯坦.爱因斯坦文集（第一卷）［M］.许良英，范岱年，译.北京：商务印书馆，1976.

［60］［英］麦克斯韦·约翰·查尔斯沃斯.哲学的还原［M］.田晓春，译.成都：四川人民出版社，1987.

[61][德]威廉·冯·洪堡.论人类语言结构的差异及其对人类精神发展的影响[M].姚小平,译.北京:商务印书馆,1997.

[62][德]胡塞尔.欧洲科学的危机和超验现象学[M].张庆熊,译.上海:译文出版社,1988.

[63][德]黑格尔.小逻辑[M]北京:商务印书馆,1980.

[64][德]汉斯·波赛尔.科学:什么是科学[M].李文潮,译.上海:上海三联书店,2002.

[65][德]伊曼努尔·康德.纯粹理性批判[M].李秋零,译.北京:中国人民大学出版社,2004.

[66][德]马丁·海德格尔.存在与时间[M].陈嘉映,王庆节,译.北京:生活·读书·新知三联书店,2006.

[67][德]马丁·海德格尔.路标[M].孙周兴,译.北京:商务印书馆,2000.

[68][德]马丁·海德格尔.在通向语言的途中[M].孙周兴,译.北京:商务印书馆,1997.

[69][德]马丁·海德格尔.海德格尔选集[M].孙周兴,选编.上海:上海三联书店,1996.

[70][德]恩斯特·卡西尔.人论[M].甘阳,译.上海:上海人民出版社,1986.

[71][德]恩斯特·卡西尔.神话思维[M].黄龙保,周振选,译.北京:中国社会科学出版社,1992.

二、论　文

[1]李鹏举《淮南子·天文训》"太昭"说再探[J].自然科学史研究,1996(2):97-106.

[2]李晓林.《淮南子》中的宇宙起源思想[J].陕西教育学院学报,1997(2):30-33.

[3]顾伟康.中国哲学史上第一个宇宙论体系[J].上海社会科学院学术季刊,1986(2):66-73.

[4]武家璧.中国早期宇宙起源论的几个特征[J].自然辩证法通讯,2008(6):

72-75.

[5] 张莽.解密《内经》"气"理论 [J].现代中西医结合, 2004 (15):
1963-1964.

[6] 郑济洲."气本论"考论 [J].黑河学刊, 2016 (3): 21-24.

[7] 张岱年.论中国哲学史上的学派论争 [J].中国哲学史, 1992 (1): 9-11.

[8] 张岱年.中国哲学中的本体观念 [J].安徽大学学报(哲学社会科学版),
1983 (3): 1-4.

[9] 张其成.梁漱溟中西医"根本观念"的启示 [J].中医药文化, 2013(6):1.

[10] 钱穆.中国文化对人类未来可有的贡献 [J].中国文化, 1990 (4):
93-96.

[11] 徐陶, 刘立夫.何物存在: 中西哲学本体论的差异与汇通 [J].江西社会
科学, 2012 (3): 27-31.

[12] 曾振宇.论"气" [J].哲学研究, 2004 (7): 53-58.

[13] 张再林."我有一个身体"与"我是身体": 中西身体观之比较 [J].哲
学研究, 2015 (6): 120-126.

[14] 张再林.从当代身体哲学看中医 [J].周易研究, 2016 (6): 59-72.

[15] 张再林."根身性": 中国哲学研究的一个新的论域 [J].孔子研究,
2018 (4): 35-37.

[16] 刘胜利.中医身体观现代阐释的困境与出路 [J].深圳大学学报(人文社
会科学版), 2014 (5): 17-22.

[17] 李珂.身体的权利: 试论笛卡尔机械论身体观的哲学动机 [J].世界哲学,
2013 (6): 44-50.

[18] 唐少莲.道家身体哲学及其政治隐喻 [J].广东石油化工学院学报, 2018
(5): 1-4.

[19] 吕有云.道教身体政治学论纲 [J].西南大学学报, 2012 (5): 18-23.

[20] 张树剑, 赵京生.古代"神"的观念与《内经》"神"相关概念的关系探
讨 [J].中国中医基础医学, 2010 (3): 182-185.

[21] 李刚.杜光庭《道德真经广圣义》"身国同治"的生命政治学 [J].宗教
学研究, 2007 (1): 30-36.

[22] 阚红艳.道家视域下的"身国同构"与"内圣外王"[J].江淮论坛,
2018 (3): 81-85.

[23] 林可济.马克思的博士论文和古希腊的原子论 [J].学术评论, 2018 (4):

4-10.

[24] 邬焜.从古希腊原子论哲学对科学的影响看哲学与科学的内在统一性［J］.自然辩证法研究，2013（11）：86-90.

[25] 李振良，孟建伟.从身心二分到身心合一：论医学观的改变［J］.自然辩证法研究，2010（11）：88-92.

[26] 史习,盛晓明.客观主义疾病观之殇：论生物医学视野下的功能概念［J］.自然辩证法研究，2016（3）：137-143.

[27] 申波.天人合一与宗教意识［J］.广西社会科学，2003（5）：49-51.

[28] 张立艳，陈晓.藏象学说进展概述［J］.中医文献，2012（4）：54-56.

[29] 李如辉，等.论藏象学说之所以成为问题［J］.陕西中医学院学报，2015（6）：5-7.

[30] 郭蕾.藏象概念、科学性与真理性诠释［J］.山东中医药大学学报，2017（2）：102-104.

[31] 孟庆云.《易经》与藏象学说［J］.中医药文化，2015（5）：27-31.

[32] 孟庆云.人身应同天地纪：中医学小宇宙论及全息观的形成与发展［J］.中医，2010（3）：197-199.

[33] 孟庆云.至道在微：《黄帝内经》的全息观［J］.中国中医基础医学，1995（2）：11-13.

[34] 孟庆云.宣明往范，昭示来学：论中医医案的价值、特点和研究方法［J］.中医，2006（8）：568-570.

[35] 景海峰."天人合一"观念的三种诠释模式［J］.哲学研究，2014（9）：33-39.

[36] 朱良志.原始宗教与"天人合一"文化意识的产生［J］.中州学刊，1988（3）：43-46.

[37] 陈梦家."古文字中的商周祭祀"［J］.燕京学报，1936（19）：149.

[38] 韩星.天人感应与天人合一：从宗教与哲学视角看董仲舒天人关系思想［J］.宗教与哲学，2014（3）：40-63.

[39] 孔令青，李鸣镝.中医方剂"五子衍宗丸"组方的历史源流［J］.中国中医基础医学，2009(1)：67-68.

[40] 朴勇，等.国医大师卢芳教授运用升阳散火汤治成人斯蒂尔病经验［J］.浙江中医药大学学报，2019（9）：953-955.

[41] 王淞，等.国医大师张志远临床应用虫类药物经验举隅［J］.时珍国医国

药，2019（6）：1488-1490.

[42] 曹江鹏，等.杨骏教授运用针灸治疗中风恢复期意识障碍经验 [J].甘肃中医药大学学报，2019（4）：12-14.

[43] 郭太品，等.朱勉生教授"时空针灸"针法操作特色撷要 [J].中医药学报，2017（6）：81-84.

[44] 孙学刚，贾钰华.医学经验主义的贫困 [J].医学与哲学，1999（1）：10-11.

[45] 孙可兴，张晓芒."取象比类"与《黄帝内经》"藏象说"逻辑建构 [J].湖北大学学报（哲学社会科学版），2017（6）：62-68.

[46] 宋秒，李如辉，王栋.取象比类方法在藏象学说中的运用探讨 [J].浙江中医，2016（12）：859-860.

[47] 孟庆云.宣明往范，昭示来学：论中医医案的价值、特点和研究方法 [J].中医，2006（8）：568-570.

[48] 陶广正.中医医案学的历史成就 [J].中医文献，2002（4）：50-53.

[49] 刘艳丽，韩金祥.证本质的研究现状及反思 [J].辽宁中医，2012（5）：809-811.

[50] 黄建华.中医"证"描述了非稳态负荷的类型：兼论病证关系（下）[J].上海中医药，2017（4）：16-22.

[51] 蒋明.中医学发展有赖于对病证关系的再认识 [J].中医，2004（12）：889-891.

[52] 刑梦，邢玉瑞.中医病证关系研究评析 [J].中华中医药杂志，2018（12）：5290-5294.

[53] 王文健.同病类证：病证关系再审视 [J].中国中西医结合杂志，2011（8）：1023-1024.

[54] 贾春华.病证关系论 [J].亚太传统医药，2008（3）：15-18.

[55] 常存库.病证关系及病证的重合与分离 [J].中医药信息，2009（1）：1-4.

[56] 戚团结."智者察同 愚者察异"经义发微 [J].医古文知识，2001（4）：25.

[57] 严火其.智者察同 愚者察异：对东西方科学的一种哲学解读 [J].江海学刊，2002（6）：50-56.

[58] 王炜，严火其.智者察同：从SARS诊治看中医学的本质 [J].江苏中医药，2004（9）：8-11.

[59] 俞宣孟.论普遍主义 [J].学术月刊, 2008 (11): 42-50.

[60] 马子密, 贾春华.取象比类: 中国式隐喻认知模式 [J].世界科学技术: 中医药现代化, 2012 (5): 2082-2086.

[61] 孙可兴, 张晓芒."取象比类"与《黄帝内经》"藏象说"逻辑建构 [J].湖北大学学报 (哲学社会科学版), 2017 (6): 62-68.

[62] 尚小华, 旷三平.从超验实体到关系存在: 实体范畴的"祛魅"与再生 [J].现代哲学, 2010 (2): 15-20.

[63] 郭郁.从"此在之存在"到"存在之语言": 论海德格尔前后期思想的关联 [J].山西大学学报, 2012 (2): 16-19.

[64] 马子密, 贾春华.取象比类: 中国式隐喻认知模式 [J].世界科学技术: 中医药现代化, 2012 (5): 2082-2086.

[65] 杨晓媛, 贾春华."寒""热"在温度感觉与中医学之间的概念隐喻 [J].世界科学技术: 中医药现代化, 2015 (12): 2497-2501.

[66] 谢菁, 贾春华.《黄帝内经》隐喻语言的类型与功能 [J].中医药学报, 2011 (1): 1-4.

[67] 陈竹友."医者意也"议 [J].中医药文化, 2014 (1): 45-46.

[68] 张枢明."医者, 意也"辨析与正名之溯源求真 [J].中医药文化, 2017(1): 18-24.

[69] 邢玉瑞.医者意也: 关于《思考中医》的思考之二 (续一) [J].陕西中医学院学报, 2006 (1): 10-12.

[70] 郑红, 张启明.中医症状术语规范化研究方法探讨 [J].山东中医药大学学报, 2010 (1): 21-22.

[71] 许志泉.中医学术语的多义性及其标准化 [J].山东中医学院学报, 1994 (5): 329-333.

[72] 殷平善, 罗佳波.论中医药学术语言的规范化 [J].中国医药学报, 2001 (3): 53-54.

[73] 潘书祥.汉语科技术语的规范和统一 [J].科技术语研究, 1998(1):8-13.

[74] 俞吾金.康德"三种知识"理论探析 [J].社会科学战线, 2012 (7): 12-18.

[75] 崔丽娜.形而上学的历史镜像: 康德"先天综合判断"之现代性解读 [J].宁夏大学学报 (人文社会科学版), 2013 (1): 37-42.

[76] 苏德超.有先天综合判断吗?: 浅谈分析哲学对先天综合判断的拒绝 [J].

武汉大学学报（人文科学版），2013（2）：43-48.

[77] 邢玉瑞.《素问·三部九候论》模式推理方法探讨［J］.中国中医基础医学，2012（3）：240-241.

[78] 章浩伟，朱训生，杨华元.中医证候分级推理诊断方法［J］.计算机工程与应用，2005（5）：207-209.

[79] 邹诗鹏.中医现代阐释之三"蔽"［J］.中医药文化，2010（6）：1.

[80] 谢遐龄.格义、反向格义中的是是非非：兼论气本论不是唯物主义［J］.复旦学报（社会科学版），2009（6）：58-66.

[81] 胡阳，李长铎.莱布尼茨发明二进制前没有见过先天图吗：对欧洲现存17世纪中西交流文献的考证［J］.周易研究，2004（2）：66-71.

[82] 蒋谦.莱布尼茨二进制形成中的概念变化分析［J］.周易研究，2014（5）：25-37.

[83] 汪世锦.再论海德格尔的时间观［J］.江汉论坛，2018（8）：71-76.

[84] 马文辉.古天文历法是中医基础理论的思辨框架［J］.中国中医基础医学，2013（7）：28-32.

[85] 安延明.历史循环理论的两种模式［J］.哲学研究，2005（8）：96-103.

[86] 邢玉瑞.经验、形而上学与中医学［J］.浙江中医药大学学报，2010（5）：635-638.

[87] 李如辉.中医学究竟是"经验医学"还是"理论医学"［J］.陕西中医药大学学报，2016（5）：4-7.

[88] 李致重.中医形上之思（一）［J］.中医药通报，2006（3）：1-4.

[89] 楼宇烈.应以直觉智慧建立中医的人文标准［J］.中国哲学史，2018（1）：45-51.

[90] 程雅君.中医原创思维的哲学意蕴［J］.哲学研究，2014（1）：44-49.

[91] 高剑平.古希腊哲学："实体"与"关系"的提出［J］.自然辩证法通讯，2010（4）：1-6.

[92] 叶兴华，王慧.实证主义思潮对近代中医学术研究的影响［J］.南京中医药大学学报，2012（1）：25-29.

[93] 刘泰.循证医学与经验医学的区别［J］.中西医结合心脑血管病，2006（2）：162-164.

[94] 王一方.五四与医学［J］.读书，2019（9）：54-61.

[95] 王一方.饭桌上的中医与思想史上的中医：如何开启理性、建设性的中医

批评［J］.读书，2018（2）：3-11.

　　［96］罗根海.评判中医药学需要科学与理性精神［J］.中南大学学报（社会科学版），2007（1）：14-15.

　　［97］王姝彦.回望与反思：实证主义之于科学哲学的影响［J］.晋阳学刊，2015（6）：11-16.

　　［98］江怡.什么是实证主义：对它的一种史前史考察［J］.云南大学学报（社会科学版），2003（5）：58-63.

　　［99］范振杰.对逻辑实证主义"拒斥形而上学"的批判［J］.学术交流，2006（11）：15-17.

　　［100］宦玉宽.论证实原则与证伪原则的对立：在逻辑实证主义和波普尔之间［J］.科学技术与辩证法，2001（6）：25-29.

　　［101］冯平.价值判断的可证实性：杜威对逻辑实证主义反价值理论的批判［J］.复旦学报（社会科学版），2006（5）：112-119.

　　［102］王荣江.波普证伪主义方法论批判［J］.科学技术与辩证法，2000（6）：22-25.

　　［103］王荣江.库恩与科学史［J］.自然辩证法通讯，2016（5）：128-134.

　　［104］成素梅.波普尔的证伪方法与非充分决定性论题［J］.自然辩证法研究，2003（1）：15-19.

　　［105］闻凤兰.论西方科学哲学从逻辑主义到历史主义转向的深层逻辑［J］.社会科学战线，2015（7）：21-25.

　　［106］连冬花.中医是科学：社会建构论的视角［J］.学术论坛，2007（4）：32-35.

　　［107］吴彤，张姝艳.从地方性知识的视域看中医学［J］.中国中医基础医学，2008（7）：540-544.

　　［108］孙伟平.论马克思主义哲学的实践真理观［J］.学术研究，2005（11）：43-47.

　　［109］赵敦华.实用主义与中国文化精神［J］.哲学研究，2014（1）：62-69.

　　［110］詹文杰.论求真精神与希腊哲学之成型［J］.哲学研究，2007（3）：61-67.

　　［111］邓晓芒.求真之路［J］.社会科学战线，2001（5）：228-234.

　　［112］邓晓芒.胡塞尔现象学导引［J］.武汉大学学报，1998（3）：51-53.

　　［113］吴国盛.希腊思维方式与科学精神的起源［J］.民主与科学，2016（6）：

68-69.

[114] 吴国盛.科学与人文 [J].中国社会科学，2001（4）：4-15.

[115] 吴国盛.世界的图景化：现代数理实验科学的形而上学基础 [J].科学与社会，2016（1）：43-72.

[116] 王树恩，柳洲.科学精神结构的多维探析 [J].自然辩证法研究，2003（7）：65-68.

[117] 马来平.试论科学精神的核心与内容 [J].文史哲，2001（4）：51-54.

[118] 曹志平.论科学主义的本质 [J].自然辩证法研究，2001（4）：11-15.

[119] 杜治政.关于医学是什么的再思考 [J].自然辩证法研究，2008（6）：16-22.

[120] 杜治政.当代医学人文理念与实践论纲 [J].医学与哲学（人文社会医学版），2009（1）：2-7.

[121] 王一方.饭桌上的中医与思想史上的中医：如何开启理性、建设性的中医批评 [J].读书，2018（2）：3-11.

[122] 段伟文.大数据知识发现的本体论追问 [J].哲学研究，2015（11）：114-119.

[123] 齐磊磊.大数据经验主义：如何看待理论、因果和规律 [J].哲学动态，2015（7）：89-95.

[124] 章浩伟，朱训生，杨华元.中医证候分级推理诊断方法 [J].计算机工程与应用，2005（5）：207-209.

[125] 赵宇平，等.中医药人工智能现状研究及发展思考 [J].中国中西医结合，2019（11）：1-4.

[126] 邱鸿钟，梁瑞琼，陈玉霏.中医之神与中医之心的现象学还原分析 [J].中华中医药杂志，2017（8）：3404-3406.

[127] 邱鸿钟.中医证本质的现象学分析 [J].中医研究，2010（7）：1-3.

[128] 钟书林."宇宙"语义的古今转换和中西对接 [J].长江学术，2013（2）：82-89.

[129] 邱鸿钟.论中医的科学精神和人文方法 [J].医学与哲学，1999（1）:2-5.

[130] 张文路."天人合一"思想起源于周代宗教 [N].中国社会科学报，2015-06-01.

[131] 王淑军.中医药作为国家战略的四个价值取向 [N].中国中医药报，

2018-12-13：3.

　　[132] 周忠眉.中医方剂数据挖掘模式和算法研究［D］.浙江大学博士学位论文，2006.

　　[133] 冯文林.《内经》治则治法学说的渊源与形成研究［D］.广州中医药大学博士学位论文，2007.

　　[134] 许霞.宋以前方剂剂型的历史研究［D］.中国中医科学院博士学位论文，2010.

　　[135] 孙磊.《伤寒杂病论》治则探析［D］.南京中医药大学博士学位论文，2011.

　　[136] 赵伟.广义科学哲学视野中医本性分析［D］.华中科技大学博士学位论文，2011.

　　[137] 刘晓明.基于发生学的《黄帝内经》治法理论研究［D］.辽宁中医药大学博士学位论文，2017.

　　[138] 甘泽林.基于批判哲学的证本质和辨证论治一般原理之分析［D］.南京中医药大学博士学位论文，2018.

　　[139] 王加华.农事与时间：中国传统时间观的特点、成因及其社会影响［C］.山东省民俗学会2012年学术年会论文集，2012：14.

　　[140] Wakefield, J. C. 'Disorder as Harmful Dysfunction: Conceptual Critique of DSM-III-R's Definition of Mental Disorder'［J］. Psychological Review, 1992（2）：232-247.

　　[141] Steinhart E C. The Logic of Metaphor: Analogous Parts of Possible Worlds. Amsterdam: Kluwer Academic Plulishers, 2001:17-18.

后 记

　　本书《中医本体论的当代建构》付梓之际，心头滋味，较之前作《中医认识论的当代建构》的"旁逸斜出"，更添几分"物归原位"的庄重与"重续前缘"的感慨。它标志着我的中医哲学"三部曲"计划，终于迈出了坚实而关键的第二步。

　　犹记去年《中医认识论的当代建构》出版时，我在后记中曾坦言其"突兀与跳跃"之憾——那被"拿掉"的十万字本体论初稿，如同深埋的根脉，虽未显露于前作的枝干，却始终在思想的土壤中默默滋养、积蓄力量。如今，这部专著的出版，正是将那深埋的根脉精心挖掘、梳理，并尝试将其置于当代哲学视野下重新建构的成果。它并非全新的起点，而是对最初构思的回归与深化，是对中医哲学基础中"何以为在"这一根本问题的叩问。

　　如果说认识论的研究是探索中医"如何知"的独特路径，那么本体论的建构，则直指中医"何以在"的根本基石。这趟向"存在"深处的掘进，其挑战性远超前作。中医的"气""阴阳""五行""藏象""经络"，这些核心范畴所蕴含的本体论意蕴，既深植于古老的东方智慧，又亟需在现代哲学的语境中获得清晰的界定与合理的证成。如何既忠实于中医经典的原意与临床实践的精髓，又能使其与现代哲学（无论是现象学、分析哲学还是其他思潮）进行富有成效的对话，而非简单的比附或切割？这其中的张力与艰难，唯有亲历者方能深切体会。无数个日夜，我伏案于文献与思辨之间，时而豁然开朗，如见天光；时而又陷入概念的迷阵，步履维艰。这种精神上的"负重"前行，是本体论研究特有的"灵魂舞蹈"，其强度远超单纯的逻辑推演。

　　写作的过程，亦是不断自我修正、突破认知边界的过程。我越发清晰地认识到，中医本体论绝非僵化的教条，而是一个动态、关联、生成的"过程实在"体系，它深刻地影响着中医对生命、健康、疾病乃至天人关系的根本看法。"三部曲"已过半程，《中医伦理学的当代建构》将是下一座待攀的高峰。在医与哲的交汇处，我将继续耕耘不辍。

李红文

2025年6月24日于长沙